Marita Scholz

Heimatfront

Marita Scholz
Mit Stephanie Schiller

Heimatfront

Mein Leben mit einem Kriegsheimkehrer

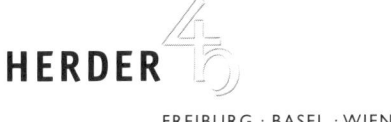

HERDER

FREIBURG · BASEL · WIEN

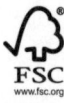

MIX
Papier aus verantwor-
tungsvollen Quellen
FSC® C106847

© Verlag Herder GmbH, Freiburg im Breisgau 2012
Alle Rechte vorbehalten
www.herder.de

Aufnahme „Gewinn der Goldmedaille"
© picture-alliance / dpa/dpaweb
Alle anderen Aufnahmen
stammen aus dem Besitz der Autorin
© Marita Scholz

Satz: Barbara Herrmann, Freiburg
Herstellung: fgb · freiburger graphische betriebe
www.fgb.de

Printed in Germany

ISBN 978-3-451-30473-6

Dieses Werk wurde vermittelt durch:
Herbach & Haase Literarische Agentur, Berlin
www.herbach-haase.de

Inhalt

Ich kann doch kein Problem privatisieren,
das nicht im Privaten angefangen hat!

Meinem Mann

Marienhof

So wie man einen Menschen, den man liebt, gern riecht, kann man auch Heimat riechen. Die Elbe, die Spree, der Silvaplanersee inmitten der Schweizer Alpen, das offene Meer vor Kroatien, der Guadalquivir in Sevilla oder der Nil in Kairo – jeder Fluss, jeder See, auf dem ich gerudert bin, hat für mich seinen eigenen Geruch. Am Duft des Wassers erkenne ich die vielen Regatta-Strecken wieder, auf denen ich schon gerudert bin. Manchmal ist mir, als könnte ich das Wasser lesen, weil es ein so wichtiger Teil meines Lebens ist. Aber kein Gewässer der Welt löst in mir so viele Erinnerungen aus wie der kleine See, der etwa dreihundert Meter entfernt hinter dem Haus meiner Eltern im mecklenburgischen Marienhof liegt. Jedes Mal, wenn ich in seiner Nähe bin, holt mich sein Geruch für einen Moment ins Paradies meiner Kindheit zurück. Woher auch immer ich anreise – in Marienhof komme ich bei mir selbst an.

Im Vorlauf nur Platz 2. Die ganze Saison 2002 nur ein einziges internationales Rennen gewonnen. Bei der Weltmeisterschaft im spanischen Sevilla standen die Prognosen gegen uns. Für uns sprach lediglich die Statistik. Der Frauen-Doppelvierer war das erfolgreichste Boot des Deutschen Ruderverbandes und seit 1993 bei Weltmeisterschaften und Olympischen Spielen ungeschlagen. Es war angenehme 24 Grad warm, als wir am Morgen des 21. September an die Regattastrecke kamen und unser Boot ins Wasser ließen. Vor uns lagen die wichtigsten 2000 Meter des Jahres. Die Bundestrainerin hatte uns nach dem verpatzten Vorlauf noch einmal motiviert, wir hatten den Hoffnungslauf daraufhin souverän gewonnen, waren doch noch ins Finale eingezogen. Und wir konnten noch schneller sein. Aufgeben kam nicht infrage. Mir war klar, dass am Ende die richtige Taktik entscheidend sein würde. Wenn es uns gelingen würde, den letzten Zwischenspurt vorzuverlegen, nicht alle 500 Meter das Tempo anzuziehen, nicht einfach das Programm abzuspulen, sondern etwas zu riskieren. Die Frau hinter der Schlagfrau sagte die Zwischenspurts an. Wie immer bei 500 Metern den ersten. Die sechs Boote des Finallaufs lagen noch dicht beieinander. Bei 1000 Meter den zweiten. Wir fuhren etwa an Position drei. Dann kam die Brücke, 850 Meter vor dem Ziel. Wenn nun der nächste Spurt unter der Brücke angesagt werden würde, könnten wir die Schiebewinde nutzen. Der lange Spurt würde richtig Kraft kosten. Ich zog die Skulls durch, schie-ben, schie-ben. Das Boot fühlte sich gut an. Es wurde schneller. Ich war 6000 Trainingskilometer gerudert in diesem Jahr, ich wollte nicht aufstecken, wollte die anderen notfalls mitziehen. Dieses eine Mal noch, bitte. Als ich den warmen Wind unter der Brücke spürte, kam von vorn die Ansage zum Spurt. Sie hatte tatsächlich den frühen Endspurt gewagt, wir gingen auf Risiko. Wir erhöhten das Schlagtempo und zogen nur noch Schlag für Schlag kraftvoll durch, trafen uns jenseits der Schmerzgrenze, jetzt bloß nicht den gemeinsamen Rhythmus verlieren. Und weiter. Nicht nachgeben, jetzt nicht nachlassen, auch wenn es wehtat. Und es tat verdammt weh. Schlag um Schlag schoben wir unser Boot durch das Feld, bis wir alle Konkurrentinnen sehen konnten. Im Ziel hatten wir eine Länge Vorsprung. Wir hatten alles gegeben. Wir waren überglücklich – und Weltmeisterinnen im Doppelvierer 2002!

„Wir haben an euch geglaubt!" Meine Eltern nahmen mich nacheinander in den Arm, als ich am Tag nach dem Finale spät abends in Marienhof ankam. Sie freuten sich so sehr über meinen Sieg. Meine Mutter genoss die Bewun-

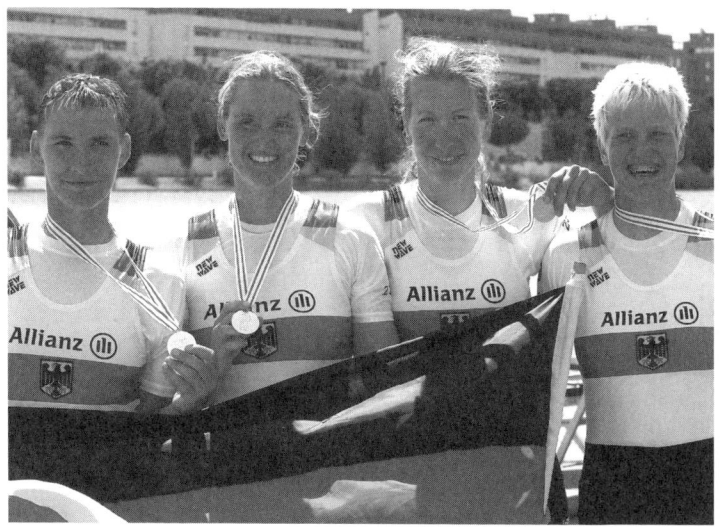

Nach dem Gewinn der Goldmedaille

derung der anderen im Dorf. Mein Vater war einfach nur stolz. Was der Erfolg bedeutete, wussten beide. Schließlich waren auch sie aktive Sportler gewesen, meine Mutter Speerwerferin, mein Vater ein erfolgreicher 5000-Meter-Läufer in der DDR und später Trainer der DDR-Bobfahrer. Man wird eher Weltmeister, hieß es, als dass man Weltmeister bleibt, dafür musst du richtig gut sein. Und hart trainieren. Es regnete, in der leer geräumten Garage wurde gegrillt. Die Nachbarn kamen, um zu gratulieren, der Bürgermeister, ein Vorsitzender der früheren LPG, Freunde der Familie. Am nächsten Tag konnten alle im Landkreis die Geschichte von der „Goldmarita" in der Zeitung lesen. Ich war nur noch müde.

Am Morgen nach meiner Ankunft zu Hause, gegen Mittag, sattelte ich Meike. Seit meine Mutter auf dem Nachbargrundstück einen Ponyhof betrieb, stand meine Friesenstute dort im Stall. Meike war genauso tranig wie ich an diesem

Tag. Wir passten gut zusammen, ich ritt auf ihr hinunter zum See, unsere Berner Sennenhündin Biggi sprang um uns herum. Sie war schneller als das Pferd. Mir tat jede Faser meines Körpers weh. Aber ich konnte mir keinen besseren Ort auf der Welt vorstellen als Marienhof, um wieder zu Kräften zu kommen. Die, die gestern noch so ausgelassen mit mir den WM-Titel gefeiert hatten, ahnten ja nicht, wie knapp alles gewesen war. Und unter welcher enormen Anspannung wir gestanden hatten. „Marita, mach nicht wieder den Mund auf!", wie oft hatte meine Mutter das gesagt. Nicht anecken sollte ich, nichts sagen, was meiner Karriere schaden könnte, freilich ohne mich davon verbiegen zu lassen. Aber so war ich nicht. Wenn es reicht, reicht es. In der unmittelbaren Vorbereitung auf den Wettkampf in Sevilla hatte ich so einen Punkt erreicht. Wir trainierten auf dem Silvaplanersee bei St. Moritz, die Bundestrainerin Jutta Lau übte dauernd Druck auf uns aus: Wer sitzt im Auswahlboot, unter welchen Umständen, wer muss auf wen Rücksicht nehmen? Beim Bergfest war mir schon alles egal. Aus Übermut machte ich beim Feiern einen Spagat und torkelte anschließend mit stechenden Schmerzen im rechten Oberschenkel aufs Zimmer. Jetzt hatte ich alle gegen mich. Mit meiner Verletzung – ein Muskelfaserriss – hatte ich das ganze Boot gefährdet. Eine Woche später fuhr ich wieder mit und zeigte mit meiner Leistung, dass ich doch die richtige Wahl war. Der Muskel hielt. Aber es war klar, für Sevilla hatte ich mir zusätzlichen Druck aufgeladen. Es war gut gegangen, aber es hätte ebenso schlecht ausgehen können.

Am Ufer des kleinen Sees stieg ich ab. Ich warf ein paar Steine ins Wasser und zählte die Ringe. In den 14 Endläufen der olympischen Bootsklassen waren die deutschen Ruderer in Sevilla so erfolgreich wie keine andere Mannschaft. Michael Müller, Sportdirektor des Deutschen Ruderverbandes, hatte sich überaus zufrieden geäußert und den Blick nach vorn gewagt: Athen 2004. Das würden meine ersten Olympischen Spiele sein. Die letzten vor vier Jahren hatte ich knapp verpasst. Uns hatten wenige Zehntel zur Nominierung im Achter gefehlt.

Im Grunde steckten wir längst in den Vorbereitungen für das Olympia-Jahr. Deshalb hatte ich mich, um finanziell abgesichert zu sein und mich ganz auf mein Training konzentrieren zu können, als Sportsoldatin gemeldet. Jutta Lau hatte mir einen Kaderplatz zugestanden. Der Einstellungstest in der Kaserne in Hannover hatte Ende August stattgefunden. Hörtest, Sehtest, Psychologengespräch, Fragebögen. Ob ich wisse, wo die Bundeswehr überall stationiert sei? Keine Ahnung, ich bin Sportlerin. Ob ich das nicht mitbekommen hätte, die Einsätze in Afghanistan, Afrika, im Kosovo? Ja, doch, natürlich. Ob ich als Zeitsoldatin auch bereit wäre, ins Ausland zu gehen? Warum nicht, als Sportlerin wusste ich ja, wie das war, lange weg von zu Hause zu sein. Ob ich nicht gleich die Offizierslaufbahn einschlagen wollte? Ich lehnte dankend ab. Den Laden wollte ich mir erst einmal anschauen.

Eingezogen

Gut 330 Kilometer liegen zwischen dem mecklenburgischen Marienhof und Nienburg/Weser nordwestlich von Hannover. Während des Zweiten Weltkriegs war die Clausewitz-Kaserne im Ortsteil Langendamm vorübergehend Munitionsanlage für die Luftwaffe. Ich dachte nicht an Krieg, als ich am 1. Oktober 2002 in meinem geleasten Opel Corsa in Nienburg ankam und mit meiner WM-Tasche in der Hand auf das Eingangstor der Kaserne zuging. „Scholz, Marita", sagte ich zu dem uniformierten Mann, der am Tor wachte und fragend zu mir aufsah. Ich selbst wunderte mich mehr über diesen Satzbau als er. Die Anlage musste mich für einen Moment doch eingeschüchtert haben, und ich war wohl davon ausgegangen, dass ich mich dagegen ausgerechnet mit Amtsdeutsch angemessen zur Wehr setzen könnte. Ich war knapp dran, was nicht gut ankam. Ein Soldat holte mich am Tor ab. In einem langgestreckten Haus mit regelmäßigen Fenstern, zwei Stockwerke übereinander, waren die Zimmer für die Rekruten. Hier hieß das Block, Unterkunft und Stuben. Die Sprache war das Erste, was sich änderte. Später sollte sich noch die Anzahl der Worte reduzieren, mit denen man hier auskam. Ich war mit 25 die Älteste unter den Neuen und ab sofort und für zwei Jahre Sportsoldatin.

AGA, Allgemeine Grundausbildung, auch so eine Abkürzung. Als hätte man hier keine Zeit, die Dinge in voller Länge auszusprechen. Dafür wurde man gern und kurz angeschnauzt. Der erste, der seine Stimmgewalt uns gegenüber unter Beweis stellte, war ein 140-Kilo-Mann in Uniform, den ich bei meiner Ankunft noch mit einem Kuchen in der Hand über den Flur hatte gehen sehen; das war mir nett erschienen, so gar nicht militärisch, Geburtstagskuchen unter Soldaten! Aber als dann die nachströmenden Rekruten mit ihrem Zuviel an Gepäck ankamen und zwangsläufig einiges im Weg stehen blieb, kam eben jener Oberbootsmann Kruse – ohne Kuchen – aus dem Geschäftszimmer im Erdgeschoss und brüllte alle zusammen. „Ordnung! Gang frei!" Irgendetwas in der Art. Der Ton war die Botschaft. Scharf und laut. Als später der Spruch die Runde machte, wenn der Oberbootsmann Kruse brüllt, stehen die Soldaten im Nachbarblock stramm, fand ich das in keiner Weise übertrieben.

Meinen ersten Tag beim 9. Bataillon Elektronische Kampfführung, kurz „Eloka" genannt, in Nienburg verbrachte ich wie die anderen Neuen mit einem Laufzettel in der Hand. Bei der Einkleidung gab es für alle dasselbe: Feldanzüge, Nässe- und Kälteschutz, Sportzeug, Socken, Stiefel, Helm, Trainingsanzug – und Unterwäsche. Männerunterwäsche. Auch für uns Frauen. Gab es nicht schon länger Frauen bei der Bundeswehr, seit 2001 sogar als normale Soldatinnen und nicht nur im Sanitätsdienst? War das nicht Zeit genug gewesen, den Kleiderbestand zu aktualisieren? Immerhin bekamen wir zusätzlich Geld, um BHs kaufen zu können und ein paar Slips ohne seitlichen Eingriff, einen Badeanzug und Schuhe zum Ausgehanzug. Unser Zimmer hatte drei Doppelstockbetten. Ich suchte mir das Bett gleich links oben aus. Wer ins Zimmer kommt, guckt da als letztes hin. Der erste Blick geht ja immer in den Raum. Am Ende waren wir auf unserer Stube zu viert. Ich dachte nur, das musst du jetzt überstehen. Acht Wochen, dann ist das hier vorbei und du wohnst wieder im Leistungszentrum in Ratzeburg.

Mit dem Einzug der Leistungssportler in Nienburg begann für die Clausewitz-Kaserne eine neue Ära. Das erste Mal gab es hier nun eine Sportfördergruppe; ein ziemlich durchmischter Haufen von etwas über 70 Sportlern aus ganz Deutschland. Es gab unter anderem Monoflossentaucher, Minigolfer, Wasserspringer, Gewichtheber, Leichtathleten, Kanuten, Bogenschützen, Wasserballer – und mich als einzige Ruderin. Nur neun Frauen. Die Männer waren einfache Rekruten, die nach der Grundausbildung neun Monate ihres Wehrdienstes als Sportler ableisten würden. Wir Frauen waren Soldatinnen auf Zeit und hatten entsprechende Arbeitsverträge. Im Vergleich zu den Männern, und im Gegensatz zu „draußen", verdienten wir sofort richtig Geld. Ein gutes Gefühl. Abgesehen von den Siegprämien des Deutschen Ruderverbandes und des Sponsors des Frauen-Nationalkaders war der Sold bei der Bundeswehr mein erstes eigenes Geld.

Ich brauchte gut zwei Wochen, um damit klarzukommen, den ganzen Tag nur von uniformierten Menschen umgeben zu sein. Eine gewisse Gewöhnung setzte ein, als mir klar wurde, dass ich ja in der gleichen Montur steckte wie alle anderen. Acht Wochen Grundausbildung, das war ein Monat weniger als die normalen Rekruten damals hinter sich bringen mussten. Uns Sportlern straffte man das Programm. Aber es war für mich trotzdem zu lang. Verlorene Zeit. Der Ruderer wird ja im Winter gemacht! Acht Wochen Grundausbildung hieß acht Wochen kaum Training. Und acht Wochen kaum Training, das bedeutete, ich würde 16 Wochen brauchen, um wieder auf den Trainingsstand zu kommen, den ich vor der Grundausbildung hatte. In einem halben Jahr würde schon Frühling sein. Ich ahnte nicht, dass es noch schlimmer kommen konnte.

Hoch, runter. Hoch, runter. Die unnachgiebigen Kommandos erinnerten mich an unsere Bundestrainerin Jutta Lau. Scharf, wenig motivierend. Dabei war Oberbootsmann Kock sogar ein ganz Netter. Aber diese Abduckerei mitten im Wald – wir waren doch erwachsene Menschen! Biwak war ja nicht nur das Lager, das wir abends aufschlugen, um dann bei Minusgraden in unseren Schlafsäcken zu frieren und den Morgen herbeizusehnen. Biwak bedeutete Ausbildung im Gelände. Und das Anfang November. Ich bin ja so gar kein Mensch für draußen, es sei denn, ich sitze im Boot. Ich wusste bis zu unserem ersten Biwak auch nicht, auf wie viele verschiedene Arten man durchs Gelände robben konnte. Bei einem der nächsten „Runter"-Rufe hätte ich besser aufpassen sollen. Beim Krieg spielen gefallen – und mit dem rechten Knie auf einer hervorstehenden Wurzel gelandet. Das tat weh. Richtig weh. Schmerzen kannte ich aus dem Boot, also biss ich die Zähne zusammen. Erst abends sah ich die Folgen meines Fehltritts: Ich hatte ein dickes unbewegliches Schwabbelknie. Und am nächsten Tag noch einen Zwölf-Kilometer-Marsch mit 20 Kilogramm Marschgepäck vor mir.

Zwölf Kilometer – mit dem Boot ist das eine Stunde. Aber ich musste die schmerzliche Erfahrung machen, dass dieses Maß an Land offensichtlich nicht taugte. Am Ende brauchten wir vier Stunden. Unter normalen Umständen wäre ich mit einem geschwollenen Knie nicht einen Meter mehr gegangen und hätte mich direkt in ärztliche Betreuung begeben. Aber was war schon normal seit dem 1. Oktober? Ich wollte die Grundausbildung unbedingt bestehen, um nicht im nächsten Jahr noch einmal ins Gelände zu müssen. Nicht noch einmal acht Wochen aus dem Training gerissen werden im nächsten Herbst, um die Grundausbildung zu wiederholen – das konnte ich mir nicht leisten. In einem Jahr würden bereits die Vorbereitungen auf die olympische Saison auf Hochtouren laufen.

Das zweite Biwak zwei Wochen später verbrachte ich im Geschäftszimmer der Einheit. Mein Knie war in Hamburg untersucht worden, und die Diagnose war unerfreulich: Korbhenkelriss im Meniskus. Ein hoher Preis für die Befreiung vom erneuten Geländegang. Während die gesunden Soldaten auf Nachtmarsch waren, mussten die Daheimgebliebenen mit Radiergummis die Scheuerleisten in den Fluren säubern. Ich suchte mir eine Aufgabe, die mir meiner Ausbildung angemessener erschien. Als studierte Gartenbauingenieurin staubte ich die Pflanzen ab. Man hielt das für Gerechtigkeit: Ob draußen oder drinnen – die Arbeitszeit für die Rekruten musste hier wie dort dieselbe sein. Bevor die anderen nicht zurück waren, ging in der Kaserne keiner ins Bett.

Im Geschäftszimmer war es warm. Oberbootsmann Kruse führte die Truppe im Innendienst an. Ausgerechnet Oberbootsmann Kruse. Wie oft war ich in den vergangenen vier Wochen mit dem aneinandergeraten. Und immer so sinnlos. Ich konnte ja nicht mal eine Kameradin abholen und dafür mein Auto nur fünf Minuten auf dem Parkplatz vor dem Block abstellen, schon kam er um die Ecke. „Funker Scholz, das ist hier kein Rekrutenparkplatz." Und beim Schießen behandelte er mich wie eine, die es nie lernen wird. Als er in seiner Funktion als Schießlehrer von der Nebenbahn aus einmal mitbekam, wie ich mit meiner Dienstwaffe P8 einfach nicht auf die erforderliche Punktzahl kam, ließ er sich mein Schießprotokoll geben und unterschrieb: „Lass' sie bestehen, ich kann das nicht mehr mit ansehen." Ich wurde aus dem Mann nicht schlau. Mal patzig, mal herablassend, dann doch freundlich, etwa, wenn er einem ganz unhierarchisch die Tür aufhielt. Etwas balancierter wurde er, als sich kurze Zeit später und für mich völlig überraschend bei der Taufe meiner Nichte herausstellte, dass Oberbootsmann Kruse meinen Bruder kannte. Im Januar 2002 hatten sich die beiden – Robert ist drei Jahre älter als ich und hatte sich nach seiner Ausbildung zum Koch als Zeitsoldat bei der Bundeswehr gemeldet – bei einem Schießlehrgang kennengelernt. Ich hatte nie viel Kontakt zu Robert. Jetzt dachte ich, wie klein die Welt der Bundeswehr doch war. Oberbootsmann Kruse war ziemlich perplex, als ich ihm bei meiner

Rückkehr in die Kaserne einen „Schönen Gruß von Oberfeldwebel Scholz" ausrichtete. Woher ich den denn kennen würde? „Das ist mein Bruder."

Von Oberbootsmann Kruse hörte ich das erste Mal den Begriff „Wehrdienstbeschädigung". Ich verbrachte den Innendienst während des zweiten Biwaks am Schreibtisch vis-à-vis von ihm. Und offensichtlich hatte sich der Mann, der eine ganze Kompanie zusammenbrüllen konnte, vorgenommen, sich von seiner freundlichen Seite zu zeigen. Er sprach mich auf meine Verletzung an. „Melden Sie das mit ihrem Knie unbedingt an", riet er. „Paragraf 81, Soldatenversorgungsgesetz. Wenn was nachbleibt, können Sie sich später auf den Unfall berufen." Ob er selbst auch schon einmal …? Er winkte ab. Offensichtlich hatte er ausreichend Erfahrungen mit Wehrdienstbeschädigungen gemacht. Später habe ich den Paragrafen nachgelesen. Er regelt den Umgang mit Verletzungen, die sich ein Soldat während des Dienstes zuzieht, beziehungsweise die Höhe der Entschädigung, die ihm oder ihr dann nach der Bundeswehrzeit zusteht. „Danke für den Tipp", sagte ich. „Da nich' für", sagte er. Ich stand auf und machte mir einen Tee. Die im Innendienst simulierte Biwaknacht war noch lange nicht zu Ende.

Wir vertrieben uns die Zeit mit reden. Oberflächliche Gespräche, immer wieder einmal kam einer der anderen Rekruten ins Geschäftszimmer, Meldung machen, etwas zu trinken holen oder nachfragen, ob es Nachricht von „draußen" gäbe. Waren wir allein, unterhielten wir uns, kamen andere dazu, war ich still. Und ich staunte. Der stellvertretende Zugführer entpuppte sich als ein Mann mit zwei Gesichtern. Besser als ein Mann mit zwei Stimmen, einer offiziellen, präzise, hart. Und einer freundlichen. Er hatte sogar eine auffallend schöne Stimme, wenn er nicht brüllte. Sie gefiel mir, sie fühlte sich gut an. Aber manches, was er erzählte, war mir unangenehm. Und warum erzählte er ausgerechnet mir, einer einfachen Rekrutin in der Grundausbildung von seiner Ex-Frau und von seinem Sohn, der gerade geboren war, den er aber nur selten sah? Dann, als ob es darum ging, eine Sammlung zu komplettieren, von seinem Auto, einem aufgemotzten Opel Vectra, silbermetallic. Vom Sohn und dem Auto hatte er sogar ein Foto dabei. „Wenn die Frauen wüssten", sagte er. „Sie würden Kruse nehmen." Ich tat so, als hätte er diesen Satz nur so vor sich hin und nur für sich gemurmelt, wie man eben, wenn man allein ist, in Selbstgespräche verfällt. Im Stillen dachte ich, so etwas sagt man doch nicht einfach so. Da steckt doch was dahinter. Damit meint er doch was. Damit will er mir doch was sagen. Ich war neugierig geworden. Doch mehr erfuhr ich in dieser Nacht nicht. Wir durften, weil nun auch im Biwak geschlafen wurde, für zwei, drei Stunden ins Bett.

An einem Tag Stillstehen im Kasernenhof, am anderen Autogramme geben beim Sponsor, der Allianz in Berlin – während normale Rekruten erst einmal Ausgangssperre haben, durfte ich den Kosmos Bundeswehr schon in den ersten Tagen der Grundausbildung verlassen, wenn es Wichtigeres zu tun gab. Ob Trainingswochenenden mit dem Nationalkader in Potsdam anstanden oder die Sportlergala in Lübeck. Ich musste nur einen Antrag stellen, mich abmelden, zurückmelden. Alles nach Vorschrift. Wenn ich dann mit meinem Auto durch die Schranke nach draußen fuhr, atmete ich tief durch. Endlich machen, was ich will! Ich hatte ja solche Probleme mit diesem ungewohnten Gehorsam, den man von uns verlangte. Gehorchen, ohne zu wissen, wohin es ging. Hieß das deshalb „blinder" Gehorsam? Ich habe aber gern ein Ziel vor Augen, auch wenn ich beim Rudern rückwärts fahre. Und ich denke gern mit. Alles Eigenschaften, die man jenseits des Schlagbaums nicht gebrauchen sollte.

Ein paar Tage nach dem Innendienst-Biwak schien mir der Zeitpunkt gekommen, um das Geschlechtergeplänkel noch einmal aufzunehmen und vielleicht doch noch die eine oder andere Antwort auf meine Fragen zu bekommen. Oberbootsmann Kruse war wie immer im Geschäftszimmer. Es war Donnerstag. Am Freitagmorgen war Abreise. Die Grundausbildung war zu Ende. Ich lehnte mich über den Tresen und sah ihn herausfordernd an. „Und? Haben Sie Lust? Gehen wir heute Abend nach Dienstschluss zusammen essen?" Er war völlig perplex und wirkte plötzlich ganz schüchtern auf mich. Irgendwie niedlich. Ich dachte: Jetzt steht's eins zu eins. Er sagte: „Ja, gern."

Er kam in Jeans und weinrotem Pulli mit V-Ausschnitt. Und mir wurde schlagartig klar, was das Gute an Uniformen ist: Sie kaschieren Hüftringe. In enger Freizeitkleidung kamen 140 Kilo nicht leger rüber. Ich holte tief Luft und lächelte. Mir fielen all diese durchtrainierten Sportler ein, denen ich schon begegnet war. Das hier war ein anderer Anblick. Ich fragte mich innerlich, ob ich noch wollte, und antwortete mir selbst mit einer Aufmunterung: Ja, mal sehen, was aus diesem Abend noch wird. Schließlich hatte der andere sich Mühe gegeben. Er hatte sich extra für unser Rendezvous schick gemacht. Seine Hilflosigkeit in Sachen Mode rührte mich.

Beim Griechen war dann Schluss mit „Sie". Wäre ja auch komisch gewesen, den ganzen Abend „Herr Oberbootsmann". Ab jetzt: Marita und René. Und trotzdem – die Autorität, die von ihm ausging, wurde ich auch beim „Du" nicht los. Schließlich war er mein Vorgesetzter und die acht Wochen Grundausbildung waren eben auch an mir nicht spurlos vorübergegangen. Der Vorgesetzte hat Macht, der Vorgesetzte sagt, wo es langgeht. Das saß tief. René war zwar nicht mein direkter Vorgesetzter. Aber er war einer von denen, denen man zu gehorchen hatte, weil man 24 Stunden am Tag Soldat war, egal, ob man beim Griechen saß oder in der Kantine. Bis 2003 waren Paarbeziehungen unter Soldaten der gleichen Einheit verboten.

Unser Abend endete in Renés Stube. Er lehnte am Schrank, ich stand vor ihm. Wir küssten uns. Ein bisschen fühlte ich mich wie ein kleines Mädchen. Er war so groß und stark. Wir hatten nicht viel getrunken, ich zwei Bier, er ein Glas Wein. Dass wir übereinander herfielen, kann man nicht sagen. Wir wollten beide genau das, was wir taten. Wenn es Momente gibt, in denen man spürt, dass ein eigentlich noch fremder Mensch für einen etwas ganz Besonderes sein könnte, dann erlebte ich das in diesem Augenblick: René nahm meine Hand. Mit seiner rechten Hand meine linke. Eine einzige Berührung, pures Gefühl, weich, zart und beschützend. Lange nicht hatte mich etwas so tief bewegt. Und lange danach nie wieder. Morgens gegen fünf, eine halbe Stunde vor dem offiziellen Wecken, verließ ich sein warmes Bett und kletterte in mein eigenes, kaltes.

Wiedersehen

Nach der Nacht zu zweit kam mir der Abschied vom Kasernenleben am nächsten Morgen ganz recht. Sollte erst einmal jeder seiner Wege gehen. Die Grundausbildung war zu Ende. Ich war jetzt Sportsoldatin. Ich hatte meinen Dienst als Training zu absolvieren, musste wöchentlich meine Trainingspläne als Leistungsnachweis an meinen Vorgesetzten in Potsdam schicken. Ich war sozusagen freigestellt für mein Training im Leistungszentrum Ratzeburg. Seit Oktober 2000 hatte ich dort ein Zimmer. Die Nebenstelle des Olympiastützpunkts Hamburg im Herzogtum Lauenburg war mein Sportler-Zuhause. Ich hatte meine Sachen gepackt, tschüss Nienburg. Die Leistungssportlerin und der Soldat – ich war mir nicht sicher, ob ich wirklich eine Fernbeziehung eingehen wollte. Denn dazu wäre es zwangsläufig gekommen. Mehr als ein Drittel des Jahres war ich unterwegs – in Trainingslagern, bei Trainingswochenenden, auf Lehrgängen oder auf Wettkämpfen. Ich kannte das von den anderen Mädchen. Wirklich lang hielt keine Beziehung – es sei denn, der Freund war auch Sportler. Für uns waren die anderen Ruderinnen und Ruderer die eigentliche Familie. Einen Freund zu haben, der da nicht dazu gehörte, das war schon sehr schwer. Und warum war ich überhaupt an René geraten? War das Liebe? Wollte ich die Beziehung oder hatte ich mich darauf nur eingelassen, weil er einen höheren Dienstgrad hatte und ich ihm nicht widersprechen hatte wollen? War ich hörig?

Plötzlich stand René neben mir. Im ersten Moment erschrak ich. Diese Art, immer wie aus dem Nichts aufzutauchen, die war mir schon vorher an ihm aufgefallen. Und jedes Mal hatte ich mich ertappt gefühlt, obwohl es dafür nie einen Grund gegeben hatte. Auch jetzt. Als wir für einen Moment allein waren, bat ich ihn um seine Telefonnummer. Er schrieb sie auf einen Zettel und gab ihn mir. Wie zufällig berührte seine Hand meine Hand. Ich sah ihn kurz an, in seinen Augen lag etwas Trauriges. Ich dachte: „Vielleicht ..." und winkte mit dem Zettel. Ich war mir nicht sicher, was ich wollte. Lieber eine offene Situation zum Abschied, lieber hatte ich seine Telefonnummer, als er meine. Ich brauchte einfach ein paar Tage, um mir zu überlegen, ob ich mich bei ihm melden wollte oder nicht.

Sorgen machte mir allein der große Trainingsrückstand durch die acht Wochen Grundausbildung. Und jetzt, Anfang Dezember, stand außerdem die Operation des Knies an, das ich mir beim Biwak so schwer verletzt hatte. Immerhin hatte ich durchgesetzt, nicht im Bundeswehrkrankenhaus, sondern in einer Privatklinik am Stadtrand von Hamburg operiert zu werden. Mein Physiotherapeut aus Ratzeburg hatte mir die Klinik empfohlen. „Du willst doch hinterher noch rudern!" Ich hatte ihm recht gegeben.

Zwei Tage nach dem Eingriff fing ich im Kraftraum wieder mit dem Training an. Nachdenken durfte ich darüber nicht. Es war hart. Und ständig diese Schwindelanfälle. Die Stimmung im Kader war angespannt. Der WM-Titel hatte uns zwar stark gemacht. Aber keine konnte es sich leisten, Schwäche zu zeigen. Wir wussten alle aus den letzten Jahren, dass die Bundestrainerin keine Kompromisse machte. Ich wusste, dass sie große Stücke auf mich hielt, aber ich wusste auch, wie schnell sie sich gegen mich entscheiden konnte. Ab jetzt zählte Leistung. Nur Leistung.

„Hallo! Ja, alles gut überstanden, ich trainiere schon wieder, und du?" Ich hatte René angerufen. Das war keine endgültige Entscheidung. Eine Annäherung. Er wollte sehen, wo ich trainiere. Er wollte mich sehen. Nicht einmal zwei Wochen nach dem Abschied auf dem Gang des Wohnblocks tauchte er in Ratzeburg auf. Die Situation war fremd. Die Bundeswehr war seine Welt, meine war die Ruderakademie. Er war ein guter Schießlehrer. Ich war eine noch bessere Ruderin. Ich zeigte ihm die Anlage, den Bootssteg, von dem aus wir, wenn das Wetter es zuließ, das ganze Jahr über hinaus auf den Ratzeburger See ruderten, den Ergometerraum, die Sporthalle, den Essensraum. René stellte keine Fragen. Er ging neben mir her, nickte ab und zu, kommentierte manches mit einem „Aha" oder machte „hm". Mir war, als scanne er meinen Lebensraum mehr, als dass er ihn wirklich besah.

Am Nachmittag gingen wir im Kurpark am Ufer des Küchensees spazieren. Jetzt hatte ich ihm so viel von meiner Welt gezeigt. Ich fand, es war Zeit, dass er etwas über sich erzählte. Er lachte und guckte hinaus auf den See. Eigentlich sei er Marineinfanterist. „Die, die alles machen, und hinterher nicht darüber reden." Nicht wollen oder nicht dürfen, fragte ich, und warum er dann ausgerechnet in Nienburg hinter dem Schreibtisch sitze? „Mal runterkommen", sagte er. „War nicht leicht, die Zeit davor." Die 140 Kilo seien dem Cortison geschuldet, wohl fühle er sich damit nicht. Ein halbes Jahr habe er im Rollstuhl gesessen. Wegen einer Knieverletzung. Diese Unbeweglichkeit, die habe ihm ganz schön zugesetzt. Er sagte: „Ach, lassen wir das." Ich hatte den Eindruck, weiter zu fragen wäre zwecklos. Dabei hätte ich gern gewusst, warum das Knie kaputt war, wo das passiert war. Immerhin konnte ich mir jetzt zusammenreimen, warum er sich so gut mit Paragraf 81 des Soldatenversorgungsgesetzes auskannte. Der Marineinfanterist und die Ruderin – die Vorstellung gefiel mir. Das hieß doch, dass wir dasselbe Element teilten, dass wir beide das Wasser liebten. Mir lief ein wohliger Schauer über den Rücken. Ich nahm Renés Hand und bugsierte ihn ins Café Lavastein. „Lass uns einen Kaffee trinken. Mir ist kalt."

Am nächsten Morgen fuhr René ab. Ich sah ihm hinterher und merkte, wie aufregend sein Besuch für mich gewesen war. Ich war mir über meine Gefühle nicht im Klaren. War es noch immer die Aura des Vorgesetzten, die mich zu ihm hinzog? Oder mochte ich ihn einfach so, wie er war? Ich musste mir darüber klar werden, was ich wollte. Und was mir guttat. Ich ging in den Kraftraum. Manchmal kamen mir dort die besten Gedanken.

Als Weltmeister-Boot von Sevilla war der Frauen-Doppelvierer auch 2002 wieder in der Kategorie Mannschaft für die Wahl zum Sportler des Jahres nominiert. Wir gewannen nicht, aber das war mir auch nicht so wichtig. Bei der Konkurrenz war damit sowieso nicht zu rechnen. Wer kannte schon die Ruderer, außer sie ruderten bei Olympischen Spielen. Aber zwei Tage Baden-Baden, die große Gala am 21. Dezember 2002, die vielen Geschenke, das war ein schöner Abschluss eines anstrengenden Jahres. Die Tage zuvor hatte ich immer wieder versucht, René anzurufen. Ich hatte einfach reden wollen, mal hören, wie es mit uns weitergehen könnte. Aber vergebens. Er ging nicht an sein Telefon. Ich konnte nicht einschätzen, was das zu bedeuten hatte. War ich für ihn nur eine Affäre gewesen? Schon vorbei? Wollte er nicht mehr mit mir zusammen sein? Ich trage Fragen nicht gerne lange mit mir herum. Ich wollte Gewissheit, und da ich sie nicht bekam, lebte ich mein Leben weiter wie früher auch. Bei meiner Ankunft in Baden-Baden ging ich davon aus, dass ich Single war – und frei. Ich freute mich darauf, alle wiederzusehen. Die Sportler und natürlich auch die Journalisten, die im Sommer aus Spanien berichtet hatten und mit denen wir eine Nacht lang so ausgiebig unseren Sieg gefeiert hatten, hoch über den Dächern von Sevilla. Und ein nahendes Gewitter hatte das Wasser im Hotel-Pool schwarz gefärbt.

Nach den Weihnachtsfeiertagen fuhr die Skull-Frauenmannschaft, das sind die Frauen, die zwei Ruder in den Händen halten, wie jedes Jahr ins Skilager nach St. Moritz. Nicht zum Rudern, sondern zum Skifahren, besser: Langlaufen. Kurz vor meiner Abreise rief aus heiterem Himmel René an. Seine Abwesenheit war für ihn kein Thema. Aber ich merkte doch, wie froh ich war, dass wir endlich wieder miteinander sprachen. Ich erzählte ein bisschen von Baden-Baden. Er wollte vor allem wissen, wann wir uns wiedersehen würden. Darüber, dass ich die nächsten zwei Wochen in den Schweizer Alpen und dadurch ziemlich unerreichbar sein würde, war er nicht begeistert. Zum Abschied sagte er: „Dann lass uns aber telefonieren." Ich dachte, das wird ja doch etwas mit uns. Und es fühlte sich gut an.

St. Moritz strahlte. Ich nicht. Mit einem relativ frisch operierten Meniskus-Riss sollte ich auf wackeligen Langlaufskiern das volle Ausdauerprogramm mitmachen – ich verstand die Welt nicht mehr. Ich hatte keinen Halt, steckte immer noch in der Physio, um überhaupt wieder Muskeln aufzubauen. Einmal umknicken hätte ausgereicht, und die vorolympische Saison wäre für mich schon im Januar vorbei gewesen. Das konnte doch niemand wollen. Auch die Bundestrainerin nicht. Ich bat sie, mich vom Skifahren zu befreien, und setzte mich glücklicherweise durch. Statt mich mit den anderen durch die Langlaufloipe zu schieben, durfte ich Rad und Ergometer fahren. Stück für Stück ließ sich das Knie wieder besser und sicherer strecken und beugen. Ich genoss die Bewegung und versöhnte mich mit der verschneiten Landschaft. Am Ende konnte ich immerhin schon ein paar Mal durch den Schnee joggen.

So glücklich hatte ich schon lange niemanden mehr nur dadurch gemacht, dass ich aus einem Trainingslager zurückkehrte. René kam extra aus Nienburg, um mich in Ratzeburg zu begrüßen. Ich freute mich auch, ihn zu sehen. Wie einsam man mitunter ist, merkt man vielleicht dann am ehesten, wenn plötzlich einer da ist, der die Einsamkeit vertreibt. Wir hatten ein paar richtig gute Tage, sahen uns zwischen meinen Trainingseinheiten, mal für ein paar Stunden, mal für eine Nacht oder einen Nachmittag. Wir genossen jede gemeinsame Minute. Bis wir uns schon wieder voneinander verabschieden mussten. Die Frauen-Nationalmannschaft reiste wie jedes Jahr im Februar nach Sevilla. Im Grunde war das für uns eine Art Familienausflug. Trainingslager und Regattateilnahme auf dem Guadalquivir, dem Fluss, auf dem wir vier Monate zuvor Weltmeister geworden waren. Ein Umstand, der uns für den Regatta-Veranstalter vor Ort natürlich doppelt attraktiv machte. Er lud jedes Jahr erfolgreiche Sportler zu seiner Veranstaltung ein. Wir starteten im Einer und im Doppelzweier. Natürlich freute ich mich auf die drei Wochen in Spanien. Endlich wieder raus aufs Wasser, endlich dem Winter ein bisschen entkommen. Dennoch fand ich es schade, mich schon wieder von René verabschieden zu müssen. Ich tröstete mich und ihn gleich mit: Wozu gab es Telefone!

Rudern in Sevilla ist traumhaft. Man fährt auf dem Guadalquivir, auf einem stillgelegten Wasserarm durch die ganze Stadt, dann im Hafen vorbei an Hochseeschiffen, irgendwo ein gesunkenes Wrack – und auf dem Weg tauchen an manchen Nachmittagen sogar Schildkröten auf. Abends telefonierte ich mit René, nicht jeden Abend, aber doch so regelmäßig, dass die Sehnsucht zu ertragen war. Ich konnte mit ihm entspannen, lachen. Sehr schön. Bis er mich eines Abends fragte, wer da denn so alles sei, in Sevilla. Seine Stimme war für einen Moment anders als sonst. Ich fragte nach, was er meinte, und zählte auf, mit wem ich meine Tage verbrachte, die Trainerin, die Frauen aus der Mannschaft, die anderen Gäste, denen wir im Hotel begegneten. „Also auch Männer", René hörte sich an, als würde er schniefen. „Sicher, auch Männer", sagte ich, und dass das in einem Hotel ziemlich normal sei, dass man auch Männern begegne. „Dann grüß schön", sagte René. Erst als er aufgelegt hatte, fragte ich mich für einen Augenblick, wen ich grüßen sollte. Noch hatte er die Mädchen aus der Mannschaft doch gar nicht kennengelernt. Und welche Männer hätte ich grüßen sollen? Ich war irritiert.

Was Beziehungen angeht, bin ich für Offenheit. Zurück aus Sevilla schlug ich René vor, mit mir nach Marienhof zu fahren. Es war mir ernst mit ihm, ich wollte ihn meinen Eltern vorstellen. Mit meinem Opel kamen wir allerdings nur bis Bellin, einem kleinen Ort vor Marienhof. Dort blieben wir an einem Berg hängen – Glatteis. Wir ließen den Wagen stehen und gingen ein Stück zu Fuß weiter, bis uns meine Mutter mit ihrem Jeep entgegenkam und uns aufsammelte. Ich war so verliebt und freute mich so, René alles zu zeigen, das Haus, den Garten, den Wald, mein Pferd, den See, dass ich gar nicht mitbekam, wie schlecht die Stimmung zwischen meinen Eltern war. Vielleicht gaben sie sich einfach Mühe, wollten mir meine Freude nicht nehmen. Vielleicht waren sie glücklich, wenn ich glücklich war. Wahrscheinlicher ist, dass das Ende ihrer Ehe damals längst begonnen hatte.

Wir konnten nur eine Nacht bleiben. Ich musste zurück ins Trainingszentrum nach Ratzeburg. Dann stand der Stufentest in Potsdam an, der DRV-Test auf der Langstrecke, sechs Kilometer im Einer, ein erster Leistungsvergleich. Ich musste fit sein, den Kopf frei haben. Es ging darum, ins Boot zu kommen. Einen sicheren Platz im Doppelvierer der Frauen gab es nicht. Die Bundestrainerin wollte nur die Leistungsstärksten aus der Einer-Fahrerei. Ich bereute weder unseren Besuch in Marienhof noch seine Kürze. Was ich hatte wissen wollen, hatte ich in Erfahrung gebracht: An dem Ort, der mir so viel bedeutete, fühlte sich auch René wohl.

Geheimnisse

Wir sahen uns sporadisch. Es zeigte sich, was ich schon geahnt hatte: Den Dienstplan eines Bundeswehrsoldaten und den Trainings- und Regattaplan einer Leistungssportlerin so miteinander zu koordinieren, dass ein bisschen gemeinsames Leben übrig blieb, war schwierig, in manchen Wochen sogar unmöglich. Aber wir riefen uns täglich an, erzählten uns, was der andere im Leben des einen an diesem Tag nicht miterlebt hatte. Mitte März kam ein seltsamer Anruf von René. „Ich muss weg!" Als würden die drei Worte reichen. Wohin, warum, wann kommst du zurück? Schweigen. Das war nicht der René, den ich kannte. Ich machte gerade Pause auf dem Bootssteg. Es war das Frühjahr 2003 und für die Jahreszeit erstaunlich warm, in der Sonne bestimmt 22 Grad. Mich fröstelte. Ich dachte: Rede mit mir, du musst doch mit mir reden, du kannst doch nicht einfach weg sein! Das Gespräch war längst beendet, da hielt ich das Mobiltelefon noch immer in der Hand, als würde René jeden Moment wieder anrufen, um alles aufzuklären. Dabei waren die Informationen, die ich nicht bekam, vielleicht nicht einmal das Schlimmste. Was wehtat, war die Kälte in seiner Stimme gewesen, die Art, wie er mit mir geredet hatte, so als würden wir uns nicht kennen. Wie ferngesteuert hatte er gewirkt. Als wären wir nicht ineinander verliebt, als zählten die gemeinsamen Monate nicht, unsere Monate. Nicht einmal eine gute Reise hatte ich ihm wünschen können. Er hatte einfach aufgelegt. Eine Woche, hatte er gesagt. Und ich solle mir keine Gedanken machen.

Aber natürlich machte ich mir Gedanken. Vor allem, als es nach einer Woche noch immer kein Lebenszeichen von ihm gab. Er hatte ja nie wirklich etwas von seinen Einsätzen aus der Zeit vor Nienburg als Marine-Infanterist erzählt. Offensichtlich war er jetzt wieder voll im Einsatz, Ende der Schonzeit. Warum sonst die Geheimniskrämerei? Die kannte ich schon aus unseren Gesprächen, wenn ich doch mal nachgefragt hatte, wofür er eigentlich ausgebildet worden sei bei der Bundeswehr. Manchmal sagte er verharmlosend „kurz reinfliegen und auskundschaften", nie nannte er Orte, nie Ziele. Immer waren Fragen offen geblieben. Und die Leerstellen versuchte jetzt meine eigene Fantasie zu füllen. Was war mit ihm? War er in Gefahr, verletzt oder tot? Wo hatten die ihn hingeschickt? Die Unsicherheit fraß sich durch mich durch. Als mein Trainer H.P. mich an diesem Morgen zum Techniktraining abholen wollte, saß ich völlig aufgelöst auf der Treppe zum Wohnheim. Ich sah ihn auf mich zukommen und dachte noch: Hoffentlich fragt er mich jetzt nichts.

Dann sagte er: „Was ist los, Maritl?", und setzte sich neben mich. Ich starrte ihn an, als sollte er mir die Welt erklären, oder zumindest die Teile der Welt, die ich nicht verstand, und heulte los. „Ich habe solche Angst. Vielleicht ist ihm etwas passiert. Er hätte gestern zurück sein müssen von seinem Einsatz, aber ich weiß nicht einmal, wo er ist, ich habe überhaupt keine Ahnung, und ich halte das nicht mehr aus. Warum meldet er sich denn nicht?" Ob H.P. aus meinem Gestammel schlau wurde? Ich weiß es nicht. Für einen Moment wurde er für mich dieser Fels, von dem sie immer alle reden, und den man mitunter braucht, wenn man in einer Brandung aus Verzweiflung unterzugehen droht. Jedenfalls sagte er noch einmal „Maritl, Maritl" und nahm das schluchzende Etwas, das neben ihm auf der Treppe kauerte, in den Arm. Immer, wenn er Maritl sagte, wusste ich, er ist auf meiner Seite. „Lass gut sein für heute." Er war genauso hilflos wie ich. Mitten in den Vorbereitungen auf den anstehenden DRV-Test beschloss H.P., dass ich eine wichtige

Trainingseinheit ausfallen lassen sollte und schrieb in den Trainingsplan hinter meinen Namen: krank.

René tauchte so plötzlich wieder auf wie er verschwunden war. Am 5. April 2003, nach zehn Tagen. Ich kam gerade mit einer anderen Ruderin vom See zurück, als er vor dem Zentrum aus dem Auto stieg. Fast hätte ich ihn nicht wiedererkannt. Ein Zombie, leichenblass, das Gesicht faltig, um mindestens zehn Jahre gealtert. Als sei er dem Tod entronnen. Ich wusste gar nicht, was ich sagen sollte. Das war doch nicht René. Das war ein ganz anderer Mann. „Alles okay?" klang völlig unangebracht, war aber ein Anfang. Er schüttelte den Kopf, skeptisch. Ich hatte nicht den Eindruck, dass er reden wollte. Ich hakte ihn unter, froh, dass er überhaupt da war, und brachte ihn auf mein Zimmer. Er ließ seine Tasche fallen und sich aufs Bett. Zwei Tage blieb er liegen, schlief und schlief, als hätte er zuvor tagelang kein Auge zugetan. Eine Hand immer an der Wand, als müsste er sich vergewissern, dass die Welt um ihn herum noch steht. Abends legte ich mich neben ihn, ganz vorsichtig. Ungewohnt, denn bis dahin hatte René immer darauf bestanden, an der Außenseite des Bettes zu liegen. Jetzt hatte ich den Eindruck, ihn beschützen zu müssen. Was war passiert?

„Ausgeschlafen?" Ich hatte vom Frühstücksbuffet Kaffee, ein Brötchen und etwas Obst mit auf mein Zimmer genommen und den *Focus* der vergangenen Woche. Die Titelzeile lautete „Krieg der tödlichen Tricks", in mehreren Artikeln ging es um den Irak-Krieg, die Amerikaner, um die Terrorgefahr in Deutschland nach den Anschlägen vom 11. September 2001, um Öl, Angst, die Börse. René nahm sich einen Kaffee und die Zeitschrift. Ich setzte mich neben ihn aufs Bett. Wir blätterten gemeinsam durch den *Focus*, bis auf einer Doppelseite vor uns eine Karte von Bagdad zu sehen war. René sagte so etwas wie „Interessant!" Und dann fing er zu meiner eigenen Verwunderung an, mir die Stadt zu erklären. Eine Stadt, die er gar nicht kennen konnte. Ich hatte doch die Nachrichten über den Irakkrieg verfolgt, der am 20. März begonnen hatte. Nie war die Rede davon gewesen, dass deutsche Soldaten vor der Bombardierung Bagdads im Irak gewesen waren. Als ich René fragend ansah, sagte er: „Frag nicht, Liebes! Hab ich vergessen." René hatte ein Geheimnis, und er war entschlossen, es für sich zu behalten. Einfach war das nicht. Nicht für mich und wahrscheinlich auch nicht für ihn.

Ich hatte während meiner Grundausbildung oft Soldaten erlebt, die ins Erzählen gekommen waren, auch über Spezialeinheiten, zu denen aber natürlich nie jemand persönlich gehört hatte, Trupps von angeblich zwei Hand voll Männern, die überall hinkamen. Es waren Geschichten von Helden, aber es waren Geschichten vom Hörensagen. Keiner wollte Teil solcher Einsätze gewesen sein und noch weniger durfte man darüber reden. Mein erster Gedanke war: Ob René einer solchen Spezialeinheit angehörte? War er deshalb plötzlich weggewesen und ebenso plötzlich und völlig fertig zurückgekommen? Fest stand, dass wenige Tage nach seiner Rückkehr amerikanische Kampfbomber eine Offensive über Bagdad flogen und ihre Ziele dabei so genau trafen, dass sich mir der Eindruck aufdrängte, jemand hätte in der Stadt Peilsender verteilt.

Jeder Mensch hat seine eigene Schmerzgrenze. Ich kannte das vom Sport. Seit ich mit zwölf in Dresden gesichtet worden war und mit dem Rudertraining angefangen hatte, war ich es gewohnt, meine Schmerzgrenze immer wieder und immer weiter zu überschreiten. Das war Teil des Trainings. Ich empfand das als produktiven Schmerz, weil ich besser wurde, schneller. Ich hatte dabei ja nie mein Empfinden für Schmerz verloren. Aber wenn sich einer unter die viel zu heiße Dusche stellt? Wenn er seine eigene Haut nicht spürt? Das war nicht normal. René duschte manchmal stundenlang viel zu heiß. Als ich es das erste Mal mitbekam, zog ich ihn raus. „Guck dich an, das tut doch weh", sagte ich. Und er nur: „Ach, bin ich rot?" Nein, er merkte es wirklich nicht. Er war in mancher Hinsicht körpertaub. Er konnte Liebkosungen spüren, er konnte zärtlich sein. Aber unter der heißen Dusche oder wenn er mitunter wie aus heiterem Himmel mit der Faust oder dem Kopf gegen die Wand stieß, einfach so, völlig sinnlos, dann spürte er nichts. René hatte seine Schmerzgrenze verloren. Es war schwer, darüber mit ihm zu reden. Er hatte seinen eigenen Blick auf sich, konnte meine Fragen nach seinem Schmerz oft nicht nachvollziehen. Das mit der Faust gegen die Wand, das tat ihm leid, er habe mich nicht erschrecken wollen, aber er habe plötzlich einen vor sich gesehen, der ihn bedrohte.

Renés Geschichte kam mir vor wie ein Puzzle, bei dem man nie wusste, ob es überhaupt noch alle Teile gab, um ein vollständiges Bild zusammenzusetzen. Kleine Metallsplitter, die ihm in diesem Frühjahr aus Hals und Hinterkopf wuchsen, waren so ein Puzzleteil. Als ich ihn fragte, was das sei, sagte er. „Da sind Millionen kleiner Arschlöcher auf uns zugekommen und ich bin weggerannt." Und dass das während eines Einsatzes im Kosovo passiert sei. In den 1990er-Jahren. Mehr nicht. Man hatte überlegt, ihn zu operieren. Doch das Risiko, anschließend im Rollstuhl zu sitzen, war René mit 50:50 zu groß gewesen. Jetzt beschoss man den einen großen Splitter, der ihm noch im Kopf steckte, mit einer Ultraschallkanone. Ihm war tagelang schlecht. Noch lange danach kamen Splitter aus seinem Hinterkopf.

Ich fragte weiter. Ob daher also auch die Narbe knapp rechts von seiner Wirbelsäule stammte? Mir völlig unverständlich antwortete er auf meine Frage wieder mit diesem völlig absurden Satz: „Hab ich vergessen." Ich fand, diese Gespräche taten ihm nicht gut. Er war nervös, wurde unruhig. Im Frühjahr 2003 fiel mir auch zum ersten Mal dieses Zittern auf. Nicht ständig, aber immer dann, wenn er etwas aufschreiben wollte. Sobald René einen Stift in die Hand nahm, fing seine Hand an zu zittern, manchmal suchte auch der ganze René Halt, weil er zu fallen drohte. Es sollte nicht das letzte Frühjahr sein, in dem René keinen Satz zu Papier brachte.

Dieser ständige Seitenwechsel – Dienst, Einsatz, Training, Nienburg, Ratzeburg, Potsdam, Wettkämpfe in Essen, Köln, Mailand. Sooft wir konnten, versuchten wir trotzdem, Zeit gemeinsam zu verbringen. René kam immer öfter mit zum Training oder zu Wettkämpfen. So auch Anfang Juni zur Deutschen Meisterschaft in Ratzeburg. Für mich war das von je her eine besondere Veranstaltung, weil zur Deutschen Meisterschaft meistens auch meine Eltern anreisten. Sie besuchten wenigstens ein- bis zweimal im Jahr einen meiner Wettkämpfe. René half uns beim Abladen des Doppelvierers. Das Boot wog 52 Kilo und lag ganz oben auf dem Bootsanhänger. Ich fand, das war eine nette Geste von ihm. Unsere Bundestrainerin sah das anders. Sie mochte keine Männer am Boot und hatte daraus auch nie einen Hehl gemacht. Wen sie nicht mochte, der hatte es schwer. In diesem Juni war René der Einzige, der sich in ihre Nähe traute. Am Ende hatten wir etwas zu feiern: Wir waren wieder einmal Deutscher Meister im Doppelvierer geworden, in den Augen der Bundestrainerin nichts als ein Pflichtsieg. Mit Lob rechneten wir für diesen Titel schon lange nicht mehr, aber wir freuten uns trotzdem.

Ob es daran gelegen hatte, dass René in der Masse der Menschen während und nach den Läufen etwas untergegangen war, auf sich gestellt – jedenfalls war er nach dem Wettkampf ziemlich ruhig. Ich merkte, dass etwas nicht stimmte. Er wollte weg. Wir setzten uns ins Auto und fuhren ein Stück.

Bei McDonalds hielt er an, machte den Motor aus und nahm meine Hand in seine. „Ich denke, es ist besser, wir trennen uns." Der Satz kam so überraschend, dass ich fast gelacht hätte, obwohl es zum Heulen war. „Was ist los, René?" Ich verstand überhaupt nicht, was, geschweige denn warum er mir ausgerechnet das sagen wollte. Wir hatten einen tollen Tag erlebt, ich war im Doppelvierer Deutsche Meisterin geworden. Es hatte keinen Streit gegeben. „Warum?"

Wirklich erklären konnte René mir seine Entscheidung nicht. Aber er stürzte mich in einen Abgrund, in dem ich noch nie zuvor gewesen war. „Was habe ich falsch gemacht?", wollte ich wissen. Er sagte: „Du lebst dein eigenes Leben, das passt doch irgendwie alles nicht zusammen. Ich spiele da doch gar keine Rolle." Was ich hörte, verstand ich nicht. Das war doch klar gewesen, als wir uns ineinander verliebten, dass wir versuchen mussten, zwei Welten zusammenzubringen. Klar, das war nicht einfach. Ich sagte: „Du bist der wichtigste Mensch in meinem Leben." Als René mich später vor der Ruderakademie absetzte, sagte er zum Abschied nur: „Es tut mir leid." Ich sah ihm heulend nach. Und ich schwor mir, um ihn zu kämpfen: „Ich werde hinter dein Geheimnis kommen, Oberbootsmann. Mich wirst du nicht so einfach los."

Mailand

An einem anderen Ort zu sein als die Menschen, die ich liebe, ist für mich kein Problem. Ich kannte das seit meiner Jugend. Ich war 16, als meine Eltern nach Marienhof zogen, und ich in Dresden blieb, um dort die Schule fertig zu machen, dann das Gartenbaustudium abzuschließen und im Leistungszentrum zu rudern. Ich hatte damals wenig Geld, und konnte meine Eltern deshalb auch nur selten besuchen. Eher telefonierten wir oder ich schrieb Karten und Briefe aus den Trainingslagern oder von den Wettkämpfen. Ein paar Mal im Jahr sahen wir uns. Aber nie hatte ich das Gefühl, ich wäre von ihnen ganz verlassen worden. Wir waren eine Familie, auch im Getrenntsein.

Mit René machte ich eine ganz neue Erfahrung. Ihm fehlte dieses Vertrauen, er musste sich dauernd vergewissern, ob ich noch da war, wo ich war, was ich machte. Seit er am Abend der Deutschen Meisterschaft mit dem Auto von Ratzeburg weggefahren war, dachte ich jede Minute über ihn nach. Ich wollte begreifen, was in ihm vorgegangen war, warum er die Trennung angeboten hatte, warum er dabei war, sich zu verabschieden oder sich schon verabschiedet hatte. Mir fiel seine Art ein, mit mir zu kommunizieren. Am besten sollte ich 24 Stunden am Tag für ihn erreichbar sein. Lag es daran? War es das, was er unter Liebe verstand? René hatte dauernd gesimst und immer erwartet, dass ich sofort antwortete. Antwortete ich nicht sofort, rief er an, um nachzufragen, warum ich nicht geantwortet hatte. Wenn ich es ihm erklärte, glaubte er mir nicht. Dann sagte er Sätze wie: „Geh doch zu den anderen. Die sind doch sowieso besser als ich." Diese Sätze taten weh. Es gab keinen Grund, eifersüchtig zu sein. Ich wollte nicht, dass er mir dauernd unterstellte, ich würde ihn betrügen.

Ich beschloss, René anzurufen. Wenn es für ihn so wichtig war zu wissen, wo ich war, was ich machte, dann sollte er das auch bekommen – bitteschön. Ich verdrängte seinen Hang zur unbegründeten Eifersucht und machte für mich daraus eine Eigenart. War Eifersucht nicht immer auch ein Zeichen dafür, wie viel der andere einem bedeutete? So gesehen bedeutete ich René offensichtlich sehr viel. Also rief ich an, fragte, wie es ihm ging. Erzählte, dass ich den ganzen Juni über durch Trainingswochenenden und längere Trainingseinheiten in Potsdam festhängen würde, dass wir uns aber doch bitte vor der nächsten längeren Wettkampfvorbereitung im schweizerischen Silvaplana wiedersehen sollten. Ich simste, wann immer ich Zeit hatte, ich rief an. Und René drehte ein bisschen den Spieß um. Jetzt war er derjenige, der nicht sofort antwortete. Jetzt war er derjenige, der erstmal nicht ans Telefon ging und später zurückrief. Wollte er mich spüren lassen, wie er sich gefühlt hatte, als ich nicht erreichbar war? Immerhin wurde ich sensibler für seine Art zu fühlen. Mit jedem Telefonat, das wir führten, hatte ich den Eindruck, René kam Stück für Stück zu mir zurück. Er war wieder zärtlich. Er war wieder bereit, sich auf uns einzulassen. Ich fuhr, sooft meine Kräfte es zuließen, von Ratzeburg oder Potsdam aus zu ihm, um ihn zu sehen. Ich hatte ihn wieder. Das war alles, was zählte. Ich hatte meinen Beschützer wieder. Und ich war fest überzeugt, dass sich seine eigenartigen Eifersüchteleien, seine sinnlosen Schattengefechte mit Männern, die es nicht gab, wieder legen würden. Ich glaubte wirklich daran, dass ich es schaffen konnte, ihm Vertrauen beizubringen.

In einem der Vorbereitungslager auf die anstehende Weltmeisterschaft in Mailand flog ich aus dem Boot. Ich kann mich nicht mehr erinnern, ob es an meiner Leistung gelegen hat oder daran, dass die Bundestrainerin eine andere Ruderin ausprobieren wollte. Vielleicht lag es auch daran, dass ich nach dem ersten Weltcup die Trainingsmethoden und die Besetzungspolitik kritisiert hatte. Wieder einmal hatte der Frauen-Doppelvierer in dieser Saison nur einen zweiten Platz eingefahren, im Mai beim 1.Weltcup in Mailand. Damit konnte niemand zufrieden sein. Die Neubesetzung war auch nicht erfolgreicher. Ich saß trotzdem im Einer. Dünn war ich, daran erinnere ich mich, dünner als sonst. Es fiel mir besonders auf, als wir an einem unserer Trainingstage in Silvaplana beim Wandern auf über 2000 Meter Höhe die Frauen der australischen Rudermannschaft trafen, die sich ebenfalls in der Vorbereitung auf Mailand befanden. Wir wanderten, sie joggten – eine andere Welt. Die letzten Wochen hatten an mir gezehrt, die ständigen Kämpfe um und mit René, die Trainingseinheiten, die meine Tage füllten. Ich bin eigentlich keine Einzelfahrerin. Höchstleistung bringe ich im Team. Ich kämpfe gern für andere und mit ihnen. Mich nur für mich allein durchzubeißen, das fällt mir schwer. Ich kann mich eher für andere aufopfern. Aber wenn im Trainingslager alle aufeinander rumhackten, weil jede ins Boot, einen sicheren Startplatz und die Gunst der Trainerin wollte, dann zog ich mich zurück, blieb für mich, kapselte mich ab.

René rief an. Je länger ich weg war, desto ungeduldiger wurde er. Vier Wochen Trainingslager im schweizerischen Silvaplana, keine Möglichkeit, mich zu besuchen, angewiesen auf Telefon und SMS – ich wusste, wie schwer ihm das fiel; vor allem, seit er wusste, dass einer der Einerfahrer aus dem Männerteam zeitgleich mit uns in Silvaplana trainierte. Trotz der Anspannung im Kader bemühte ich mich, bei René für Entspannung zu sorgen. Ich gab ihm die Trainingszeiten durch, so dass er nicht anrief, wenn ich gerade im Boot saß und nicht rangehen konnte. Ich versuchte, abends nach dem

Essen nur für ihn zu sprechen zu sein. Das klappte auch einigermaßen. Ich war froh. Aber ich war auch froh, wenn er selbst mal etwas vorhatte und das mit dem Telefonieren nicht ging. Dann saß ich für einen Moment auf der Terrasse des Trainingszentrums und genoss den warmen Abend und den Blick über den See. Mal eine Viertelstunde, mal eine halbe. Zeit, die reichte, um mich mit allen Widrigkeiten zu versöhnen. Ich wurde ganz ruhig und dachte, ich hatte es doch wirklich gut, ich machte den Sport, den ich liebte, ich war in einer Mannschaft, die am Ende, wenn es darauf ankam, ja doch zusammenhielt; und ich hatte mit René einen Menschen gefunden, der mir so sehr das Gefühl gab, beschützt zu sein, dass ich meinte, mich in jeden Kampf stürzen zu können.

Die Weltmeisterschaft in Mailand sollte vom 24. bis zum 31. August 2003 stattfinden. Bis dahin blieben nur einzelne Tage, in denen René und ich uns mit etwas Ruhe sehen konnten. Ich war so eingespannt, dass ich mir nicht einmal Gedanken darüber machte, wo er während meiner Abwesenheiten war. Ich hatte keine Ahnung, ob er noch einmal im Auslandseinsatz gewesen war oder einfach nur Dienst schob wie immer und die Rekruten des Eloka-Bataillons an der Waffe ausbildete. Um uns nicht aus den Augen zu verlieren, kam René zwischen den Trainingslagern mit zu mir nach Hause. Anfang August sollte ich in Rostock zwei Tage mit einer Leichtgewichtsruderin trainieren. Die Leichten bilden, ähnlich wie in anderen Sportarten, auch im Rudern eine eigene Gewichtsklasse, fahren eigene Rennen. Ich genoss die Abwechslung, René fuhr mich hin und holte mich wieder ab. Geleitschutz. Nachts hielt er mich, als befürchtete er, ich könnte ihm verloren gehen.

Vor meiner Abreise zur letzten Wettkampfvorbereitung in Breisach verabschiedete sich René intensiver als sonst. Was los sei, wollte ich wissen. Er sagte: „In ein paar Tagen mach' ich die zweite Runde." Er wirkte nervös, traurig, angespannt. Ich nahm ihn in den Arm. Was er denn meinte mit der zweiten Runde, fragte ich. Er sagte nur: „Ich muss noch mal da hin." Wohin? Ich sparte mir die Frage. Das hatte er mir ja schon bei seinem letzten Einsatz nicht verraten. Ganz der pflichtbewusste Soldat. Ich machte mir Sorgen. Und das sagte ich ihm. Aber er überspielte alles, was an Ängsten in ihm stecken mochte. „Das ist mein Job. Und ich werde ihn gut machen." Innerlich verkrampfte ich bei solchen Sätzen. Das ist doch Gehirnwäsche, dachte ich, sagte aber nichts. Sollte er seinen Job machen, wenn er es für richtig hielt. Wenn ich in diesem Moment allerdings geahnt hätte, was sein Job war, und welche Geister er in sich damit heraufbeschwören würde in den nächsten Jahren – ich hätte womöglich sogar meine WM-Teilnahme dafür gegeben, um Renés Fluchthelferin zu sein. Nur weg von dieser Fahne.

In Silvaplana war ich wieder sicher ins Boot zurückgekehrt. Meine Leistungen im Einer hatten die Bundestrainerin überzeugt. Also würde ich in Mailand dabei sein und versuchen, den WM-Titel noch einmal zu verteidigen. Ich fühlte mich nicht gut. Auch wegen René. Am Telefon wirkte er abwesend. Er hörte mir gar nicht zu. „Ich bin wieder im Boot!" – keine Reaktion. Als sei er mit seinen Gedanken schon weit weg. Je näher sein Einsatz rückte, desto ruppiger wurden unsere Gespräche. Er fragte wieder nach, was da für Männer seien in Breisach. Mit wem wir trainierten. Jeder Sportler, der sich während unseres Trainingslagers ebenfalls dort aufhielt, wurde für ihn zum potenziellen Liebhaber. In Breisach war kein Mann dabei. Ich merkte, dass es manchmal gut war, René reden zu lassen, ich widersprach einfach nicht, sagte nichts, was ihn zusätzlich hätte aufregen können. Es war, als müsste der Dreck aus ihm raus. Und ich musste nur die Lücke im Gespräch abwarten, die ich dann mit positiven Anmerkungen füllen konnte. Das gelang nicht immer. Ich gab ihm eine

Karte für den Endlauf in Mailand. Wir verabredeten, dass er nach seinem Einsatz nachkommen sollte zur WM. Nachts hatte ich Albträume von Kampfschwimmern in Kanalisationen. René fuhr wieder in den Krieg.

In Mailand habe ich nur mit mir gekämpft. Im Gegensatz zur Weltmeisterschaft in Sevilla im Vorjahr, wo ich auf den Punkt fit gewesen war, kam ich diesmal nicht wirklich toptrainiert aus dem Höhenlager zur WM. Es war heiß. Neidisch sah ich die Engländerinnen mit ihren Kühlwesten nach dem Vorlauf. Die deutschen Betreuer hatten an solche sinnvollen Erleichterungen für uns Sportlerinnen nicht gedacht. Also schwitzten wir. Für mich waren schon die Vorläufe eine Tortur. Am Vorabend der Endläufe kam René in Mailand an. Als ich am Finaltag vom Training auf dem Wasser zurückkam, lag er bei sich auf dem Zimmer im Bett und schlief. Ich begrüßte ihn und saß eine Weile neben ihm, froh, dass er die Nacht über auch wirklich geschlafen hatte. Dann ging ich zu meiner Finaltagroutine über, er legte sich wieder hin und schlief ein. Was immer er erlebt hatte, sein Trip der letzten zwei Wochen und mein WM-Endlauf, das passte gerade überhaupt nicht zusammen.

Die Schlagfrau gab einen unrunden Rhythmus vor, dem wir nicht wirklich kraftvoll folgen konnten. So litt das ganze Boot. Völlig überflüssig, dass die Bundestrainerin eine Stunde vor dem Endlauf mit unserer Schlagfrau geredet hatte. Sie kam heulend zurück und stieg emotional völlig desolat ins Boot. Mir kam der Endlauf in Mailand vor wie die Inszenierung einer Niederlage. Ich hatte den Eindruck, man gab sich schon vor dem Rennen geschlagen. Weltmeister im Frauen Doppelvierer wurden in Mailand die Ruderinnen aus Australien.

Wetterverhältnisse

Ohne Titel, dafür mit Freund – meine Rückkehr nach Marienhof nach der Weltmeisterschaft in Mailand verlief ganz anders als im Vorjahr, als ich als Weltmeisterin aus Sevilla zurückgekommen war. Keine Story in der Zeitung, kein Grillfest mit Freunden. Wir blieben unter uns. René sah immer noch aus, als hätte er dringend Erholung nötig. Ich war fertig. Mein Vater sagte: „Du bist zu dünn", und nahm mich in den Arm. Meine Mutter sah René an, mit einem Blick, der nichts Gutes verhieß. Ich ahnte nicht, was sich in ihr angestaut hatte, seit René und ich zusammen waren. Bekannten gegenüber stellte sie ihn als „momentanen Freund meiner Tochter" vor. René zog das Wort „momentan" den Boden unter den Füßen weg. Er riss sich zusammen, stellte seine eigenen Erlebnisse zurück, versuchte, sich als Teil dieser Sportler-Familie zu fühlen. Aber nach drei Tagen musste er weg. Ich erlebte ein Déjà-vu, nur diesmal saßen wir nicht im Auto vor McDonalds, diesmal fuhr René nach einem Streit einfach zu sich nach Hause. Wieder war das Telefon unsere einzige Verbindung. Wieder bemühte ich mich, seine Ängste zu beschwichtigen, Verständnis zu haben für seine Unsicherheiten, seine Verletzungen. Ich holte ihn mir wieder, indem ich ihn an unseren Plan erinnerte, gemeinsam eine Woche in den Urlaub zu fahren. In einem Reisebüro in Güstrow buchte ich sieben Tage Türkei. Nur René und ich. Und Wasser, unser Element. Mit diesem Ausblick auf eine gemeinsame Zeit ließ es sich aushalten, dass ich noch einige Tage in Marienhof blieb. Ich musste mich erholen. Ich hatte meine Kraftreserven aufgebraucht. Später, beim Abschied, flüsterte meine Mutter mir ins Ohr: „Marita, überleg dir, was du machst. Entweder René oder ich." Warum sagte sie so etwas? Spürte sie die große Unsicherheit tief in mir? Oder hatte sie einfach Angst, ihre Tochter zu verlieren, wenn die mit diesem Mann wegging? Ich freute mich auf den Urlaub am Mittelmeer. So richtig Urlaub machten wir so selten!

René stand am Strand, das Wasser bis zu den Knien. Ich winkte ihm zu. Dann schwamm ich weiter, hinaus aufs offene Meer. Er hatte nicht mit mir hinausschwimmen wollen. Ich hatte ihn ungläubig angesehen. „Seit wann gehst du nicht mehr ins Wasser?" Aber er war mir eine Antwort schuldig geblieben. „Heute nicht", das war doch keine Antwort. Eine Woche herrliches Wasser, dunkelblau, warm. René blieb in der Sicherheitszone, in der sich mit ihm nur die Kinder aufhielten. Das Schwimmen konnte er doch unmöglich verlernt haben. Nicht einer mit 76er-Verwendung! „76" steht bundeswehrintern für die Marine-Infanterie. Das sind die harten Jungs, die alles können müssen: Schwimmen, Tauchen, Fallschirmspringen, Nahkampf. Wenn man die reden hörte, bekam man den Eindruck, sie würden es notfalls auch mit mehr als einem Hai aufnehmen. René erschrak schon bei einem Ausflug mit dem Tretboot fast zu Tode, als ich – neben dem Boot schwimmend – an der Bordwand rüttelte. Ich konnte sehen, wie sich seine Pupillen blitzschnell weiteten. Er hatte wirklich Angst. René zog es vor, im Pool zu schwimmen. Feste Begrenzungen, klares Wasser, klare Sicht. Kraftvoll zog er mich durch den Pool, tauchte mit mir auf dem Rücken durchs Schwimmbecken. Nein, René hatte das Schwimmen nicht verlernt. Er hatte offensichtlich nur wieder ein Stück Vertrauen verloren. Diesmal ins Meer, in dem er sich früher so wohl gefühlt hatte.

Ende September hatte uns die Routine wieder. Ich begann mit dem Training in Ratzeburg, René ging zum Dienst. Am 3. Oktober wollten wir uns wiedersehen, ein bisschen ausgehen; in Neudorf, Renés Heimatort. Der 3. Oktober war ein Freitag. An Renés Geburtstag, zwei Tage zuvor, hatten wir nur telefoniert. Jetzt sollte ein bisschen nachgefeiert werden. In der Schützenhalle spielte Live-Musik. René war von Anfang an nervös, irgendetwas stimmte nicht mit ihm. Dort, wo er stand, wurde er dauernd angerempelt. Anstatt sich woanders hinzustellen, überließ er sich der Wut. Ich hatte ihn die ganze Zeit im Blick und sah, wie er den jungen Mann, der rechts von ihm stand, aus dem Augenwinkel beobachtete. Zentimeter für Zentimeter kamen die beiden sich näher. Renés Pupillen wurden immer größer. Noch ein Stückchen und er würde mit seinem Nachbarn aneinander geraten. Was hatte er vor? Einen Moment lang überlegte ich, ob ich dazwischen gehen sollte, ob ich René eine Ohrfeige geben und ihn davon abhalten sollte, Streit anzufangen. Nur: René war hier seit seiner Jugend Stammgast, viele kannten ihn, mich kannte niemand. Wahrscheinlich hätte ich ziemlich schlechte Karten gehabt, wenn ich ihn in der Öffentlichkeit geohrfeigt hätte. Und dass er danach noch mit mir hätte zusammen sein wollen, konnte ich mir auch nicht vorstellen. Ich gab ihm keine Ohrfeige. Heute denke ich, ich hätte es riskieren sollen.

Die beiden berührten sich an den Schultern. Für René das Zeichen zum Gegenangriff. Als hätte der andere ihm etwas getan, schubste er ihn, der andere wehrte sich, sie schlugen aufeinander ein. Ich dachte noch, so fangen wohl viele Schlägereien an, aus dem Nichts. Dann plötzlich griff ein anderer ein, erwischte René von hinten, worauf der abließ, offensichtlich hatte der Tritt gesessen, René biss die Zähne zusammen, ohne sich etwas anmerken zu lassen verließ er die Schützenhalle, erhobenen Hauptes. Ich folgte ihm, er konnte kaum gehen, lehnte draußen am Auto. Schluss mit Geburtstag, so hatte ich mir das nicht vorgestellt. Wir fuhren nach Hause. Ich fragte: „Warum machst du das? Merkst du nicht, dass du anderen damit weh tust?" René sah mich so verdutzt an, dass mir klar war, er verstand meine Frage nicht. Ich erinnerte mich an die Geschichten aus seiner Jugend, die er mir in der Phase unseres Kennenlernens erzählt hatte. Wie man ihn losgeschickt hatte, Geld eintreiben. Da hatte er auch schon zugeschlagen. Und auch da hatte es ihn nicht interessiert, dass er anderen weh tat. Jetzt stand ich vor ihm und konnte es nicht fassen. Ich war frustriert über den Menschen, den ich liebte, dass er zu solchem Handeln fähig war. Sich gezielt provozieren zu lassen, um zuschlagen zu können. Wem fällt so etwas ein?

Wenige Tage nach der Auseinandersetzung in der Schützenhalle kam René mit einem geschwollenen Knie vom Sport nach Hause. Diese Verletzung bestürzte ihn mehr als die ganze Schlägerei. Sich nicht bewegen zu können, nicht einsatzfähig zu sein, war für ihn das Schlimmste. Nach der Untersuchung beim Stabsarzt war klar, dass das Knie operiert werden musste. Ein Unfall, der noch weitreichende Folgen haben sollte.

Mich ließ hingegen der Vorfall vom 3. Oktober nicht los. Ich fragte mich, warum er an diesem Abend so aggressiv gewesen war. Ich wusste nicht, dass er auf meinem Mobiltelefon die SMS eines Journalisten gelesen hatte. Hätte er mit mir darüber geredet, hätte ich ihm sagen können, dass der Kontakt rein beruflich war. Zwischen Sportlerin und Sportjournalist. Ich kannte den Mann seit der WM in Sevilla. Aber er hatte mich nicht gefragt. Er hatte aus einer SMS eine Affäre konstruiert, warf mir insgeheim einen Fehltritt vor – und war unfähig, darüber offen zu sprechen. Statt eines Gesprächs hatte er nach einem Ventil für seine Wut gesucht und eine Schlägerei angezettelt. Am Ende vielleicht nur, um selbst verprügelt zu werden. Irgendwie machte mir das Angst.

Renés Gedanken kreisten um seine Operation. Nach dem ersten Eingriff heilte sein Knie nicht, wie es heilen sollte. Er ging, was ihm gar nicht gefiel, an Krücken. Das Knie schwoll immer mehr an. Am Ende musste er noch einmal operiert werden. Man sagte ihm, bei der ersten Operation wären Teile des Messers, mit dem man den Knorpel geglättet hatte, in der Wunde vergessen worden.

Anfang November begann für mich das erste Trainingslager der neuen Saison. Ab jetzt ging es nur noch darum, fit zu werden für die olympischen Spiele, die 2004 in Athen stattfinden sollten. Wir träumten alle denselben Traum: Nach zwei Weltmeistertiteln im Doppelvierer 2001 und 2002 auch noch eine olympische Medaille zu holen. Sabaudia liegt etwa eine Autostunde südlich von Rom, als Trainingsrevier ist es eine wunderschöne Gegend. Man rudert um Fischerreusen herum, an Austernzuchten vorbei. Im Hintergrund ein Berg, das Hotel direkt am Strand, dahinter die Salzwasserlagune. Optimale Bedingungen. René schenkte mir zum Abschied einen großen Teddybären – Timmy. Vielleicht sollte Timmy sein Stellvertreter sein. Vielleicht war es aber auch einfach eine nette Geste. Ich freute mich sehr darüber, etwas von René mitnehmen zu können. Grund zur Eifersucht hatte er diesmal glücklicherweise nicht, da in Sabaudia ausschließlich Frauen trainierten. Trotzdem telefonierten wir fast täglich, wenn auch nur kurz. Für mich war es jedes Mal eine Erleichterung, wenn ich seine Stimme hörte, und in ihr kein negativer Ton mitschwang. Dafür war ich körperlich angeschlagen. Nicht wegen der Rudereinheiten. Die täglichen Strandläufe waren es, die mir die Energie raubten. Als wir an einem der Donnerstage, an denen in Sabaudia Markt war, ein wenig durch die Gassen bummelten, kaufte ich mir an einem der Stände eine Kuscheldecke. Vielleicht war es das, wonach ich mich sehnte: mich einzukuscheln. Die Kuscheldecke war eigentlich für Kinder gedacht.

Der erste Test zur Qualifikation für einen Startplatz im Doppelvierer, im Zweier oder Einer fand Ende November dann auf der Langstrecke in Dortmund statt. Wir kamen direkt aus dem Trainingslager, René von zu Hause. Er begleitete mich, half beim Abladen der Boote, am selben Tag hin und wieder zurück. Der Test war entscheidend. Wer im Kader mitrudern wollte, sollte im Einer unter die ersten acht kommen. Sieben Starterinnen, eine Ersatzfrau. Ich kam als Elfte ins Ziel. Auf der Rückfahrt nach Hause war ich still. Ich musste mich mehr anstrengen. René fuhr das Auto. Dass wir schon den ganzen Tag auf den Beinen waren, störte ihn nicht. Da war es wieder, dieses Gefühl, das er mir gab: beschützt zu sein und aufgehoben. Ein schönes Gefühl, das mein schlechtes Abschneiden erträglich machte.

Ich wurde krank, René nahm sich ein paar Tage frei. Mal raus. Wir fuhren zu einer Freundin von mir nach Breisach, Judith. Es war eine schweigsame Fahrt auf der Autobahn, ich war müde. Kurz vor Breisach kamen wir doch in Stimmung, ich freute mich auf Judith, auf das Wiedersehen mit ihr. Und ich merkte, dass René sich auch freute. Judith überredete uns sofort zu einem Stadtrundgang, nach der langen Autofahrt tat ein wenig Bewegung gut. Irgendwann während unseres Rundgangs klingelte mein Handy. Es war ein Journalist, der einen Artikel über die Vorbereitungen des Frauenkaders auf die olympischen Spiele schreiben wollte. Es war der Journalist, dessen SMS René einige Wochen zuvor gelesen hatte, der Mann, von dem er annahm, ich hätte ein Verhältnis mit ihm. Ich ließ mich etwas zurückfallen, um in Ruhe telefonieren zu können und die anderen nicht zu stören. Als ich aufgelegt hatte, spürte ich schon, dass René mit sich kämpfte. Er kochte vor Eifersucht. Ich schwieg. Erst als er mich anraunzte, dass so einer am Wochenende anrufe, das habe ja wohl einen anderen Grund als Arbeit, nahm ich ihn kurz zur Seite. „Ich habe mit diesem Mann nichts. Das ist rein beruflich. Und ich will darüber mit dir jetzt nicht mehr reden!" Ich verstand nicht, wie René immer wieder so misstrauisch sein konnte. Ich konnte doch unmöglich jedes Interview, jeden Kontakt mit der Presse vor ihm verheimlichen, nur damit er keinen Anlass zur Eifersucht bekam. Für mich war das Gespräch schon abgehakt, ob für René auch, bezweifelte ich.

Manchmal fällt es leichter, im größten Trubel zu erzählen, was einen am meisten berührt. Immerhin hielt René den Trubel aus. Judith nahm uns gleich am ersten Abend mit auf eine Studentenparty. Laute Musik, es wurde getanzt, gesungen, diskutiert. René hatte sich einen Platz mit Fluchtmöglichkeit gesucht, nahe dem Ausgang. Er tanzte nicht gern, da er fand, dass er nicht tanzen könnte. Mir war einfach nicht danach. Ich beobachtete die Leute. Judith tanzte, unterhielt sich mit Studenten, die sie offensichtlich kannte. René nahm meine Hand. Er war ganz ruhig und fing aus heiterem Himmel an zu erzählen. Von einem Einsatz. Ich wusste nicht, warum er ausgerechnet an diesem Abend die Geschichte vom Tod seines Freundes Niklas loswerden musste, hier in dieser Umgebung, inmitten der ausgelassenen Stimmung – vielleicht hoffte er ja, der Lärm würde ihn schützen, würde seine Geschichte verschlucken, ungehört. Aber wenigstens einmal ausgesprochen hätte er sie dann. Ich dachte nur, mein Gott, wie lange mochte er das alles schon mit sich herumtragen, allein.

Es war im November. Mein Chef hatte einen Auftrag für mich. Was mich wunderte, mein zweiter Mann war krank. Wir sind immer zu zweit, einer schießt, einer beobachtet. Dann Rollenwechsel. Mein Chef hatte einen anderen zweiten Mann für mich; ausgerechnet Niklas, ein Freund von mir. Ich wusste, für ihn war es der erste Auftrag dieser Art. Deshalb versuchte ich, meinen Chef von diesem Vorhaben abzubringen. Vergebens. Er bestand darauf, dass wir uns sofort auf den Weg machten, die Zeit drängte, wir würden un-

terwegs alle verfügbaren Informationen bekommen, im Grunde sei das Ganze ein Kinderspiel. Auf dem Weg zum Einsatzgebiet bat mich mein Freund, ihm die Zielperson zu überlassen. Es würde ihm viel bedeuten, wenn der Erfolg des Einsatzes auf sein Konto ginge. Ich hatte kein gutes Gefühl dabei, aber ich ließ mich breitschlagen. Am nächsten Tag hatten wir unser Zielgebiet erreicht und fanden auch gleich eine gute Position. Wenige Stunden später kam unsere Zielperson in Sicht. Kurzer Datenvergleich. Mein zweiter Mann war nervös, schoss zu früh, verfehlte das Ziel. Dann machte ich den größten Fehler, den ich in einer solchen Situation machen konnte. Ich schoss aus derselben Position noch einmal. Wir waren zwar immerhin 600 Meter vom Ziel entfernt – wurden dadurch aber sofort entdeckt. Sofort brach die Hölle über uns herein. Ich weiß nicht, von wie vielen wir gejagt wurden. Wir schossen auf alles, was sich bewegte, aber wir hatten keine Chance. Wir warfen von unserer Ausrüstung weg, was wir nicht brauchten, und versuchten so schnell wie möglich aus dem Gebiet herauszukommen. Für einen Moment war es ruhig um uns herum. Ich prüfte mein Magazin. Es war leer. Ich kniete mich auf die Erde und rief auch meinem Freund zu: Magazin wechseln. In dem Moment zischte etwas an meinem Kopf vorbei, hinter mir ein dumpfes Geräusch. Ich eröffnete sofort das Feuer in die Richtung, aus der geschossen worden war, und rief, wir müssen weg hier. Keine Antwort. Ich drehte mich um. Niklas lag regungslos auf dem Boden. Ich warf ihn mir auf den Rücken und lief los. Alles, woran ich mich dann noch erinnere, ist, dass wir weiter beschossen wurden, dass ich weitergelaufen bin, dass wir irgendwann auf eine befreundete Patrouille stießen. Ich war völlig am Ende meiner Kräfte. Man legte mich auf eine Trage, ich sollte mit dem Hubschrauber ausgeflogen werden. Mein Freund lag auf einer zweiten Trage neben mir im Heli. Ich wollte gerade etwas zu ihm sagen.

Da kam ein Sanitäter, schloss mit der Hand seine Augen und verdeckte sein Gesicht.

Ich fragte ihn, wo das gewesen sei. Und ich sah, wie er antwortete, aber ich hörte nichts, es war zu laut. Heute bin ich mir sicher, er sagte Kosovo. Wann? Keine Antwort. Nur dieses eine Mal? Oder öfter? Was hatte er dort noch alles erlebt? Fragen, die mir durch den Kopf gingen, während um uns herum Studenten auf der Tanzfläche zu irgendeinem Uralt-Titel von Anastacia tanzten. Ob ich auf diese Fragen je eine Antwort bekommen würde? Immerhin hatte er das erste Mal einen konkreten Hinweis auf seine Aufgaben bei der Bundeswehr gegeben. Wenn ich seine Geschichte richtig verstanden hatte, dann war er Scharfschütze. Das war keine besonders angenehme Vorstellung. Unterschlagen hatte René seine eigene Verletzung – bei dem misslungenen Einsatz im Kosovo war sein linkes Knie zerschossen worden, bevor er seinen toten Freund stundenlang durch die Gegend getragen hatte. Was mich viel später wunderte, als ich im Internet zu recherchieren begann, weil doch über jeden mittlerweile etwas im Netz zu finden ist: Über René fand ich nichts heraus, auch über den Vorfall mit Niklas konnte ich nirgendwo etwas finden. Nicht auf den Seiten, auf denen die im Einsatz getöteten deutschen Soldaten aufgelistet sind, nicht auf irgendeinem der vielen Soldaten-Blogs. Erzählte René die Wahrheit? Konnte ich nur deshalb nichts finden, weil seine Einsätze wirklich immer so geheim waren, dass darüber nichts an die Öffentlichkeit kam? Oder machte er sich nur wichtig?

René beugte sich zu mir. „Lass uns gehen." Er schlief unruhig in dieser Nacht. Ich hielt ihn fest, aber ich war mir nicht mehr sicher, ob ich den, den ich da im Arm hielt und zu trösten versuchte, wirklich kannte. Ich lag lange wach. Mir fiel ein, dass ich im Januar 1999 im ehemaligen Jugoslawien gewesen war. Sibenik, Kroatien, direkt an der Adria. Früher war dort ein DDR-Trainingsstützpunkt gewesen. Nach 1989 schickte der Deutsche Ruderverband immer wieder Sportler hin. Im Februar 1999 reisten wir frühzeitig ab. Angeblich wegen des schlechten Wetters. Aber ich hatte mir damals schon immer gedacht: Seit wann stört einen Ruderer schlechtes Wetter? Beim Abflug auf dem Flughafen von Split sahen wir sehr viele Militärflugzeuge, woher die waren, erkannte ich nicht, aber sie waren aus unterschiedlichen Ländern. Sie flogen von Italien aus nach Kroatien ein. In den Nachrichten erfuhr ich später, dass dort der Nato-Stützpunkt für die Luftangriffe auf Jugoslawien im März 1999 war. Ein Jahr später waren wir wieder dort. Ich kam erst ein paar Tage später als die anderen an, weil ich am 18. Januar 2000 noch zur Verteidigung meiner Diplomarbeit an die Fachhochschule Dresden musste.

In diesem Jahr war auch oft schlechtes Wetter. Aber wir reisten nicht ab. Stattdessen trainierten wir auf Ausdauer. Wir liefen viel. Ich erinnere mich an eine Straße, über die wir fast täglich kamen. Sie war völlig durchsiebt von Einschüssen. Etwas abseits stand ein Haus mit einem Riesenloch. Es sah so aus, als ob ein Panzer einfach hindurch gefahren wäre. Die ganze Gegend war voller Geschichten vom Krieg, selbst die Brücke, unter der wir jeden Tag hindurchruderten, hatte eine: Sie sollte eigentlich gesprengt werden, die Sprengsätze waren angeblich schon angebracht, als doch noch die Wende kam, das Ende der Kämpfe hier. Die Brücke stand also noch. Eine Frage des richtigen Zeitpunkts. Ein Zufall. Auf dem Friedhof, eingraviert in viele Grabsteine immer dasselbe Todesjahr.

Spieleverderber

In der Vorbereitung auf Olympia wurde das Reisen komfortabler. Es war mehr Geld da, statt mit dem Bus von Dresden oder Potsdam aus ins Skilager nach St. Moritz zu fahren, wurden Flüge gebucht. René brachte mich nach Hamburg zum Flughafen Fuhlsbüttel. Der Abschied fiel ihm nicht leicht. Aber er hatte sich vorgenommen, die drei Wochen, die ich weg sein würde, mit Arbeit zu überbrücken. Er wollte unsere erste gemeinsame Wohnung renovieren und einrichten. Die Möbel hatten wir schon im Herbst gekauft, René hatte bezahlt. Die Arbeit sollte ihn ablenken. Bis dahin hatte René ein Zimmer in der Wohnung seiner Mutter in Neudorf. Meine Bleibe im Trainingszentrum Ratzeburg wollte ich, solange ich dort noch trainierte, behalten. Unsere erste Wohnung in Neudorf lag unterm Dach, zwei Zimmer, Küche, Bad. Ein Anfang.

Dass ich mich auf das Trainingslager in St. Moritz gefreut hätte, kann ich nicht sagen. Ich mochte die Kälte nicht. Drei Wochen Skilager gingen mir ziemlich auf die Nerven. Zwei, drei Stunden Skifahren pro Trainingseinheit, das lag mir nicht. Aber ich wusste, dass ich mich da durchquälen musste. Ich gab mein Bestes. Ich versuche ja immer, mein Bestes zu geben; leider mitunter auch dann, wenn es eigentlich um gar nichts geht. Als wir an einem der immergleichen Tage hintereinander zu einem Kurs aufbrachen, den die Bundestrainerin abgesteckt hatte, war mir schon klar, es ging wieder um Drill. Und tatsächlich – wohl, um ein bisschen Stimmung in die Gruppe zu bringen und spielerisch den Teamgeist zu stärken – hatte man sich für uns einen kleinen Wettkampf auf Skiern ausgedacht. Einen Staffellauf mit besonderen Hindernissen. Eine Disziplin hieß Huckepack. Ich auf Skiern, 60 Kilo Marie auf dem Rücken, stapfte los. Bis ich in einem Loch versank und mit aller Kraft verhindern wollte, dass Marie von meinem Rücken rutschte. Schließlich ging es um Teamgeist. Aber meinem Rücken hatte diese Aktion nicht gutgetan. Ich biss die Zähne zusammen und rutschte weiter Richtung Ziel. Am Ende hatte unsere Mannschaft gewonnen. Zwei Tage vor Schluss lag ich – wie sich später herausstellte mit einem Bandscheibenvorfall – im Hotelzimmer. An Silvester hatten wir noch auf Olympia angestoßen. Ich hatte in die Runde geguckt und mich gefühlt wie bei der „Reise nach Jerusalem". Jetzt merkte ich, dass ich mir durch meinen falschen Ehrgeiz beim Staffellauf womöglich selbst den Stuhl unterm Hintern weggezogen hatte. Ich war feige gewesen. Ich hätte nur sagen müssen: Ich kann nicht mehr. Aber ich dachte: Jetzt Schwächen zeigen, das wäre das Schlimmste. Dann wäre ich für die anderen ein gefundenes Fressen, würde als Erste aus dem Kader für Olympia fliegen. Ich hielt mich mit Tabletten aufrecht.

Auf dem Rückflug nach Hause brannte mein Rücken. Ich konnte kaum sitzen. Immer wieder sah ich mir die Fotos an, die René von unserer ersten Wohnung geschickt hatte. Das Blau, das er fürs Schlafzimmer ausgesucht hatte, gefiel mir gut. Blau wie das Wasser, eine Farbe, die uns beide beruhigte. Wir hatten den gleichen Geschmack.

Wenige Tage nach meiner Rückkehr aus St. Moritz lag ich in der Röhre im Bundeswehrkrankenhaus Hamburg zur Kernspintomografie. Von den Verletzungen am dritten und vierten Lendenwirbel wusste ich. Die waren alt. Als Achtzehnjährige war ich beim Training in Dresden mit einem Zweier ohne zusammengestoßen. Die Dolle des anderen Bootes hatte sich im Bereich der Lendenwirbel in meinen Rücken gebohrt. Ich konnte meinen Oberkörper nicht mehr bewegen, kam irgendwie an den Steg zurück, niemand half. Diese Härte! Kein Wunder, dass man da selbst auch hart wird. Beim Röntgen wurde damals festgestellt, dass zwei Wirbel betroffen waren, beide hatten einen Riss. Dann noch eine leichte Nierenquetschung. Im Grunde waren diese Verletzungen der Grundstein für die Diagnose, die ich 2004 in Hamburg bekam. Ich hatte immer nur auf die alte Verletzung trainiert, ich hatte sie nie wirklich auskuriert. Die Bänder hatten sich gelockert, der Umfang des Trainings hatte zugenommen, ich war über meine Schmerzgrenze hinausgegangen.

Ich war froh, dass das ganze Ausmaß der Diagnose mir nicht von einem fremden Arzt mitgeteilt wurde, sondern von meinem Physiotherapeuten Erwin in Ratzeburg. Bandscheibenvorfall am fünften Lendenwirbel und am ersten Wirbel des Sakralgelenks, Knochenabnutzung gekoppelt mit Entzündungen, Arthrose und Knochenabbau, Osteochondrose. In ein paar Tagen würde ich 27 werden. Mein Skelett war das einer Vierzigjährigen. Was mich zusammenhielt, war allein die Muskulatur. Ich konnte es nicht fassen. 15 Jahre Leistungssport – und jetzt sollte ich ein körperliches Wrack sein? Und das im Olympiajahr. Ich hatte Gold holen wollen mit den anderen. Dafür hatte ich das alles doch auf mich genommen, vor allem das Training. Training machte nicht nur Spaß. Training bedeutete, jeden Tag an die eigene Leistungsgrenze zu gehen. Erwin war realistisch und machte mir gleichzeitig Mut. „Marita", sagte er. „Wir kriegen das hin. Die Saison hältst du durch." Allerdings müsste mir klar sein, dass danach nichts mehr gehen würde. Was das bedeutete, war klar: Wenn nicht ein Wunder geschah, war es nach Olympia aus mit dem Leistungssport. Mir blieb nur noch eine Saison.

Die schlechten Nachrichten über meinen Zustand behielten wir für uns. H.P. wurde eingeweiht, die Bundestrainerin und der DRV nicht. Meinen Traum von einer Teilnahme an den Olympischen Spielen wollte ich noch ein bisschen weiterträumen. Schließlich hatte Erwin gesagt, er kriege mich hin. Ich wusste: Als Ruderin im Mannschaftsboot bin ich Teil eines Ganzen, das einfach zu funktionieren hatte. Zwei Wochen schlief ich mit einem Gummiball unter den Füßen und machte eine spezielle Krankengymnastik. Anfang Februar 2004 fuhr ich mit der Frauenmannschaft ins Trainingslager nach Sevilla – unser alljährlicher Familienausflug.

Um die Trainingseinheiten zu überstehen, nahm ich Schmerztabletten. Die Dynamik, die ich über die Ruder, die Skulls, aufnahm, konnte ich im Rücken nicht halten. Die Beine waren stark durch das Fahrradfahren, aber alles, was über die Arme in den Rücken ging, tat unerträglich weh. Für die Regatta auf dem Guadalquivir ließ ich mich spritzen. Ich liebte Sevilla, aber in diesem Februar hatte ich keine Ruhe, die Stadt zu genießen. Der Rücken war ja auch nicht mein einziges Problem. Jeden Abend telefonierte ich mit René. Dazu musste ich mich mit vorher bezahlten Telefonkarten ausstatten und mich in eine der öffentlichen Telefonboxen an der Krafthalle vor dem Hotel stellen. René ließ sich haargenau erzählen, wie mein Tag gewesen war. Vor allem interessierte ihn, wen ich getroffen hatte, wer noch so in Sevilla sei, ob da auch Männer waren. Wenn ich tschüss sagen wollte, fragte er, ob ich mich noch mit jemandem treffen wollte. Ich fand diese Gespräche sehr zermürbend und ärgerte mich, wenn ich meine Telefonkarte an nur einem Abend komplett verbrauchte und mir das, was wir gesprochen hatten, demgegenüber wenig angemessen, eher lächerlich vorkam. Seine Taktik war klar. Er wollte mich so lange wie möglich an sich binden, hätte am liebsten bis zum Frühstück mit mir telefoniert. Keine Ahnung, wie ich da jeweils rausgekommen bin. Freundlich ist es bestimmt nicht immer abgegangen. Wenn ich schon lange nicht mehr antwortete, schickte er noch SMS auf mein Handy.

Ich musste im Boot funktionieren, in der Beziehung auch. Alle wollten etwas von mir. Und ich merkte, wie mir die Kraft ausging, sie reichte nicht einmal mehr für mich. Irgendwann während des Trainingslagers erzählte mir René am Telefon, er sei am Morgen auf dem Truppenübungsplatz aufgewacht, Tarnschminke im Gesicht, bewaffnet. Er sagte: „Ich habe keine Ahnung, wie ich da hingekommen bin." Ich dachte: Da stimmt doch wirklich etwas nicht mit ihm. Aber was? Lag es an mir? Kam er nicht damit zurecht, dass ich dauernd weg war? Ich hatte den Eindruck, René brauchte mich mehr, als ich bis dahin angenommen hatte. Wahrscheinlich auch mehr, als ich leisten konnte. Leistungssportler benötigen einen Tunnelblick. Ich aber hatte dauernd mehrere Baustellen im Blick. Dabei hätte mir Olympia gereicht. Im Wasserlager von Sevilla begann die Bundestrainerin mit verschiedenen Kombinationen von Ruderinnen zu experimentieren. Ich saß mal mit der einen im Zweier, dann mit einer anderen, mal im Vierer oder doch wieder allein im Boot. Ständig andere Partnerinnen, ständig musste ich mich auf jemand Neues einstellen. Positiv war nur, dass die Bundestrainerin offensichtlich immerhin so viel von mir hielt, dass sie meinte, mit mir im Boot könnte sie ihre Favoritinnen pushen. Mein Rücken aber sehnte sich nach Ruhe.

René war sauer. Oder besser wütend, aggressiv, kurz davor, sich mal wieder von mir zu trennen. Er fühlte sich betrogen. Irgendwie waren wir von einem Thema zum anderen gekommen, und dann hatte ich ihm erzählt, dass ich den Journalisten, mit dem ich immer wieder beruflich zu tun hatte, schon bei der WM in Sevilla kennengelernt hatte. Das war allerdings Wochen bevor ich René das erste Mal getroffen hatte. Aber ihm reichte das. „Dann geh' doch zu den anderen", schrie er mich an und legte auf. Aus dem einen anderen wurden immer gleich „die anderen", alle waren immer nur im Plural zu haben. Ich saß in meinem Zimmer im Trainingszentrum Ratzeburg und war tief getroffen. War es von mir nicht ein Zeichen von Offenheit gewesen, dass ich ihm überhaupt davon erzählt hatte? Hätte ich lieber schweigen sollen? Wäre das ehrlicher gewesen? Ich rief zurück, er nahm nicht ab. Gut, sagte ich mir, dann fahre ich heute Abend noch nach Neudorf. Das mussten wir klären, man konnte nicht einfach auflegen und Ende.

Meine Fahrt zu René endete nach einer halben Stunde auf der Autobahn bei Talkau. Renés schöner, aufgemotzter Opel Vectra – Totalschaden. Mit 120 km/h war ich über einen quer zur Fahrbahn liegenden Stahlträger gefahren. Ich lenkte den Wagen auf den Standstreifen. Ich rief erst René an, dann den Abschlepper, zurück Richtung Ratzeburg. René brauchte mit meinem Corsa nur eine Stunde fünfzehn für die 207 Kilometer von Neudorf bis zu mir. Er war wie ausgetauscht, freundlich, einfühlsam, zärtlich, ging ganz in der Rolle des Beschützers auf. Als hätte es den Streit am Telefon Stunden zuvor nicht gegeben. Ach, das Auto, da winkte er ab. Hauptsache, mir war nichts passiert. Wir schliefen miteinander, als sei Sex das Mittel, um unsere Probleme zu lösen. Alles war wieder gut. In dieser Nacht war ich diejenige, die zitterte.

René begann, mich noch intensiver zu begleiten. Er war immer wieder einmal dabei gewesen, in Dortmund, Rostock, in Mailand. Aber jetzt ließ er mich fast gar nicht mehr aus den Augen. Er wollte unbedingt mit zur Langstrecke in Leipzig Anfang April 2004. Mit einem geliehenen Mercedes fuhr er mir nach, hatte sein Fahrrad eingepackt, radelte die sechs Kilometer am Ufer mit. Ich dachte: Ob dich einer beschützt oder kontrolliert, den Unterschied herauszufinden, ist gar nicht einfach. Ich hatte kein gutes Gefühl. Renés permanente Anwesenheit hätte etwas Beschützendes haben können. Aber seine Augen verrieten etwas anderes. Er hatte Angst, nicht Angst um mich, sondern Angst um sich, Angst, ich könnte ihn verlassen. Die Art, wie er den Männern nachsah, die auf dem Gelände herumliefen. Und wie er jeden argwöhnisch musterte, der mit mir sprach. Als ich ihn fragte, ob er ein Problem habe, sagte er: nein, nein, alles ganz normal. Wie gern wollte ich ihm das glauben. Ich hatte genug eigene Sorgen. Ich brauchte keine weiteren Huckepacks mehr. Auf dem Rückweg von Leipzig nach Neudorf sah ich, dass mein Vater versucht hatte, mich auf dem Handy zu erreichen.

„Deine Mutter hat gestern die Scheidung eingereicht", mein Vater klang wie erschlagen. Ich fühlte wie er. All die eigenen Probleme, die Beziehung zu René, die Vorbereitungen auf Athen, die Schmerzen – ich hatte lange nicht mehr mit meinen Eltern telefoniert. Ich wusste, dass sie sich nicht einig gewesen waren, vor allem wegen des Reitstalls. Meine Mutter war mit den elf Pferden eigentlich überfordert. Mein Vater mochte den Stall nicht, ärgerte sich über das viele Geld, das da hineingepumpt wurde. Aber ich hatte offensichtlich nicht mitbekommen, wie weit sie sich auch als Paar auseinandergelebt hatten. Jetzt war es zu spät. Mit meinem Vater hatte ich früher nie über seine Beziehung zu meiner Mutter gesprochen. Jetzt doch. Meine Mutter war drei Wochen zuvor ausgezogen. Und ich versuchte, meinen Vater zu trösten. Er stand unter Schock.

Ein Jahr zuvor hatten René und ich noch damit geliebäugelt, das Dachgeschoss im Haus meiner Eltern zu kaufen. Jetzt gab ich den Plan auf. Wer wusste schon, was aus allem wurde. Das Geld, das ich dafür vorgesehen hatte, gab ich René für ein neues Auto. Ich fühlte mich schuldig. Schließlich hatte ich seinen Wagen zu Schrott gefahren. Meine Rückenschmerzen erinnerten mich jeden Tag daran, womit ich mir das Geld verdient hatte. Es waren die Prämien, die ich für erfolgreiche Wettkämpfe bekommen hatte. Vielleicht habe ich damals gehofft, René würde dieses Geld nicht nehmen. Aber er nahm es dankend, legte den Erlös aus dem Verkauf des Schrottautos noch drauf und kaufte sich ein blaues Opel Coupé.

Wenn ich für den Doppelvierer in Athen nominiert werden wollte, war es an der Zeit, Leistung zu bringen. Beim DRV-Test in Köln fuhr ich im Einer auf Platz 9. Das reichte höchstens für die Rolle der Ersatzfrau. Den zweiten Platz im Doppelzweier ließ die Bundestrainerin nicht gelten. Bei den Booten auf der kleinen Insel an der Kölner Regattastrecke nahm mich H.P. zwischen den Rennen zur Seite. Er sorgte sich, verstand einfach nicht, wie ich in diesen Zustand hatte kommen können. „Ich sehe doch schon länger, dass es dir nicht gut geht", sagte er. Dass er das bemerkte, tat gut. René hatte er ja seit dessen Rückkehr vom Einsatz vor einem Jahr immer mal wieder gesehen. Wahrscheinlich hatte er auch eine Meinung zu ihm. Er verriet sie mir nicht. Er sagte nur, dass er sich um mich Sorgen machte, und dass er es für ziemlich unmöglich hielt, dass sich meine Eltern ausgerechnet während einer so wichtigen sportlichen Vorbereitungsphase ihrer Tochter scheiden lassen wollten. „Was soll ich machen?", sagte ich. „Ich will mich ins Boot zurückrudern, ich kann das schaffen."

Beim Weltcup im polnischen Poznan wurde ich Vierte im Einer, 1995 war ich auf derselben Strecke Junior-Weltmeisterin geworden, und beim Weltcup in München kam ich auf Platz fünf. Dann nahm mich Jutta Lau zur Seite. Sie hatte diese besondere Art, einem erst jede Hoffnung zu nehmen und dann ein Fünkchen davon zurückzugeben. „So wird das nichts", sagte sie. „Aber trainier weiter. Trainier mal weiter." Ich ahnte, dass sie mich im Grunde abgeschrieben hatte, dass sie aber immer noch jemanden wie mich brauchte, den sie zur Not schnell einsetzen konnte. Die Bundestrainerin hatte ein feines Gespür dafür, wenn jemand aussteigen wollte. Und ich war während der Wettkampfvorbereitung kurz davor gewesen. Thomas Lange, für die DDR im Einer, war mittlerweile Arzt und lebte in Ratzeburg. Er hatte sich meinen Rücken angesehen und mir zwei Wochen Kur verschrieben. Immerhin war die akute Entzündung dadurch abgeklungen. Dafür hatte ich schlechte Blutwerte und bei einer Untersuchung hatte man dann erhöhte Antikörper gegen das Pfeiffersche Drüsenfieber bei mir gefunden. Das anschließende EEG fiel so schlecht aus, dass man mir zu einer Trainingspause riet. Eine Trainingspause im Olympia-Jahr!

René ging in seiner Rolle des Beschützers auf. Zur Ausscheidungswoche in Brandenburg im Mai, direkt im Anschluss an Poznan, reiste er extra an und nahm sich ein Zimmer. Er war Teil des Trainingscamps geworden. Jutta Lau zeigte mir mit jeder Faser ihres Körpers, was sie davon hielt: nichts. Ich versuchte alles, damit René im Hintergrund blieb. Er hatte eine so negative Ausstrahlung, dann seine Fülle, 110 Kilo wog er ja immer noch, das war schwer auszuhalten. Ich tröstete mich damit, dass er es im Grunde gut meinte, dass er dachte, es würde mir guttun, wenn er bei mir war, weil es ihm in meiner Nähe auch gut ging. Dass ich damit überfordert war, ihn 24 Stunden am Tag um mich zu haben, mich um ihn zu kümmern, während ich eigentlich im Boot Leistung bringen sollte, das sah er nicht. Meine Platzierung beim zweiten Entscheid im Kleinboot war wieder schlecht, sodass mich die Bundestrainerin vorzeitig nach Hause schickte, statt mich zur weiteren Vorbereitung nach Potsdam mitzunehmen.

Trotzdem gab sie mir noch einmal eine Chance. Eineinhalb Wochen Vorbereitung für den Doppelzweier, gemeinsam mit einer anderen Ruderin, die ebenfalls um einen Platz im Kader kämpfte, dann starteten wir als Team beim Weltcup in Luzern. Immerhin kamen wir auf Platz drei. Vielleicht löste sich der Knoten ja doch noch. Die Platzierungen jedenfalls wurden besser. Zur Deutschen Meisterschaft saß ich mit drei Potsdamerinnen sogar im Doppelvierer. Wir wurden Vizemeister. René war nicht dabei. Irgendeine Fortbildung, jedenfalls war er nicht da und ich ein bisschen konzentrierter auf meine Aufgabe. Aber ich hatte trotzdem das Gefühl, nur Platzhalterin zu sein. Ich war doch nicht plötzlich wieder erste Wahl für die Bundestrainerin. Sie hielt mich in der Schwebe. Ich konnte noch immer hoffen, im Olympia-Kader zu sein, mindestens als Ersatzfrau. Aber sicher war das nicht.

Das Gefühl, im Übermaß von den Entscheidungen anderer Menschen abhängig zu sein, machte mir in diesen Wochen ziemlich zu schaffen. Jutta Lau konnte bestimmen, ob ich mit nach Athen fuhr. René kam ohne Rücksprache, wann er wollte, verschwand wieder, wann er wollte. Ich musste mich immer fügen. Immer und überall. Und dann der ökonomische Aspekt. Ohne Olympiateilnahme kein Olympiatitel, ohne Sieg keine Sportförderung im nächsten Jahr. Wie viel Geld wir als Sportlerinnen von der Sporthilfe bekamen, hing ja immer von der Leistung des Vorjahres ab. Für mich sah es für 2005 nicht gut aus. Meine einzige Chance war noch ein Jahr als Sportsoldatin, noch ein Jahr in der Ruderakademie, noch ein Jahr im Kader der Bundestrainerin. Ich wusste, dass diese Verlängerung wegen meiner Rückenprobleme unrealistisch war. Aber sie würde mir ein Jahr geregeltes Einkommen verschaffen. Ich fing an, an mich zu denken. Aus der Teamplayerin war doch noch eine Einzelkämpferin geworden.

Als mein Trainer mir unter der Hand erzählte, er habe gehört, dass ich nicht für Athen nominiert worden war, die Bundestrainerin aber weiter schwieg, ging ich in die Offensive. Ich teilte ihr meine Entscheidung mit, noch ein Jahr weiterzurudern. Bei der Verabschiedung des Olympiakaders in Potsdam bekam ich wie alle anderen ein großes weißes

Handtuch mit eingesticktem Schriftzug: „Olympia-Stützpunkt Potsdam", darunter die olympischen Ringe und in Gold „Marita". Ich empfand das als großen Hohn. Es stand doch längst fest, dass ich nicht mit nach Athen fahren würde. Warum sagte sie nichts? Erst am Tag nach der Verabschiedung klärte sie mich offiziell auf.

Mein Trainer gab nicht auf. Er kannte meine Leistungen der letzten Wochen, ich war immer stärker geworden. Die Ergebnisse meiner Leistungstests lagen im Durchschnitt des Kaders. Deshalb sprach er auf eigene Faust den Bundestrainer der Frauen-Riemen-Mannschaft an. Riemer nennt man die Ruderer, die nur ein Ruder in der Hand haben, wahlweise links oder rechts. Ich hatte von 1998 bis 2000 schon einmal bei den Riemern gerudert, jetzt sollte sich dieser Ausflug von damals lohnen. Der Frauen-Riemen-Achter war 2003 Weltmeister geworden. Nach einer kurzen Abstimmung unter den Ruderinnen bekam ich die Zusage. Ich freute mich sehr darüber, ohne Jutta Lau doch noch nach Athen zu fahren. Nur als Ersatzfrau – aber wie leicht konnte es sein, dass jemand krank wurde. Es gab eine Chance. Jutta Lau teilte mir kurzerhand mit, dass ich als Ersatzfrau der Riemer auch ihr als Ersatzfrau zur Verfügung stehen musste. Sie wollte mich nicht mitnehmen, aber sie wollte mich auch nicht aus ihrer Kontrolle entlassen.

In Ratzeburg wurde ich von meinen Vereinskameraden mit einem kleinen Fest in Richtung Athen verabschiedet. René war wieder dabei. Angespannt. Im Auto auf der Rückfahrt nach Neudorf sagte er später kein Wort. Aber er kochte innerlich. Wie sich herausstellte, war er nicht damit zurechtgekommen, dass ich mich an einem Tisch festgequatscht hatte, während er abseits und alleine saß. Ich hatte das nicht bemerkt und schon gar nicht böse gemeint. Der Ruderclub war ja doch so ein Stück Heimat für mich, wir kannten uns alle. Ich hatte mich einfach gut gefühlt. Aber

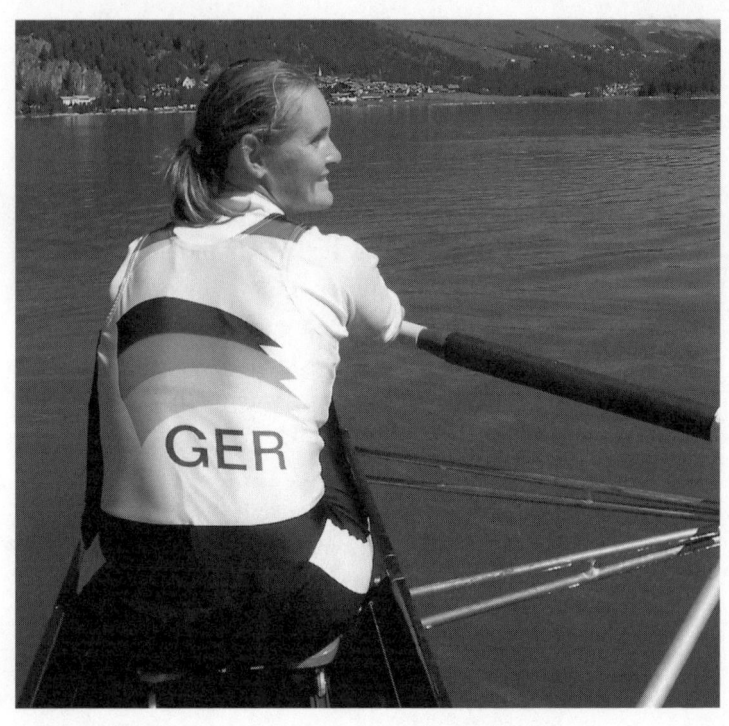

Sommertraining in der Schweiz 2004

offensichtlich war das ein Teil von Renés Problem – dass ich mich durchaus auch ohne ihn wohlfühlen konnte.

Olympia wurde für René mehr und mehr zu einem Dämon. Er konnte das nicht fassen, wusste, dass er während der Spiele keinen Zugriff auf mich haben würde. Auch von den noch ausstehenden Camps zur Wettkampfvorbereitung war er ausgeschlossen. Umgekehrt machte er sich – aus welchen Gründen auch immer – rar. Während der Wettkampfvorbereitung in der Schweiz, wo ich ab Anfang Juli 2004 bei den Riemerinnen trainierte, während sich im selben Trainingslager auch meine Skullerinnen vorbereiteten, hörte ich so gut wie nichts von ihm. Ab und zu schickte er eine SMS.

Aber ich hatte nicht den Eindruck, dass er für mich durchgehend erreichbar war. So eine SMS konnte man schließlich von überall in der Welt abschicken. René wusste durch meine klaren Trainingsstrukturen immer, wo ich war. Ich wusste eigentlich nie, wo er sich gerade aufhielt. Wenn ich nachfragte, bekam ich wieder nur Antworten, die ich nicht einordnen konnte; etwa: „Wir müssen da noch mal rein." Und nicht einmal eine Erklärung, wer „wir" waren.

Im Vorfeld von Olympia war René wieder ein paar Tage lang überhaupt nicht erreichbar. Er behauptete, man hätte ihn wegen (tatsächlich erfolgter) Terrorwarnungen nach Schinias, an die olympische Ruderregattastrecke geschickt. Um seine Geschichte glaubwürdig zu machen, erklärte er mir die Lage der Regattastrecke und der Türme, die die Strecke begrenzten. Ich war skeptisch. Solche Details konnte er auch in der Vorabberichterstattung im Fernsehen gesehen haben. Ich hatte den Eindruck, er war nicht nach Athen geschickt worden, sondern wieder einmal irgendwo anders hin.

Doppelte Demütigung

Ich habe mich selbst im Leben nicht besonders oft enttäuscht. Ich hatte eigentlich immer eine ganz realistische
Vorstellung von dem, was ich schaffen konnte. Am Anfang
kam ich eher spielerisch zu Erfolgen. Die Einsen im Zeugnis,
der dritte Platz bei einer der Mathematik-Olympiaden, die
Sichtung für die Sportschule, als ich zwölf war, gleich im ersten Junior-Jahr als Ruderin auf Wettkämpfen. Das war natürlich ein schönes Gefühl, als ich merkte, ich hatte Talente
und konnte mir immer wieder neue Aufgaben zutrauen. Ich
wurde im Doppelvierer Deutsche Jugendmeisterin, Deutsche
U23-Meisterin, Deutsche Meisterin, Juniorenweltmeisterin,
Weltmeisterin. Meine Erfahrung war, dass es immer noch einen zweiten Versuch gab. Aus jeder Niederlage ließ sich etwas lernen. Zwei, drei Schritte zurück, die Situation analysieren, und wieder los. Anschließend sagte ich mir: Du
kannst es doch noch schaffen. Athen war anders.

Beim Anflug auf die Stadt überkam mich eine Wehmut,
als befände ich mich schon auf dem Rückflug. Ich kämpfte
mit den Tränen. Mir war klar, egal, ob ich als Ersatzfrau
zum Einsatz kommen würde, die olympischen Spiele in
Athen waren der letzte Wettkampf meiner Karriere. Verlängerung als Sportsoldatin hin oder her. Die Sonne schien vor
blauem Himmel, es war richtig schön heiß, knapp über 30
Grad, leichter Wind, mein Wetter. Das mochte ich, wenn
der ganze Körper sich aufwärmte, durch und durch. Wir
wohnten nicht mit den anderen Sportlern im Olympischen
Dorf, sondern direkt an der Regattastrecke von Schinias,
etwa 40 Kilometer vor Athen in Attika. Eine sehr schöne Anlage und nahezu perfekte Bedingungen. Die Regattastrecke

für die Ruderer und die Kanuten war knapp über zwei Kilometer lang, ein Becken mit einer konstanten Tiefe von 3,5 Metern, daneben ein kleiner See, auf dem man sich aufwärmen konnte oder nach dem Rennen ausrudern. Nicht weit von Schinias liegt Marathon.

Als ich im Flughafen von Athen mein Handy wieder anstellte, dauerte es keine drei Minuten und es klingelte. René wollte wissen, ob wir gut angekommen seien. Ich begann sofort zu schwärmen, das Wetter, nette Leute, super Stimmung. Wie naiv ich war. René sagte nur: „Na, dann grüß schön!" Und legte auf. Warum war ich ans Telefon gegangen? Warum hatte ich es überhaupt so kurz nach der Landung angestellt? Ich ärgerte mich über mich selbst, während unser Gepäck über das Laufband auf uns zukam. Ich hoffte, dass René für einen Moment einfach schlechte Laune gehabt hatte, und beschloss, ihn später zurückzurufen. Er konnte mir doch unmöglich in den nächsten zweieinhalb Wochen ständig ein schlechtes Gewissen machen wollen. Hatte er sich nicht vor ein paar Tagen noch mit mir darüber gefreut, dass ich mit nach Athen fahren durfte? Ich hatte im Moment keine Lust, auch keine Kraft, mich um seine Eifersuchtsfantasien zu kümmern. Am Abend rief ich ihn natürlich trotzdem an. Ich hielt mich mit meiner Euphorie ein bisschen zurück, fragte ihn, wie es ihm so gehe, was er gemacht habe den Tag über. Ich dachte, vielleicht fühlt er sich besser, wenn es mehr um ihn geht als um mich, wenn er im Mittelpunkt steht. Aber er war nicht sehr gesprächig. Immerhin machte er mir keine Vorwürfe. Ich entspannte zusehends, war neugierig auf die nächsten Tage und darauf, was noch alles passieren würde.

Es passierte nichts. Marie und ich als Ersatzfrauen hatten unsere Trainingspläne, die anderen auch. Die Vorbereitungen für die Bootsbesetzungen liefen sehr gut, niemand wurde krank. Die Trainer freute das, uns Ersatzfrauen weniger. Als die Vorläufe begannen, mussten wir umziehen – vom Hotel in einen Tennisclub. Wir waren abgeschirmt von unseren Bootsklassen. Die Ersatzleute waren meist unter sich, zusammen mit den Ruderern vom leichten Vierer ohne. Überall standen Ergometer zur Verfügung. Bei uns genauso wie an der Strecke. Schinias war bekannt für plötzlich einfallende Winde. Auf den Ergometern konnten sich die Ruderer warm halten, wenn mal ein Rennen ausfallen sollte. Wir hatten immer weniger Lust, uns fit zu halten. Wofür auch? Es war abzusehen, dass wir nicht zum Einsatz kommen würden. Die Trainer fragten nicht einmal mehr, wo wir waren, forderten uns nicht mehr auf, mit zur Regattastrecke zu kommen, wenn „mein" Achter oder Maries Doppelzweier am Start waren.

Umso mehr interessierte sich René für meinen Tagesablauf. Er wäre während meiner Zeit in Athen am liebsten rund um die Uhr via Bildtelefon mit mir verbunden gewesen. Er wurde krank von der Vorstellung, ich würde eine Affäre anfangen. Mit wem auch immer. Es reichte, wenn ich ihm erzählte, dass ich den Judoka beim Gewinn der ersten Goldmedaille für das deutsche Team zugesehen hatte, oder mit Marie im deutschen Haus gewesen war, um ein bisschen zu feiern mit denen, die schon Medaillen gewonnen hatten. Britta und Peggy hatten gerade Silber geholt, der Zweier, in dem ebenso gut ich hätte sitzen können. Als ob das alles emotional nicht schon schwer genug gewesen wäre, hing René auch noch dauernd an mir. Er konnte die Umgebung, in der ich mich bewegte, nicht einschätzen, wusste von irgendwelchen Terrorwarnungen, schickte Dauer-SMS, immer den gleichen Text, unendlich variiert: Wo bist du? Wer ist bei dir? Warum tust du mir das an?

Marie lag oft schon längst im Bett und schlief, wenn ich noch immer mit René telefonierte, ihn beschwichtigte, ihm Versprechungen machte; nur er, natürlich nur er, wie er

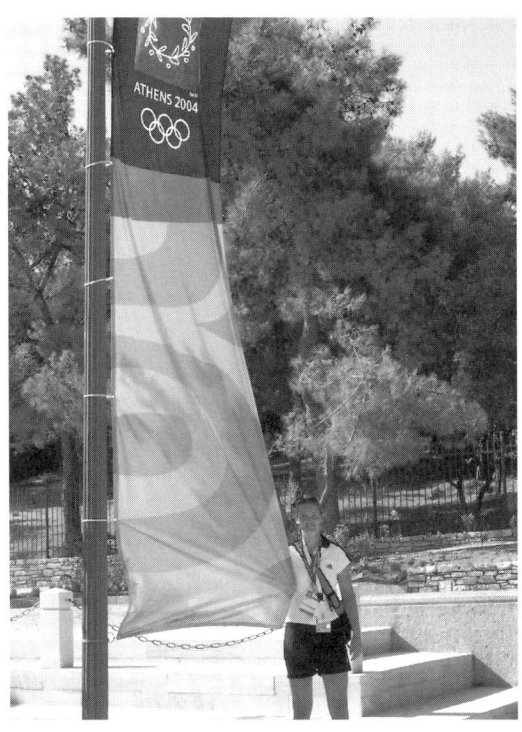

In Athen während der Olympischen Spiele 2004

denn immer darauf komme, dass da ein anderer sei. Der Himmel über mir war so friedlich, und René musste mit mir diesen Krieg austragen! Ich hoffte, er würde nicht wieder mit dem Journalisten anfangen. Er war so nachtragend, holte sein Misstrauen immer wieder hervor, warf mir dieselben Vorwürfe immer wieder hin. Dann eskalierten unsere Telefongespräche, er schrie, heulte, wurde eiskalt, legte auf. Der Effekt war ja immer derselbe: Ich fühlte mich schlecht. Ich hatte etwas falsch gemacht.

Und dann wurde René ruhig. Er würde mir ja gerne glauben, dass ich nur ihn wollte, aber dann könnte ich doch auch nach dem Ruderfinale nach Hause kommen, dann müsste ich doch nicht noch eine Woche länger bleiben, nur wegen der Spiele. Wenn er mir wirklich wichtiger sei, dann würde ich kommen. Er würde an meiner Stelle auch abreisen. Wie schlau er das eingefädelt hatte! Aber ich wehrte mich nicht dagegen. Am nächsten Tag ließ ich meinen Flug umbuchen.

Am Abend vor dem Endlauf stieg ich noch einmal ins Boot, ganz allein auf dem kleinen See neben der Regattastrecke, meine Schläge, mein Tempo, ich fühlte mich gut. Nur der Rücken tat weh. Aber diese Schmerzen gehörten schon so sehr zu mir, dass ich sie manchmal gar nicht mehr als Schmerzen wahrnahm. Mit jedem Meter, den sich mein Boot voran schob, wurde mir klarer, dass meine Karriere im Leistungssport zu Ende war. Ich staunte, dass mich diese Einsicht nicht nur traurig machte. Ich hätte gern eine Goldmedaille aus Athen mitgebracht. Aber jetzt merkte ich, wie viel wichtiger es sein konnte, seelischen Ballast loszuwerden. Es war ja nicht immer einfach gewesen, all die Jahre unter Jutta Lau, das tägliche Training, der Körper, der irgendwann nicht mehr wollte, weil er keine Pause bekam. Die Kilometer, die ich am Vorabend des Ruderfinales meiner Lieblingsbootsklasse, des Doppelvierers, im Einer auf dem See von Schinias zurücklegte, sollten meine letzten sein. Als am nächsten Tag der deutsche Doppelvierer der Frauen tatsächlich Gold holte, saß ich auf der Tribüne und heulte. Erwin neben mir nahm mich in den Arm. Es war vorbei.

René holte mich in Bremen ab. Er hatte Blumen dabei. Er war glücklich. Für mich hatte seine Freude einen demütigenden Beigeschmack. Während er mich im Arm hielt, erinnerte ich mich daran, wie er mich in Athen am Telefon behandelt hatte, meine Heulkrämpfe, weil ich nicht mehr wusste, was ich noch hätte sagen können zu meiner Entlastung, sein Insistieren, seine Nachfragen – der Journalist, andere Männer, die Welt gegen ihn und ich mit der Welt. Selbst das goldene

Kondom, das wir bei der Einkleidung bekommen hatten, hatte er mir vorgeworfen. Und jetzt hielt er mich im Arm und war glücklich. Er hatte erreicht, was er wollte: Ich war wieder da. Meine Telefonrechnung für die Zeit in Athen belief sich auf 500 Euro. René fuhr am nächsten Tag ganz normal in die Kaserne nach Eckernförde, wo er seit Anfang 2003 wieder in seiner früheren Einheit Dienst tat: Unterrichtseinheiten, Schießübungen, Vorbereitung, Papierkram. Er blieb bis Freitag.

Ich fühlte mich von allen verlassen. Wenn René sowieso nicht da war, warum war ich dann frühzeitig aus Athen abgereist? Ich saß in einem Ort fest, in dem ich außer Renés Mutter niemanden kannte, ich hatte gerade meine Karriere beendet – und niemand war da, der mich auffing. Ich wollte nur noch raus, setzte mich ins Auto und fuhr nach Bremen. Ich wollte zum Baumarkt. Aber ich fand weder den Baumarkt noch den Rückweg. Erst Stunden später war ich zurück und davon überzeugt, dass an meiner Odyssee allein das unstrukturierte Bremer Straßensystem schuld war.

Abends wieder am Telefon. René war bester Dinge, fragte, was ich alles gemacht hätte, wie es mir gehe – ob es ihn wirklich interessierte? Schon, dass ich ihm andeutete, wie allein gelassen ich mich gefühlt hatte, nachdem er zum Dienst gefahren war, reichte, um seine Laune zu kippen. Also lenkte ich ein: Nein, alles sei gut, kein Vorwurf, nicht dass er mich missverstehe, ja, ich könne seine Mutter besuchen. Ich war schon froh, dass wir nicht den ganzen Abend telefonierten und ich noch ein wenig raus konnte. Wenn ich schon nicht mehr ruderte, wollte ich mich trotzdem bewegen. Ich zog meine Joggingschuhe an und lief los.

Es war schon dunkel, und die Nacht sternenklar. Die Stimmung erinnerte mich an meine Freundin Rica, mit der ich in Dresden Gartenbau studiert hatte. Sie stammte aus einem kleinen Dorf am Rand des Elbsandsteingebirges. In der

Nähe ihres Elternhauses gab es einen kleinen Hügel. In irgendeinem Sommer hatten wir dort einmal gesessen und auf Sternschnuppen gelauert. Wir genossen die Weite der Landschaft und wünschten uns etwas, wenn wir eine Sternschnuppe sahen. Auf dem kleinen Hügel waren wir dem Himmel immer ein Stück näher gewesen als an jedem anderen Ort. Jetzt wünschte ich mich dorthin zurück, zurück in eine Zeit, in der das Leben leichter gewesen war.

Zwei Wochen nach meiner Rückkehr fuhren wir nach Marienhof zu meinem Vater. Ich bestand darauf, auch noch einen Abstecher zu Rica zu machen. Sie wiederzusehen freute mich sehr. Vor allem, weil sie mir das Gefühl gab, dass ich das Richtige tat. „Wenn du meinst, René ist der Mann, den du liebst, dann kämpfe!", hatte sie gesagt. Nicht aufgeben, sein Bestes geben, das war Rica. Ihre Haltung tat mir gut. Sie stand zu mir und machte mir Mut. Ich fragte sie, ob sie sich noch an unsere Nächte auf dem Hügel erinnern könne. Sie sah mich kopfschüttelnd an. So etwas vergesse man doch nicht. Nie.

Mittwoch ist am weitesten weg
von zu Hause

Am 4. Oktober 2004 musste ich noch einmal zur Grundausbildung nach Nienburg. Ich hatte die erste Grundausbildung zwei Jahre zuvor nicht bestanden. Für ein drittes Jahr
bei der Bundeswehr war eine abgeschlossene „AGA" aber
verpflichtend. Ich musste also noch einmal acht Wochen in
die Kaserne, in der zwischen René und mir alles angefangen
hatte. Das Gelände, das Prozedere, die Unterkünfte, diesmal kannte ich das alles schon. Ich musste auch nicht wieder eingekleidet werden. Ich fuhr die 110 Kilometer von
Neudorf nach Nienburg mit dem Auto. Die ganze Fahrt
über dachte ich an die vergangenen vier Wochen. Seit ich
aus Athen zurückgekommen war, war ich praktisch allein
gewesen, René war sonntags zum Dienst nach Eckernförde
gefahren und freitags zurückgekommen. Er steckte seit Monaten in einer speziellen Schießausbildung, über die er
nichts sagen durfte. Da war sie wieder, diese Geheimniskrämerei, die mich nervte und verletzte. Als ob ich irgendetwas von dem, was René mir anvertraute, je weitererzäh-
len würde. Dass er ein sehr guter Schütze war, das wusste
ich ja längst und hatte es auch nicht gleich jedem auf die
Nase gebunden. Er hatte mir in der Zeit, als wir uns kennenlernten, einmal erzählt, dass er in der Grundausbildung
noch mit dem letzten krummen Gewehr alles getroffen hatte, was man vor ihm aufbaute. Sie hatten das Schießtalent
in ihm entdeckt und gefördert. Für René war das wahrscheinlich die erste Anerkennung in seinem Leben gewesen.
Er konnte etwas besser als andere. Endlich. Ob es gut für
ihn war, ob sein Talent am Ende nicht nur ausgebeutet
wurde – das waren andere Fragen.

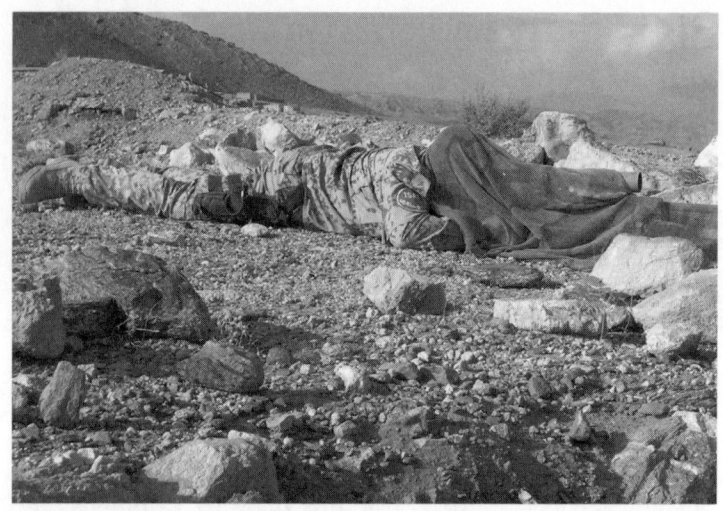
René bei einem Einsatz

Die letzten vier Wochen waren eine einzige Anstrengung gewesen. René hatte jeden Tag aus Eckernförde angerufen. Nicht ein Mal, sondern mehrfach. Ich hätte das nicht gebraucht, ich hatte mich damit abgefunden, dass er nur an den Wochenenden nach Hause kam. Aber er rief ein paar Mal am Tag an. Montags waren das immer ganz nette Gespräche. Dienstags fragte er schon mal nervös nach, wo ich gewesen sei wen ich getroffen habe, warum er mich nicht erreicht habe. Mittwochs schaffte er es regelmäßig, mich aus der Fassung zu bringen. Dann warf er mir eine Affäre mit dem Journalisten vor oder erfand jemanden, mit dem ich seiner Meinung nach in Athen zusammen gewesen war. Ich hatte keine Chance. Ich wurde das Gefühl nicht los, dass er einem Muster folgte. Mittwochs war es immer am schlimmsten. Donnerstags wirkte er meist eher so, als täte es ihm leid. Freitags freute er sich, nach Hause zu kommen. Vier Wochen lang immer derselbe Ablauf. Ich begriff lange nicht, was das zu bedeuten hatte. Aber ich erinnerte mich, dass es einen ähnlichen Rhythmus schon einmal gegeben hatte, als ich im Trainingslager war. Damals war mir das nicht so aufgefallen, ich hatte mit mir zu tun gehabt, mitunter selbst nicht gewusst, welcher Wochentag gerade war. Aber jetzt, als ich in Nienburg von der Hauptstraße in die Einfahrt zur Kaserne abbog, dachte ich, vielleicht war der Mittwoch für ihn einfach auch am weitesten weg von zu Hause.

„Diesmal kann Ihnen Ihr Freund, der Oberbootsmann, nicht den Rücken frei halten!" Ich weiß nicht, wie oft ich diesen Satz während der nächsten Wochen zu hören bekam. Man kannte mich. Und man erinnerte sich an René. Offensichtlich hatte er in seiner Zeit in Nienburg einen bleibenden Eindruck hinterlassen. Jedenfalls wusste man, dass wir zusammen waren. Leichter machte mir das meine Zeit in Nienburg wirklich nicht. Erst nach einem Anruf von René wurde ich in der Kaserne fairer behandelt. Die anderen Rekruten waren viel jünger als ich. Es gab wenig Kontakt.

René fiel während meines Aufenthalts in seiner alten Kaserne eine neue Variante von Eifersucht ein: die absurde Erfindung. Er meinte, der Sanitäter, der mich zwei Jahre zuvor wegen meines verletzten Knies behandelt hatte, würde mir verliebte SMS schicken. Ich hatte nicht eine einzige bekommen. Und der Mann war nicht einmal mein Typ. Aber er taugte René als Schreckgespenst. Die Sache endete in einer Aussprache, die mir peinlich war. Ich ging zu unserem Spieß und klärte die Gerüchte auf, die von meinem eigenen Freund stammten. Ich hatte das Gefühl, mich richtig lächerlich gemacht zu haben. Bestimmt war ich hinterher Stubengespräch.

Ich kämpfte gegen Renés Geister, ohne die Dämonen in seinem Kopf zu kennen. Wie immer sie dorthin gekommen waren; seine Verlustängste, das ständige Bedürfnis, mich zu kontrollieren. Wenn er manchmal sagte, er sei im Krankenhaus vertauscht worden, konnte ich den dahinterliegenden Wunsch nach anderen Eltern gut verstehen. Seine Eltern hatten es nicht geschafft, ihm Vertrauen in sich selbst und das Leben zu vermitteln. Andererseits war er sehr sozial, kümmerte sich um andere – bis zur Selbstaufgabe. Später lernte ich, dass das zwei Seiten desselben Problems waren. René kannte kein Maß, fand deshalb auch selten das richtige.

Sie war jünger als ich, blond, langes Haar, gerade wieder Single. Sie wohnte im Nachbarort und erzählte überall herum, René sei ihr neuer Freund. Als ich davon hörte, wollte ich es nicht glauben. Doch dann rief eine Freundin an und bestärkte den Verdacht. Ich sagte: „René ist zum Dienst nach Eckernförde." Sie lachte und gab mir die Adresse der Blondine. Sein Auto stand hinter dem Haus. Das wunderbar blaue Coupé, das er mit meinen Siegprämien finanziert hatte. Ich klingelte, keine Antwort. Also setzte ich mich gegenüber auf dem Marktplatz auf eine Bank und wartete. Kurze Zeit später kamen die beiden. Ich sah, wie René die Frau in den Hauseingang zerrte. So hatte er mich nie angefasst. Sie verschwanden im Haus. Ich schlüpfte ins Treppenhaus, als ein anderer Mieter die Tür aufschloss. Die Frau öffnete mir auf mein Klingeln die Wohnungstür. René nahm erst seine Jacke, dann mich. Wir gingen. Am Auto sagte er: „Ich kann dir das alles erklären." Ich dachte: Das kennst du aus Filmen, das willst du nicht leben müssen. Wir fuhren auf die Autobahn und beim ersten Rastplatz wieder ab. Rein gar nichts sei mit der Frau, beteuerte er immer wieder. Die habe so viel Scheiß rumerzählt, da habe er mal aufräumen müssen. „Ich war dir immer treu." Ich dachte, wer weiß, wie viele Frauen dieser Art ich schon überlebt hatte. Im Grunde wollte ich es nicht wissen. Ich wollte diese ganzen Geschichten nicht hören. Was war wahr, was nicht? Einmal darüber sprechen, eine klare Linie ziehen, die Sache nicht mehr nachtragen. „Und was ist nun?" Ich wollte den Vorfall aus der Welt schaffen. Da war ich anders als René. Aber es fiel mir schwer. Wir trennten uns für eine weitere Woche. Er fuhr nach Eckernförde, ich nach Nienburg.

Wer war René wirklich? Wer war dieser Mann, mit dem mich ein tiefes Gefühl verband, seit er vor zwei Jahren meine Hand so zärtlich genommen hatte, dass ich noch heute ein wohliges Gefühl habe, wenn ich daran denke. Ein Gefühl, das mich bis dahin immer wieder über alle Zweifel hinweggetragen hatte. Aber sie waren doch da, die Zweifel. Der in der Stube vor zwei Jahren, das war der sanfte René, der, der mich beschützte, der mir das Gefühl gab, angekommen zu sein, alles war richtig, es gab keine Angst. Aber es gab auch den anderen, der zuschlug, ohne sich zu fragen, ob das dem anderen wehtat, der selbst keinen Schmerz empfand, wenn er mit der Faust gegen die Wand schlug. Ganz abgesehen davon, dass es mir nicht normal zu sein schien, überhaupt mit der Faust gegen eine Wand zu schlagen oder mit dem Kopf ein Regal zu zerhauen. Der jähzornige René. Der, der so eifersüchtig war, dass er überall Verrat witterte. Der dann Geständnisse aus mir herausholen wollte; Gespräche wurden zu Verhören, er ließ nicht nach, bis er die Beziehung völlig erschüttert hatte. Ich dachte: Das alles macht doch keinen Sinn. Da stimmt doch etwas nicht. Wie weit würde er in seiner Wut gehen? Während einer seiner Ausraster versperrte ich ihm absichtlich den Weg aus der Wohnung. Ich wollte es wissen. Würde er wagen, mir wehzutun? Ich kam mir vor wie bei einer Mutprobe, ich stand sie durch, er auch. Er drehte um und setzte sich auf die Couch.

In der Kaserne war ich dauernd auf der Suche nach jemandem, der mir etwas über René erzählen konnte. Vielleicht hatten andere Antworten auf meine Fragen. Außer einem ähnlichen Unverständnis, wie ich es selbst hatte, bekam ich aber nichts heraus. Eigentlich hatten die anderen auch eher Fragen: Warum einer wie René nach 16 Jahren bei der Bundeswehr noch immer nur Oberbootsmann war, zum Beispiel. Manchmal hatte ich den Eindruck, ich tat ihnen leid. Sie hielten ihn für schwierig und fragten sich, wie eine Frau sich mit ihm zusammentun konnte. „Weiß er überhaupt, was er an dir hat?", wurde ich einmal gefragt. Ich sagte: „Nein, das weiß er nicht." Hinterher war ich über meine Antwort schockiert.

Ende November 2004 machten wir in Nienburg unseren obligatorischen Abschlussmarsch. Hinterher bekam ich den Stempel unter meine Grundausbildungspapiere. Bestanden. Mein Status als Sportsoldatin war damit bis zum 30. September 2005 gesichert. Ich war sehr froh, als es vorbei war und René mich abholte. Wir gingen essen. Es war fast wie vor zwei Jahren. Trotz der zurückliegenden Strapazen bereute ich meine Entscheidung nicht, bei der Bundeswehr verlängert zu haben. Ohne die Verlängerung wäre ich nach Athen bestimmt in ein Loch gefallen. So hatte ich ein weiteres Jahr Sicherheit. Ich fand, das hatte ich mir verdient. Anfang Dezember schrieb mich der Orthopäde krank. Der 20-Kilometer-Marsch mit vollem Gepäck war doch zu viel gewesen. Ich musste meinen Rücken kurieren. Da ich nicht mehr rudern konnte, räumte ich in Nienburg meinen Spind aus, das Zimmer in Ratzeburg hatte ich ja schon vor den Olympischen Spielen geräumt. Mein neues einziges Zuhause sollte ab sofort unsere kleine Wohnung in Neudorf sein.

Renés Schießausbildung wurde immer intensiver. Fünf Wochen hintereinander fuhr er zum Training nach Bad Segeberg. Langsam wurde mir klar, dass das nur eins bedeuten konnte: Er steckte in den Vorbereitungen für einen Auslandseinsatz. Mir war nicht wohl dabei. Aber ich hatte, als ich ihn kennenlernte, ja gewusst, dass es wieder und wieder solche Einsätze geben würde.

Alleingelassen

Sich nicht bewegen zu können, war für René das Schlimmste. Es erinnerte ihn an den Einsatz im Kosovo, das halbe Jahr, das er danach, vollgepumpt mit Kortison, im Rollstuhl hatten sitzen müssen, ins linke Knie hatte man ihm ein „paar Ersatzteile" eingesetzt. Seitdem versetzte ihn die Vorstellung, nicht laufen zu können – ich dachte oft, nicht *weg*laufen zu können – in Panik.

Das Jahr 2005 begann mit einem Unfall. René war zur Ausbildung in der Nähe von München. An einem Januarmorgen wurde im Schnee gejoggt. René trat auf das brüchige Eis einer Pfütze und knickte um. Wieder das rechte Knie, das doch erst operiert worden war. Wieder lahm gelegt. Er wurde krankgeschrieben und fuhr unter Schmerzen mit dem Auto nach Hause. Doch statt zu leiden, freute er sich. „Dann haben wir mehr Zeit für Sex", sagte er, als ich ihn fragte, wie es ihm gehe. Wir wollten ein Kind. Wir hatten gar nicht lange darüber reden müssen, Pläne schmieden, die Verhältnisse analysieren. Ich fand für mich, es war an der Zeit. Ich war mit 28 genau im richtigen Alter, um Mutter zu werden. Vielleicht würde ein Kind auch für René heilsam sein. Jedenfalls fand er die Vorstellung, mit mir ein Kind zu haben, wunderbar. Wir genossen die Wochen bis zu Renés Knie-OP Anfang März. Aber kaum wieder zu Hause, bekam René einen Anruf: Er war eingeteilt für das 8. Afghanistan-Kontingent. Am 22. Juli sollte Abflug sein. Ziel: Kabul.

Dass ich schwanger war, sagte ich René am Telefon. Er war ja nie da, ständig in Vorbereitung auf seinen Einsatz, immer im Dienst oder auf Fortbildung. Er war sauer. So etwas könne ich ihm doch nicht einfach am Telefon sagen. Aber wie denn sonst? Ich hatte das doch auch noch nie erlebt. Dann war die Romantik eben auf der Strecke geblieben. Ich freute mich. Das zählte. Und ich wollte, dass er sich auch freute. Es war Frühlingsanfang. Der errechnete Geburtstermin war der 17. November. René sollte am 22. Juli in den Einsatz nach Afghanistan fliegen und nach knapp vier Monaten, ausgerechnet am 17. November, zurückkommen. Er könnte es also schaffen, die Geburt seines Kindes mitzuerleben. Mir fiel die Vorstellung schwer, er könnte bei der Geburt nicht dabei sein und in der Ferne Vater werden. Die sollten ihn ein paar Tage früher nach Hause lassen! So eine Geburt war schließlich ein einschneidendes Erlebnis, man wurde nicht eben mal so Vater. Und dann René, dem alles, was mit Familie zu tun hatte, immer so naheging. Ich sagte ihm, am besten wäre es, er kümmere sich gleich darum, dass sein Einsatz verkürzt werde. Ich wusste nicht, ob er meine Sorge nachvollziehen konnte. So sehr er sich auf das Kind freute, mit seinen Gedanken war er längst im Auslandseinsatz.

Jutta Lau meldete sich Ende März bei mir. Sie wusste, dass ich wegen des Rückens krankgeschrieben war, wollte mich jetzt zur weiteren Behandlung zu ihren Ärzten nach Potsdam holen, die mich fit machen sollten. Sie brauchte Ruderinnen für die nacholympische Saison, die immer schwierig war, weil im Vorjahr so viel Extra-Energie aufgewandt worden war, viele Ruderinnen hörten auf. Ich sagte: „Frau Lau, ich bin schwanger." Ich dachte: So fühlt sich Erleichterung an. Mit der Schwangerschaft hatte ich mich endgültig befreit. Ich wusste, ich würde nicht mehr im Kader rudern, ich wollte nicht zurück. Die Frauen-Rudermannschaft war zehn Jahre lang meine Familie gewesen. Jetzt war ich dabei, eine eigene Familie zu gründen.

René hatte im Zuge der Einsatzvorbreitungen Formulare über Formulare mit nach Hause gebracht. Sie lagen tagelang unausgefüllt auf dem Tisch im Wohnzimmer. Einmal sah ich, wie er davor saß und einen Stift in die Hand nahm. Er zitterte so sehr, dass er den Stift wieder weglegen musste. Er ließ sich auf die Couch fallen, atmete laut aus. Ich fragte: „Hast du Angst?" Er sah mich an: „Nein, ich habe keine Angst. Dieser ganze Papierkram geht mir auf die Nerven." Ich sagte: „Ich helfe dir." Hätte ich ihn auf sein Zittern ansprechen sollen? Was, wenn er doch Angst hatte, aber nicht darüber reden wollte? Die paar Formulare! Dann füllte ich sie eben für ihn aus. Bis auf die Unterschrift. Die wollte er selbst drunter setzen. „Morgen", sagte er. Es war April. Im April hatte er immer dieses Zittern, seit er zwei Jahre zuvor auf geheimer Mission gewesen und als Zombie zu mir nach Ratzeburg zurückgekehrt war.

Man impfte René gegen alle möglichen Krankheiten: Tetanus, Diphtherie, Malaria, Hepatitis A und B etc. Ich ging zum Ultraschall. Im Juni war klar: Wir bekommen ein Mädchen. Die Frauenärztin war sich sicher. Das Ultraschallfoto war der Beweis. René war gerührt. Ein Mädchen! Ich war glücklich. Das erste Kind ein Mädchen, das war perfekt. Töchter machen Väter sanfter, hatte ich gelesen. Ich erlebte, wie René mit Johannes, seinem mittlerweile vierjährigen Sohn aus erster Ehe, war. Immer, wenn die beiden zusammen waren, wurde nur herumgetollt, René wollte immer nur männlich sein, nicht auch mal zärtlich mit seinem Sohn umgehen. Vielleicht würden wir nach einigen Jahren ja noch ein zweites Kind bekommen. Da wünschte ich mir dann einen Jungen. Aber für einen wie René, fand ich, wäre ein Mädchen sehr gut. René konnte sich das alles nur schwer vorstellen. Als Johannes' Mutter schwanger war, waren sie und René schon getrennt, er hatte die Zeit vor der Geburt nicht mitbekommen. Ich war im vierten Monat, man sah noch nichts. Trotzdem legte René seinen Kopf auf meinen Bauch. „Vielleicht kann ich etwas hören", sagte er. Ich lachte. In diesem Augenblick bekam er einen Tritt gegen das Ohr. Er schreckte betroffen zurück: „Das lebt ja", sagt er. Ja, dachte ich, das lebt. Augenblicke wie diesen genoss ich sehr. Dieser Bär von einem Mann und dann dieses ungläubige Lächeln über das Leben in meinem Bauch.

Die letzten Wochen bis zum Abschied am 22. Juli waren vollgepackt: René war ständig im Dienst, ich war seit meiner Krankschreibung im BFD, dem Berufsförderdienst der Bundeswehr, bereitete mich also auf die Entlassung ins zivile Leben vor. René hatte sich für mich ins Zeug gelegt, so dass ich in der Kaserne in Neudorf „ZBV" wurde, Soldatin zur besonderen Verwendung, das war sehr praktisch. Vielleicht war es der volle Terminkalender, vielleicht waren es die Hormone – ich war euphorisiert. Ich fiel sehr tief, als mir klar wurde: Das ist jetzt unser letzter Tag. Abends wollten wir noch zum Griechen, dann sollte ein Freund René nach Eckernförde fahren. Womit ich nicht gerechnet hatte: René hatte den Freund und dessen Lebensgefährtin ebenfalls zum Abschiedsessen eingeladen. Ich fühlte mich, als sei ich nur die Hälfte wert. Mein Freund geht in den Auslandseinsatz, ich bin schwanger – und er wollte noch nicht einmal einen Abschied nur für uns. Unglaublich! Ich hätte losheulen können. Als ich an diesem Abend nach Hause kam, wurde mir das erste Mal klar, in was für einer Situation ich mich befand. Egal, welche Schwierigkeiten auftauchen würden in den nächsten vier Monaten, ich würde allein damit zurechtkommen müssen. Ich beschloss, mir einen schönen Sommer zu machen.

So Kleines, bei uns ist es jetzt gerade 9.30 Uhr. Wir haben heute mal etwas Ruhe, bevor es morgen wieder auf Wache geht, und ab Freitag sind wir dann sowieso wieder für eine längere Zeit unterwegs. Hoffe, du konntest letzte Nacht gut schlafen und Krümel hat Dich nicht zu sehr geärgert. Hier drehen die langsam aber sicher alle am Rad. (...) Mir geht hier echt alles am Arsch vorbei und ich bin jeden Tag mehr am überlegen, schon früher nach Hause zu fahren, auch wenn wir die Kohle echt gut brauchen könnten.

Dass meine Mutter gestern wieder mit so einem Spruch kam, von wegen, sie könne ja nicht ahnen, dass Du ein Paket an mich schicken willst, und sie habe deshalb auch nichts für mich, da hätte ich ja schon wieder kotzen können. Hab sowieso noch nie etwas von meinen Eltern bekommen, wenn ich weg war, und gemeldet haben sie sich auch immer nur dann, wenn sie etwas brauchten.

Mit Post und Telefonieren ist das hier so eine Sache. Habe gestern eine Stunde versucht, bei dir anzurufen, aber die Verbindung ist ständig abgebrochen. Bist Du dieses Wochenende bei deinem Papa oder wann wolltest Du da noch mal hin? Habe hier voll das Zeitgefühl verloren, aber wenn wir hier gut zu tun haben, geht auch wenigstens die Zeit schnell um. Fährst Du dann mit dem Audi oder wie willst Du da hinkommen, mit dem Zug? Was habt ihr denn so vor an dem Wochenende?

Hast Du denn jetzt alle Unterlagen gefunden die Du brauchst? Es ist wirklich ein etwas blödes Gefühl, dass Du das alles alleine machen musst, und ich hier am Arsch der Welt rumhänge. Aber versprochen – sobald ich wieder zu Hause bin, mache ich das alles gut. Versprochen, Stinker! Werde versuchen, die Mail noch heute abzuschicken. Freue mich schon auf das nächste Paket von dir und auf die CD mit den Bildern. Vermisse Dich, Kleines, und es tut mir leid, dass ich nicht bei dir sein kann, um dir zu helfen.

Die Abflugtermine sind gerade gekommen. Es steht zwar noch nicht genau fest, wer wann fliegt aber ab dem 16.11. geht's wohl los und bis zum 30.11. sollen alle zurück sein, lieb Dich, Kleines, vermisse Dich, bis bald dann.

So da bin ich mal wieder es ist jetzt gerade 14.15 Uhr und die ganze Sache mit dem Internet haut hier schon wieder mal nicht hin. (...) Das mit der Post heute hat sich wohl auch wieder erledigt. Es ist wirklich das reinste Chaos. Und dann wundert sich unsere Führung hier, dass die Soldaten zum größten Teil demotiviert und jetzt schon durch sind mit dem ganzen Thema. Bin echt mal gespannt wie das dann im September wird, wenn hier die Wahlen sind und wir hier alles absichern dürfen.

Habe gerade deine SMS bekommen. Was gab es denn bei dir zu essen? Hier wird die Verpflegung immer schlechter. Es geht aufs Jahresende zu, und die BW hat kein Geld mehr. Das ist lächerlich. Hier darf man jetzt sogar nur noch eine Palette zu trinken in diesen PX Shops kaufen, weil sie so schnell keine Getränke mehr ran bekommen.

Hast Du Dir schon überlegt, ob Du den Audi behalten möchtest oder dir lieber einen anderen holen willst? Ich weiß, Du sagst, das hat noch Zeit. Aber so lange ist das nun auch nicht mehr, und wenn Krümel da ist, wäre, glaube ich, ein Wagen mit fünf Türen besser für Dich. Oder meinst Du nicht?

So, Kleine, es ist jetzt fast 14.40 Uhr und wir haben gleich Musterung. Mal schauen, was es Neues gibt. Werde jetzt mal Schluss machen. Versuche, die Mail heute noch auf den Weg zu schicken. Hab Dich ganz schön lieb, Kleines, vermisse Euch ...

So, es ist jetzt 19.10 Uhr und da es mal wieder mit dem Internet und den Telefonzellen nicht klappt, schreibe ich weiter. War gerade ein ganz schön blödes Gefühl, hab die ganze Post, die für unseren Zug gekommen ist, abgeholt und verteilt. War leider nur nichts für mich dabei, war wirklich ein blödes Gefühl. Na ja, vielleicht bekomme ich ja bald auch etwas.

Jetzt bin ich schon fast fünf Wochen hier, und es kommt mir schon wie eine Ewigkeit vor. Bin gespannt, wie alles zu Hause aussieht, wenn ich wieder da bin, vor allen Dingen, wie unser Krümel wohl aussieht. Ich hoffe immer noch, dass ich rechtzeitig zurück bin, was ich aber wohl leider nicht schaffen werde. Aber wir werden das schon alles hinbekommen, hoffe ich zumindest, denn ihr beide bedeutet mir wirklich sehr viel, nicht weinen, ist nun mal so.

Ups, hab gerade gesehen, dass der Brief ja schon fast 3 Seiten hat, ich glaub so einen langen Brief hast Du von mir noch nie bekommen, oder? Warum bist Du Dir eigentlich so sicher, dass ich für das alles der Richtige bin?

Ich meine, wer sagt, dass so etwas wie vor einigen Jahren nicht noch einmal passiert – sei es bei Dir oder bei mir??? Nicht, dass ich nicht glücklich bin mit dem, was gerade ist, ganz im Gegenteil. Hab da halt nur ein bisschen Angst vor. Egal, wir bekommen das schon hin. Schließlich will ich, dass es klappt. Ja, Du darfst jetzt auch ruhig grinsen. So, Kleines, werde nachher noch mal versuchen, ins Netz zu kommen, und – wie gesagt – ab Freitag bin ich dann wohl eine Zeit lang nicht zu erreichen, was aber nicht heißen soll, dass ich nicht mindestens jeden Tag eine Mail und Bilder bekommen möchte oder der eine oder andere Brief auf die Reise geschickt werden soll. Und vergiss nicht, dass ich Dich wahnsinnig lieb hab und Dich vermisse ohne Ende. Kannst ja mal einige Bilder machen, wie es sich so bei uns verändert hat. So, mein Kleines, werde jetzt mal zu unsrer Besprechung

gehen und danach noch mal versuchen, ins Netz zu kom-
men. Lieb Dich.

So, es ist jetzt 21.30 Uhr. Das mit dem Internet und den Te-
lefonzellen haut immer noch nicht hin. Das ist echt zum
Kotzen. Werde jetzt erst mal unter die Dusche springen.
Hab Dich lieb, Kleines, vermisse Dich wirklich ohne Ende.
Brauche Dich.

Ich beschloss, Renés Mutter während der Schwangerschaft
nicht mehr zu besuchen. Dass sie und ihr Lebensgefährte
rauchten, das war ihre Sache. Aber nicht, wenn ich zu Besuch war. Ein paar Mal hatte ich sie darauf angesprochen,
hatte sie gebeten, nicht zu rauchen, wenn ich da bin. Keine
Reaktion. Eigentlich schade. Ich hatte sowieso wenig sozialen Kontakt in Neudorf. Jetzt noch weniger. Aber ich arran-
gierte mich mit meiner Einsamkeit. Ich machte im Rahmen
des Berufsförderdienstes den Fitnesstrainerschein, dann den
Rückenschultrainerschein, einen Computerlehrgang. Das
machte Spaß und lenkte mich ab. Ich kaufte auch die ersten
Babysachen, einen Strampler in rot, Größe 52. Der war so
klein! Ich legte ihn auf meinen Bauch und machte mit dem
Handy ein Foto davon. Später schickte ich es René per
Mail. Zusammen mit meiner Meinung zum Abflug aus Kabul. Ich hatte mich sehr gefreut zu lesen, dass das Kontingent ab dem 16. November zurückgeflogen wird. Aber warum meinte ausgerechnet René, dass er nicht gleich unter
den ersten sein würde? Warum hatte er nicht Druck gemacht, um zur Geburt hier sein zu können? Ich war ziemlich sauer.

Ich machte ja sowieso schon alles allein. Die Geburtsvor-
bereitung, das Kinderzimmer, die Wickelkommode, das
Bettchen, der ganze Papierkram, die Versicherung. Um das

Auto sollte ich mich kümmern. Das waren doch nicht die entscheidenden Fragen des Lebens.

Kabul, 04.09.2005

Hallo!!!!!!!!!

Habe die ganze Nacht nicht geschlafen musste ständig an gestern Abend denken und an das, was Du geschrieben hast.

Glaubst Du etwa, mir fällt das alles leicht hier, und ich würde nicht viel lieber zu Hause sein? Außerdem haben wir oft genug darüber gesprochen, dass ich wohl nicht zur Geburt von Krümel da sein werde. Und dann brauchst Du jetzt nicht anfangen, dass das alles herzlos von mir sei, und ihr beide mir wohl nichts bedeutet!!! Komm mal klar, Marita, ich hab auf so einen Müll keinen Bock mehr.

Du drohst mir mit Auszug und was weiß ich nicht alles. Ich darf mir ständig von dir anhören, was ich für ein Arsch bin, und dass dir das alles nicht passt – kannst Du dir vorstellen, wie mir dabei zumute ist? Aber egal, es geht ja nur um mich, und da ich ja nicht so toll wie andere bin, kann man es mit mir ja machen! Ich lasse mich nicht fertig machen von dir, mir ein schlechtes Gewissen einreden, darauf kann ich wirklich verzichten. Übrigens, wenn Du unbedingt ausziehen willst, dann mach das! Zieh zu deinem Vater oder zu einem von deinen ach so tollen Typen und lass mich in Ruhe. Naja, und da Du mich ja schon überall als Arschloch der Nation hinstellst, kann ich mich ja auch in Zukunft so verhalten.

Heißt also im Klartext: Mein Konto ist ab sofort tabu. Alles, was nach der Zahlung an KM über 2500 raus ging, lasse ich zurückbuchen. Und wenn Du in der Zeit ausziehen solltest, wo ich noch nicht wieder zurück bin, ist es besser wenn Du nur Deine Sachen mitnimmst.

85

Ich glaube, Du weißt nicht im Geringsten, wie es mir geht, wenn Du mir solche Sachen unterstellst. Ich will und kann das einfach nicht mehr hören, hab da echt keinen Nerv mehr zu. Und übrigens brauchst Dir keinen Zwang anzutun und die Kette oder was auch immer von mir zu tragen, und vor allem erzähl mir keine Geschichten mehr von irgendwelchen anderen Affen von dir, hast doch nun was Du wolltest und ich bin wieder der Blöde, aber was soll's auch schon, bin ja selber schuld, hätte mal doch etwas härter zu mir selber sein sollen, aber leider zu spät!!!!!!!!!!!!!! Tut mir leid, aber so läuft das alles nicht mehr, dann lasse ich da lieber die Finger von, ihr beide bedeutet mir wirklich alles, aber ich lasse mich von dir nicht fertigmachen oder noch länger unter Druck setzen; kann und will ich nicht mehr ...

Es gibt Mails, die sollte man zur eigenen Gesunderhaltung gar nicht lesen. Der das geschrieben hatte, das war der René, den ich nicht begriff. Ich hasste seine Art, sich in das Gefühl, nicht geliebt zu werden, hineinzusteigern. Auch diesmal hatte er jedes Maß verloren. Er überreagierte dermaßen, dass ich mich tagelang nicht beruhigen konnte. Ihm schreiben ging auch nicht. Was sollte das? Wenn er sowieso alles, was ich ihm schrieb, gegen sich auslegte. Er war im Auslandseinsatz, ja. Und das war sicherlich nicht einfach. Aber sollte ich deshalb nicht sagen dürfen, wenn mir etwas nicht passte?

Mitte November hatte ich einen Bauchumfang von einem Meter 19 und wog 95 Kilo. Es reichte. Ich wollte nicht mehr. Am 17. November kamen die ersten Soldaten des 8. Afghanistan-Kontingents nach Hause. Und ich hatte meine erste Wehe. Siehst du, René, dachte ich bei mir, das nennt man perfektes Timing. Nur du bist nicht da! Ich hatte gar nicht mitbekommen, dass nur wenige Tage zuvor, am 14. November, ein deutscher Soldat bei einem Anschlag in Kabul getötet worden war. Selbst René hatte mir nichts davon erzählt (erst Jahre später erfuhr ich, dass er den Anschlag von einer Anhöhe aus mit ansehen hatte müssen, ohnmächtig). Er hatte nur gesagt, dass er einer von denen gewesen sei, die nicht raus durften. Und ich hatte nicht verstanden, warum.

Richtig los ging es in den frühen Morgenstunden des 18. November. Kurz nach vier. Ich rief die Vermieterin an, die versprochen hatte, mich ins Krankenhaus zu fahren, dann den Kreißsaal. Meinem Physiotherapeuten in Ratzeburg sprach ich aufs Band. Erwin sollte bei der Geburt dabei sein, mein männlicher Beistand sozusagen. René hatte die Idee ganz angenehm empfunden. Er mochte Erwin. Als die beiden sich das erste Mal getroffen hatten, war Erwin gleich die falsche Position von Renés Kniescheibe im linken Knie aufgefallen, obwohl von außen eigentlich nichts zu sehen war. Ich glaube, René mochte das, dass einer sich für ihn interessierte. Dann schickte ich René eine SMS: „Es geht los." Er schrieb zurück: „Schön, melde dich zwischendurch mal." Mich zwischendurch mal melden? Was hatte dieser Mann denn für eine Vorstellung von einer Geburt? Ich schaltete das Telefon aus, warf es in meinen Rucksack und dachte nur, der kann mich mal. Gegen sieben Uhr kam auch Erwin im Krankenhaus an.

Die Geburt dauerte noch weitere drei Stunden und war nicht einfach. Eigentlich hatte ich mein Kind in der Badewanne bekommen wollen. Ich fand, eine Wassergeburt hätte gut zu uns gepasst. Vater: Marineinfanterist. Mutter: Ruderin. Kind: im Wasser zur Welt gekommen. Vielleicht würde aus ihr eine Schwimmerin werden! Sie würde das Wasser auf jeden Fall genauso lieben wie wir. Es wäre nicht nur unser Element gewesen sondern auch ihres. Ich hatte mir immer eingebildet, dass meine große Liebe zu René auch etwas mit dem Wasser zu tun hatte, dass ich vieles von dem, wie er war und was in ihm vorging, mitfühlen konnte, weil uns das

Wasser verband. Aber an eine Wassergeburt war nicht zu denken, mein Baby steckte im Geburtskanal fest, schaffte nur mühsam die letzte Strecke hinaus in die Welt. Um 10.12 Uhr war Janina endlich da. Ich war so gerührt von diesem kleinen Etwas, das neben mir lag. Die Nachricht von der Geburt seiner Tochter erreichte René später am Tag, als meine eigene Aufregung sich ein wenig gelegt hatte und ich in der Lage war, ihm die „technischen Daten" zu simsen: 10 Uhr 12, 2540 Gramm, 50 Zentimeter. Später erfuhr ich, dass er zum Zeitpunkt, als die SMS ankam, im Einsatz war, irgendwo an der afghanisch-pakistanischen Grenze hatte es ein Feuergefecht gegeben. Eigentlich war es verboten, private Handys mit auf Einsätze zu nehmen. Er war wütend, dass ihm ausgerechnet in dem Moment, in dem er Vater wurde, Kugeln um die Ohren flogen. Ich glaubte ihm das. Da war er wieder, der René, der zu Tränen gerührt war, wenn ihn etwas tief im Innersten berührte.

Gegen Mitternacht wurden Janina und ich verlegt. Janina musste in einen Brutkasten. Die Geburt hatte sie zu sehr mitgenommen. Ich wurde im Mütterzimmer untergebracht. Die ersten Tage mit Kind hätte ich mir weniger stressig vorgestellt: Stillen, Wiegen, Stillen, Wiegen, dann die höllischen Schmerzen, wenn eine Nachwehe kam – ich war in einem Trott aus Stress und Schmerz gefangen. Und immer in Sorge um dieses kleine Etwas. Eine der Schwestern, die Janina auf der Neugeboren-Station sah, sagte: „Hey, Kleine, hast wohl einen Boxkampf hinter dir." Erst da bemerkte ich, wie blau und angestrengt sie aussah. Ich reagierte mit einer Wochenbettdepression. Zum strikten Zeitplan zwischen dem Kind und mir kam meine Heulerei, die untergebracht sein wollte, ohne alles andere durcheinanderzubringen. Es gelang nicht immer. Ein Teil meiner Traurigkeit rührte sicherlich auch daher, dass mir als junger Mutter die Abwesenheit meiner Mutter umso schmerzlicher bewusst wurde. Seit der Scheidung meiner Eltern hatte ich von ihr nicht mehr viel gehört, meist über ihren Anwalt. Jetzt fehlte sie mir. Sie hätte vielleicht Antworten gehabt auf die merkwürdigen Phänomene, die sich plötzlich einstellten; stinkende Füße, Wassereinlagerungen, Schweiß, Frust.

Zu dritt

René kam Donnerstag früh. Gegen zehn stand er plötzlich im Zimmer, sechs Tage nach der Geburt. Für November war er zu leicht angezogen. Mein erster Gedanke war: Der friert. Am Morgen hatte Janina die Intensivstation verlassen können. Sie lag neben mir im Bett. René hatte diesen typischen Kurzhaarschnitt, den er sich immer machen ließ, wenn er sich etwas „Gutes" tun wollte. Er sah total übernächtigt aus, dunkle Ränder verschluckten seine Augen. Er sah mich unsicher an. Wie in Zeitlupe kam er auf uns zu. Er sagte: „Na, ihr zwei. Bin wieder da." Ich war erleichtert. Er setzte sich auf die Bettkante, besah uns minutenlang, schwieg. Dann sagte er: „Unglaublich." Nein, in den Arm nehmen wollte er sein Kind nicht, nicht dass etwas passierte, dass er sie erdrückte, dass sie ihm runter fiel. Ich dachte, dieser Mann hat keine Angst vor einem militärischen Einsatz in Afghanistan. Aber er hat Angst, sein Kind in den Arm zu nehmen. War das normal? Es rührte mich, seine Vorsicht, seine Zurückhaltung. Ich mochte seine sanfte Seite. Ich ahnte ja nicht, welche Bilder ihm durch den Kopf gingen, als er Janina an diesem trüben Novembermorgen das erste Mal sah.

Als René in den Einsatz gefahren war, hatte man mir die Schwangerschaft noch gar nicht angesehen. Jetzt kam er zurück, und wir waren zu dritt. Wie komisch das für ihn sein musste! Ich ärgerte mich nicht mehr über sein spätes Kommen. Ich war nur froh, dass er da war. Bis hierher hatte ich es allein geschafft, die Schwangerschaft, die Geburt, die ersten schweren Tagen, in denen es Janina nicht gut ging. Jetzt würden wir endlich eine kleine Familie sein. Jetzt würde alles gut werden. Am Freitag holte uns René nach Hause.

Er hatte extra ein neues Auto gekauft. René und seine Autos, ich hatte irgendwann aufgehört zu zählen, auf 30 kam er mittlerweile bestimmt. Wie stolz er war auf seine kleine Familie. Er trug Janina im Maxi-Cosi, schnallte die Liegeschale im Auto fest. Er hatte seine Rolle gefunden: Der Beschützer war zurück. Wenige Tage später kam er mit einem Mobile nach Hause, hellblaue Nilpferde, weil wir doch beide das Wasser so gern mochten. Er sagte: „Für Janina, mein Willkommensgeschenk."

Noch im Dezember fuhr René zur „Recreation" nach Kassel, Nachbesprechung des Auslandseinsatzes. Ich wunderte mich, dass eine solche Veranstaltung so kurz nach dem Einsatz angeboten wird. Meiner Erfahrung nach braucht es immer eine gewisse Zeit, bis man über seine Erlebnisse sprechen kann. Sie müssen doch erst sacken, man braucht Distanz. René kam unverändert zurück. Ich konnte mir gut vorstellen, dass er auf die Frage nach „problematischen Situationen während des Auslandseinsatzes" heldenhaft geantwortet hat. Auf meine Nachfrage sagte er, das Beeindruckendste an diesem Einsatz sei für ihn die Geburt seiner Tochter gewesen. Und dass er währenddessen in ein Feuergefecht verstrickt gewesen sei. Das hatte selbst die anderen Soldaten gerührt, mehr als das Erdbeben, das zeitgleich an der pakistanischen Grenze stattgefunden hatte. Die Geschichten, die ihn wirklich belasteten, hatte René zu diesem Zeitpunkt schon in sich verschlossen. Letztlich war das seine Überlebensstrategie, genauer: die Überlebensstrategie seines Gehirns. Die positiven Erlebnisse überlagern alles Negative. Der Rest wird verdrängt. Bis er mit Wucht nach außen bricht.

Ein paar Wochen vor Renés Rückkehr hatte ich von ihm aus Afghanistan eine „Taschenkarte" bekommen. Eine Art DIN A5-Karton für die Familienangehörigen zurückkehrender Soldaten, mit Hinweisen, um ihnen die Eingewöhnung zu erleichtern. Da hieß es unter anderem allen Ernstes, statt des normalen Bestecks sollte man Messer und Gabel aus Alu aufdecken (ich fühlte mich an meine Kindheit in der DDR erinnert). Man sollte regelmäßig die Telefonanlage unterbrechen, wenn es machbar wäre, Knacken und Rauschen einbauen. Oder Wege schottern, damit sie denen im Lager ähnelten. Warmes Wasser sollte nur wenige Stunden am Tag verfügbar sein. Ich hatte die Hinweise anfangs für einen Scherz gehalten. Da wurden Probleme überspitzt, die durchaus existierten. Ich beobachtete es an René, als wir Bekannte besuchten, die in einer Reihenhaussiedlung wohnten. René hatte Janina im Maxi-Cosi und ging voraus. Normalerweise schnitt er jeden Weg ab, nahm immer den kürzesten Weg über den Rasen. Jetzt blieb er auf dem Gehweg, wich nicht einen Zentimeter davon ab. Ich staunte. So kannte ich ihn gar nicht. Ich fragte: „René, alles gut?" Er sagte: „Ja, wieso?" Ich zeigte auf den Weg. „Du gehst doch sonst nicht auf dem Pflaster." Er war selbst überrascht. Aber er ist noch sehr lange nur den „sicheren" Weg gegangen und nicht über den Rasen.

Nach 14 Tagen war die Familienidylle vorbei. René ging wieder zum Dienst. Dabei hätte ich ihn so gut gebrauchen können. Meine Rückenschmerzen waren so stark, dass ich Janina nicht einmal ins Kinderbett legen konnte. Ich schaffte es nicht, mich weit genug hinunterzubeugen, aber ich konnte sie doch die letzten zehn Zentimeter nicht fallen lassen! Noch immer nahm ich jeden Tag Sitzbäder, die Geburt hatte mich mehr mitgenommen, als ich gedacht hatte. René fehlte. Kurz vor Weihnachten kam er mit zur U3, der ersten Vorsorge-Untersuchung nach unserem Klinikaufenthalt. Für ihn eine Tortur. Als der Arzt Janina zur Untersuchung der Reflexe erst am rechten, dann am linken Bein in die Luft hob, merkte ich, wie René ihm am liebsten an die Gurgel gesprungen wäre. Sein ganzer Körper zuckte, jede Faser war angespannt, bereit, Janina zu retten. Ich sagte: „Der Doktor weiß, was er tut." Ich nahm mir vor, den Arzt beim nächsten Mal zu bitten, vorher anzusagen, was er machte, damit René sich darauf einstellen konnte. Vielleicht sollte ich das nächste Mal aber auch einfach allein zum Arzt gehen, ohne René. Wenn er jetzt schon so angespannt gewesen war, wie musste es ihm erst ergehen, wenn die Kleine geimpft wurde?

Erst alle drei, dann alle zwei Stunden wollte Janina an die Brust. Von Tag zu Tag zehrte dieser Rhythmus mehr an mir. Ich fragte bei der Hebamme nach, ob das normal sei. Ich käme ja gar nicht mehr zur Ruhe. René spielte im Wohnzimmer irgendein Strategie-Spiel am Computer. Wenn Janina schrie, konnte ich mit ihr im Kinderwagen nicht einmal um den Block gehen, bis sie sich beruhigt hatte. Es war viel zu kalt. Also wiegte ich sie, bis sie schlief, und wenn sie schlief, nahm René sie zu sich und schlief neben ihr ein. Die Hand an der Wand. Dafür schlief er nachts nicht mehr. Dauernd schreckte er auf, ging zum Fenster, guckte raus. Erst in den Morgenstunden brach die Erschöpfung über ihn herein. Da war ich schon wieder mit dem Kind beschäftigt.

Die Ruhe vor dem Sturm

Im Grunde bin ich kein nachtragender Mensch. Ich versuche, Konflikte sachlich zu sehen, meine Emotionen draußen zu lassen. Ganz anders als René, der einen Vorwurf jahrelang mit sich herumtragen konnte. Wäre ich wie er, würden wir uns wohl zerfleischen. Und doch merkte ich, dass ich ein Gefühl von Enttäuschung auch im neuen Jahr nicht loswurde. Dass er bei der Geburt nicht dabei gewesen war, das hatte mich doch mehr verletzt, als ich zugeben wollte. Seine Abwesenheit in einem so entscheidenden Moment unseres gemeinsamen Lebens hatte mich von ihm entfernt. Ich bemühte mich, ihn einzubinden, ihm Aufgaben zu geben, ich wollte, dass er das Kind wickelt, was er nicht tat, dafür kochte er und kaufte ein. Aber das waren ja alles nur Funktionen. Wirkliche Nähe konnte ich gar nicht zulassen. Dabei brauchte René sie seit seiner Rückkehr aus Afghanistan mehr denn je. Er war glücklich, wenn ich auf seiner Seite im Bett einfach neben ihm lag. Es verletzte ihn, wenn ich mich auf die andere Seite und von ihm weg drehte. Also erklärte ich ihm, warum. Dass das mit dem Milcheinschuss in den Brüsten zu tun hatte, dass Janina, die während der ersten Monate bei uns im Bett schlief, als nächstes auf dieser oder jener Seite trinken sollte. Er fühlte sich immer ein wenig draußen. Je mehr er klammerte, desto größer wurde mein Bedürfnis nach Ruhe. Ihr könnt doch nicht beide an mir hängen, dachte ich, ich will doch auch mal schlafen. Mehr als drei Stunden am Stück hatte ich seit der Geburt nicht für mich gehabt.

Wenn René anfing, eine Chips-Tüte nach der anderen zu leeren, stimmte etwas nicht. Das war ein deutliches Zeichen von Frust. Wahrscheinlich über die gesamte Situation, darüber, dass er nicht genug Beachtung fand, wie er sie gerade nach seinem Auslandseinsatz gebraucht hätte, die fehlende körperliche Nähe. Dass er in die Kaserne nach Eckernförde flüchtete – ich konnte es sogar verstehen. Da war der Tagesablauf geregelt, da passierte nichts, womit man nicht sowieso gerechnet hatte. Routine. Mit allem anderen war er überfordert. Leider auch in Momenten, in denen ich wirklich auf ihn angewiesen war. Anfang Januar lag ich mit 40 Grad Fieber und Schüttelfrost auf dem Sofa. Milchstau. Ich hatte höllische Schmerzen. René war mit seinem Sohn unterwegs. Ich versuchte, René am Telefon zu überreden, doch bitte nach Hause zu kommen. Er kam nicht. Mein Leiden oder das Schreien des Kindes – es war zu viel für ihn. Er kam erst Stunden später, als ich so erschöpft war, dass ich keine Lust mehr auf eine Diskussion über sein Verhalten hatte. Aber ich ahnte, dass er mir auch in Zukunft wohl nur dann eine Hilfe sein würde, wenn ich ihn geduldig immer wieder einband, mich auf ihn einstellte, ihm eine Atmosphäre schuf, in der er Vertrauen haben konnte. Das „Wir"-Projekt mit René würde ziemlich viel Arbeit bedeuten. Das war mir klar. Aber ich war nicht bereit, es aufzugeben, nur weil sich irgendwelche Schwierigkeiten auftaten. Ich war gewohnt zu kämpfen. Zu irgendetwas musste die harte Ausbildung, durch die ich jahrelang gegangen war, ja nütze sein. Ich hatte den längeren Atem.

Emotional gab es auch außerhalb unserer Dreier-Beziehung Rückschläge. Im Januar 2006 musste ich zum Gericht nach Neustrelitz. Ich hatte meine Mutter auf die Herausgabe von Geld verklagt, das ich ihr Jahre zuvor für ihren Reiterhof geliehen hatte. Nach der Scheidung von meinem Vater hatte sie von ihm eine Ausgleichszahlung erhalten, sodass ich nicht einsah, ihr mein Geld nachträglich zu schenken. Ich brauchte es. Am Ende einigte man sich – wie zu erwarten – auf einen Vergleich. Ich bekam etwa die Hälfte meines Privatkredits zurück. Im Gericht traf meine Mutter auch meinen Vater, der mich begleitet hatte, und der während der Verhandlung auf Janina aufgepasst hatte. Sie schlief friedlich. Meine Mutter war entzückt. Wie man von Enkelkindern wohl immer entzückt ist. Ihr neuer Lebensgefährte wartete in einigem Abstand. Mein Vater stand ein paar Meter entfernt von uns. Ich fand, er hatte sich gut gehalten.

Dass er so weich sein konnte, so einfühlsam einging auf mich, auf meine Situation – das hatte ich ihm nicht zugetraut. Als ich Kind war, war er streng gewesen, hatte ständig darauf geachtet, dass ich zum Beispiel nicht zu viel Marmelade aufs Brot schmierte. Ich war nicht dick. Es ging ums Prinzip. Immer das Prinzip, daran hielt er fest; dann diese Stärke, und Disziplin. Vielleicht war das daher gekommen, weil seine Mutter ihn immer „der Große" genannt hatte. Der älteste Sohn, der Vorbild zu sein hatte. Meiner Mutter war es egal gewesen, wie viel Marmelade ich aufs Brot schmierte. Jetzt stand mein Vater da und war mir gefühlsmäßig viel näher als meine Mutter. Das hatte sicherlich mit der Scheidung zu tun. Dass meine Mutter ausgezogen war, dass sie einen Neuen hatte. Aber vielleicht tat meinem Vater ja auch etwas gut, nämlich auf eine andere Art als früher gebraucht zu werden.

Mein Körper wollte etwas zu tun. Während der Schwangerschaft war er auf Hochtouren gelaufen. Jetzt hatte ich Schwindelanfälle. Mir fehlte der Sport. Ein einziges Mal schaffte ich es, René zu überreden, allein auf Janina aufzupassen. Es war Ende Februar 2006, sie war immerhin schon knapp drei Monate alt. Sie war gefüttert, gewickelt, schlief. Ich fuhr mit dem Auto ins nächstgelegene Fitness-Studio. Laufen konnte ich mit den dicken Brüsten und den immer noch weichen Bändern nicht. Aber wenigstens 20 Minuten wollte ich auf dem Ergometer rudern und meinen Kreislauf ein bisschen auf Touren bringen. Mehr hätte ich sowieso nicht geschafft. Nach fünf Minuten rief René an. Also, er kriege das alles allein nicht hin, das Kind sei aufgewacht, was er denn jetzt tun solle, und wenn sie schreie, das könne er nicht aushalten. Ich war sauer. 20 Minuten, ich hatte doch nur 20 Minuten für mich sein wollen. Ich schnappte meine Sachen und fuhr nach Hause. René drückte mir das Kind in den Arm und verschwand. Ich war fassungslos. Das war wie ein Staffellauf, bei dem ich viel mehr Runden zu absolvieren hatte als jeder andere. Nachdem ich Tage später noch einmal im Fitness-Studio gewesen war, dieser Versuch aber auch scheiterte, weil ich die schlafende Janina dabei hatte, und sie nach sieben Minuten aufgewacht war, bestellte ich mir einen Ergometer für zu Hause. Wenn ich nicht raus durfte, um Sport zu machen, dann holte ich mir mein Fitnessgerät eben ins Haus.

Immerhin ließ René mit sich reden. Er hörte sich meine Not an, dass ich ihn wirklich brauchte, dass es ohne ihn nicht ging, dass er sich nicht immer verkrümeln konnte wenn es mal viel wurde zu Hause, am Wochenende zu seiner Mutter oder unter der Woche in die Kaserne. Dass er mich nicht ständig allein lassen könne. Also übernahm er es ab und zu, Janina zu wickeln. Ich brachte sie anschließend ins Bett, war bei ihr, bis sie eingeschlafen war. Wenigstens diese kurze Zeit während des Wickelns und Umziehens hatte ich dann für mich. Meistens putzte ich oder hängte Wäsche auf. Hausarbeit war mittlerweile richtig entspannend für mich. Aber die Vorstellung, wir arbeiteten wie ein Team zusammen, war natürlich eine Illusion. Warum kam er zum Beispiel freitags immer erst gegen 19 Uhr vom Dienst nach Hause, wo er doch genau wusste, dass Janina um diese Zeit schlafen sollte? Also sah sie ihren Vater, war wieder wach, und ich um ein, zwei Stunden ärmer. René aber fühlte sich in solchen Momenten gut. Ich sah es an seiner Körperhaltung: Ich bin da, ich bin wichtig, freut euch, ich freue mich auch.

Wenigstens hatte er mir, es war schon April, noch keine einzige Eifersuchtsszene gemacht. Stillende Mütter mit sabbernden Babys stehen auf der Wunschliste fremder Verführer natürlich auch nicht gerade ganz oben. Ich glaubte eine Zeit lang, er könnte seine Eifersuchtsfantasien womöglich ganz verlieren. Wie glücklich wäre ich darüber gewesen! Das war doch ein gutes Leben, wenn man dem anderen vertraute. Selbst die Wiedereingewöhnung nach seinem Auslandseinsatz in Afghanistan hatte René irgendwie hinbekommen. Nur dass er sich immer noch regelmäßig mit einer Überration Chips vor den Computer zurückzog, ließ ahnen, dass er an etwas knabberte, worüber er nicht reden wollte.

Was Orte mit Menschen machen! Im Juni fuhren wir zu meinem Vater nach Marienhof. Tagelang rührte René kein Junkfood an. Er lächelte mehr als sonst. Er ruhte in sich. Und er schlief nachts tief und fest, ohne auch nur ein einziges Mal aufzuschrecken. Und ohne Hand an der Wand. Ich dachte, schön, er kann sich mit seiner ganzen Seele fallen lassen. Mir ging es in Marienhof ja nicht anders. Und wie viel bedeutete es mir, dass René und ich mit diesem mir so lieben Ort das gleiche Gefühl von Geborgenheit verbanden. Die Waldspaziergänge mit Biggi, der Berner Sennenhündin meines Vaters, die Gespräche unter Männern. René hatte nie wirklich einen Vater gehabt, seiner war gestorben, als er noch ein Baby war. Nun schien es, als hätte er in meinem Vater immerhin einen Freund gefunden. Mein Vater war für diese Rolle wie geschaffen. Er war so gerecht. Nie hätte er mir den Vorzug oder recht gegeben, nur weil ich seine Tochter war. Jeder hatte bei ihm dieselbe Chance. Wie lange hatte ich René nicht so glücklich gesehen? Eigentlich seit seiner Rückkehr aus dem Einsatz im Frühjahr 2003. Wenige Tage später, zurück zu Hause, im Trott zwischen Dienst und Familie, war seine Seele wieder schreckhaft und angespannt. Etwas in ihm war aus den Fugen geraten, keine Frage. Aber ich konnte ihm nicht helfen. Er machte dicht, wenn ich ihn auf seine schlechte Laune ansprach. Er ging. Wenn er zurückkam, versuchte ich, seine Stimmung zu erahnen, zu erspüren, mich entsprechend zu verhalten. Alles nur, damit er nicht wieder gehen würde, nicht wieder wütend wurde oder verletzend. Es war alles so anstrengend. Mehr noch, es war traurig.

Im Juli 2006 war René drei Tage weg. Ein Kurztrip? Wohin? Schweigen. Aber er sah nach seiner Rückkehr so elend aus wie lange nicht. So elend hatte er nicht mal ausgesehen, als er an meinem Wochenbett gestanden hatte. Er lenkte sich ab, renovierte unsere alte Wohnung und die, in die wir am 1. September einziehen wollten. Wir vergrößerten uns. Zu dritt brauchten wir einfach mehr Platz. Aber er war selten wirklich bei der Sache. Als fühlte er sich verfolgt. Selbst Filme, die er immer gerne gesehen hatte, erschreckten ihn plötzlich. Als wir uns eines Abends einen Film über den Irakkrieg ansahen, klappte er im Affekt den Laptop zu – gerade, als ein amerikanischer Soldat seine Deckung verließ. Er konnte das nicht mit ansehen. Um sich zu beruhigen, haute er nach solchen Ausbrüchen einfach ab. Er griff sich wortlos Jacke und Autoschlüssel – und war weg. Flucht. Ich blieb zurück und war für einen Moment genauso überfordert wie er. Nur dass ich nicht wusste, gegen welchen Feind ich zu kämpfen hatte. Den, der in ihm saß, kannte ich nicht.

Irgendwann im Spätsommer 2006 muss René seinen Einsatzoffizier in Eckernförde das erste Mal angesprochen haben. Ich erfuhr davon erst viel später. René wollte Hilfe. Er sagte, mit ihm stimme etwas nicht, er könne nicht schlafen, ständig habe er irgendwelche Bilder im Kopf, die ihn ablenkten, manchmal habe er das Gefühl, er müsse durchdrehen, mindestens aber sei ihm alles über den Kopf gewachsen. Der Offizier wirkte verständnisvoll: „Dagegen hab ich was." Wenige Tage später erhielt René seinen Marschbefehl: UNO-Einsatz im Mittelmeer, Kontrollfahrten vor der Küste des Libanon. Am 4. Oktober sollte es losgehen. René hätte einen Arzt gebraucht, keinen Einsatz. Am 4. Oktober begann auch die Eingewöhnungsphase mit Janina in der Krippe. René sollte in einer für unsere Tochter entscheidenden Phase ihres Lebens mal wieder nicht da sein.

Diesmal wollte er nicht weg. Wenn er sich freute, sah er anders aus. Immer wieder Fressattacken. Und beim Besuch im Zoo am Meer in Bremerhaven, auf den wir uns jedes Jahr im Spätsommer freuten, hatte er diesen skeptischen, alles und jeden beobachtenden Blick. Immer wenn ich ihn ansprach, sagte er: „Alles in Ordnung." Nichts war in Ordnung, ich kannte ihn doch.

Selbst, wenn wir miteinander schliefen, diese wenigen Momente, in denen wir alles hätten vergessen können, hatte ich den Eindruck, er war angespannt. Er reagierte sich ab, versuchte, runterzukommen, für einen Moment loszulassen. Manchmal konnte er danach wenigstens eine Stunde schlafen. Das war es wert. Seine Ruhe, ihn für eine Stunde oder zwei einfach daliegen zu sehen. Ich wünschte ihm gute Träume. Ich wollte ihn nicht verlieren. Trotz aller Widersprüchlichkeiten war er der Mann, den ich liebte.

Es war ein Herbst voll kleiner und großer Abschiede. Janina musste lernen, dass ich die Krippe verlasse, nach einiger Zeit aber wiederkomme. Erst einen Moment, dann fünf Minuten, dann zehn Minuten. Es dauerte drei Wochen, bis sie mich gehen lassen konnte, ohne zu weinen. Es waren harte drei Wochen, vor allem für Janina. Während der Eingewöhnung bekam sie Zähne und weinte auch deshalb viel.

Dann musste ich mich von Meike, meiner Friesenstute verabschieden. Ich war schon so lange nicht mehr zum Reiten gekommen. Jetzt sollte Meike in eine Familie mit drei Kindern, die schon zwei Pferde hatten. Für Meike perfekt. Als eine Reiterin meine Friesenstute vor dem Verkauf vorführte, sah sie mich jedes Mal, wenn sie an mir vorbeikam, an als wüsste sie Bescheid. Ich ging nach Hause und weinte.

Am 1. Oktober feierten wir Renés Geburtstag, anschließend brachte der Freund seiner Mutter ihn zu seiner Einheit nach Eckernförde. Fröhliche Stimmung kam nicht auf. Ich hatte ein paar Bekannte eingeladen, seine Mutter war da. Doch René schottete sich völlig ab, beteiligte sich nicht einmal an den Gesprächen. Als wollte er sagen: Warum reden, wenn ich sowieso gleich weg bin. Später fiel mir auf, dass der Libanon-Einsatz genau wie der damals für René so tragisch verlaufene Kosovo-Einsatz von der UNO geleitet wurde. Für René kein gutes Omen. Aus dem Kosovo war er mit einem völlig kaputten linken Knie zurückgekehrt.

Diese Müdigkeit, wenn nur diese Müdigkeit nicht wäre. Andere Mütter, die ich kannte, verstanden oft nicht, wie ich Janina vor ihrem ersten Geburtstag schon in die Krippe geben konnte. Ich war an diesem verhängnisvollen Morgen froh um ein bisschen Zeit für mich. Ich fühlte mich ausgepumpt, hatte eine lange Liste von noch zu erledigenden Punkten vor mir liegen. Am liebsten hätte ich aber der Müdigkeit nachgegeben, hätte ein paar Stunden geschlafen. Ich fuhr Blumenerde kaufen. Gegen halb zehn, auf dem Rückweg vom Baumarkt, nahm mir eine Frau mit ihrem Auto die Vorfahrt. Ich hatte grün, war gerade dabei zu beschleunigen. Nach dem Zusammenstoß fuhr ich rechts ran, rief die Werkstatt an, dann René. Obwohl ich nicht damit gerechnet hatte, ging er ans Telefon. Ich erzählte ihm, was passiert war. Ich verstand ihn schlecht, nur so viel, dass irgendetwas sie an diesem Morgen wohl aufgehalten hatte, dass sie noch nicht auf See waren, sondern immer noch im Hafen, an Land. Dass er überhaupt sein Handy dabei hatte, war Zufall. Die offizielle Kommunikation war wieder so schlecht, dass René lieber das eigene Handy benutzte. Er sorgte sich sofort sehr um mich: Wie es mir gehe, ich müsse zum Arzt, seine Mutter könne sich doch um das Kind kümmern, ja, das Auto in die Werkstatt schleppen, das sei richtig, aber wichtiger sei, dass mit mir alles in Ordnung sei. Man wisse nie. „Ich komme nach Hause!" Ich versicherte ihm, dass ich das alles schon irgendwie hinbekommen würde. Er beharrte darauf, nach Hause zu kommen.

Ich wurde das Gefühl nicht los, dass René – zum ersten Mal seit er bei der Bundeswehr war – jeder Anlass recht war, um von einem Einsatz befreit zu werden. Der ganze Libanoneinsatz gefiel ihm nicht. René, der so oft vor Einsätzen seine persönliche Kennmarke, Namensschild und Hoheitsabzeichen abgegeben hatte, um nicht identifiziert werden zu können, reichte schon ein „ziviler" Flug, und lauter schlechte Erinnerungen kamen hoch. Zum Glück flog man dieses Mal mit einer Militärmaschine. Die Unterkünfte waren spartanisch, kahle Wände, keine Möglichkeit E-Mails zu schreiben, kein Telefon. Man arbeitete noch an der Einrichtung. Als Erstes hatten sich die Soldaten zypriotische Telefonkarten gekauft.

Ich wurde in der Klinik untersucht: Schädel-Hirn-Trauma. Als Janina am Abend im Bett lag und schlief, wurde mir schlecht. Vielleicht ließ der Schock nach. Ich war nur müde, schlief auf dem Sofa ein. 24 Stunden später stand René plötzlich in der Wohnungstür. Ich war sehr erleichtert. Die nächsten Tage kümmerte er sich um Janina. Ich erholte mich langsam. „Das braucht Zeit, das darf man nicht unterschätzen", sagte René. Ich hatte das Gefühl, er genoss es zu Hause zu sein. Lieber kümmerte er sich um mich und Janina als wieder nach Zypern zu fliegen, um vor der Küste des Libanon Patrouille zu fahren. Je näher der Zeitpunkt seiner erneuten Abreise rückte, desto nervöser wurde er. Selbst beim Laternenumzug der Krippen- und Kindergartenkinder, sicherte er den Zug am Ende, ging hinter allen Kindern her, drehte sich immer wieder um, ob nicht doch jemand hinter ihm lief, pfiff seinen Sohn Johannes zurück, der anfing, seinen eigenen Weg zu gehen. „Du bleibst jetzt hier, du bleibst jetzt neben mir und keinen Mucks." Der Ton hart. Wenn er so drauf war, war es das Beste, still zu sein, still zu stehen, still zu sitzen. Die kleinste Zappelei konnte ihn wütend machen. Wir fuhren schweigend nach Hause.

Zwei Tage vor Janinas erstem Geburtstag war René wieder weg. Schade. Für mich war es ein einsamer Geburtstag. Zu meinem Trost, und um sie später René zeigen zu können, machte ich an diesem Tag besonders viele Fotos von Janina. Weihnachten und Silvester wollte ich auf keinen Fall allein mit dem Kind verbringen, hatte mich deshalb für die Feiertage mit Janina bei meinem Vater in Marienhof eingeladen. Bis dahin gab es auf meiner Liste noch ausreichend unerledigte Punkte abzuarbeiten. Vor allem musste ich mich um meinen beruflichen Wiedereinstieg kümmern. Ich schrieb Bewerbungen, ließ mich im Arbeitsamt beraten, beantragte Arbeitslosengeld, nachdem das Elternjahr am 1. Dezember 2006 abgelaufen war. Ich wollte nicht auf Renés Geld angewiesen sein. Deshalb hatte ich so sehr darauf bestanden, Janina in die Krippe geben zu können.

Bis halb eins gehörte der Tag mir. Wenn ich nur nicht immer so müde gewesen wäre. An manchen Tagen hätte ich nach dem Mittagessen gern neben Janina ein Nickerchen gemacht. Aber sie schlief mittags nicht. Am Ende kam es nicht selten vor, dass ich trotzdem einnickte, und sie fröhlich um mich herum spielte, bis ich wieder aufwachte. Etwas stimmte nicht mit mir. Ich versuchte fast täglich, mich mit Ergometerfahren auf Touren zu bringen. Diese Müdigkeit, die nicht zu stillen war, das kannte ich nicht. Immer öfter konnte ich mich nicht gegen sie wehren und nickte einfach ein. Mein Körper sagte mir, dass ich mit meinen Kräften und Möglichkeiten pfleglicher umgehen sollte.

An den Tagen zwischen Weihnachten und Silvester hätte ich mich stärken können, hätte René mich nicht dauernd unter Druck gesetzt. Sich am Telefon erzählen, was war, das fand ich schön. So wussten wir, obwohl so weit voneinander entfernt, trotzdem, wie es dem anderen ging, was er erlebt hatte. Aber diese ständigen Vorwürfe. Dass er meinte, vom Mittelmeer aus beurteilen zu können, ob das, was ich in Deutschland tat, richtig oder falsch war. Meistens war es in seinen Augen falsch. Er fand es zum Beispiel völlig unnötig, dass ich von Marienhof aus einen Abstecher zu meiner Mutter gemacht hatte. Dadurch, dass ich mich immer brav abmeldete – „Du, ich fahre jetzt los" – und wieder anmeldete – „Du, ich bin jetzt da" –, wusste er ja immer, wo ich gerade war und wie lange. Den Besuch bei meiner Mutter bis abends um zehn fand er eindeutig zu lang. „Das Kind muss ins Bett, das ist doch alles viel zu spät." Ich traute meinen Ohren nicht. War das hier mein Alltag, oder was? Er hatte mir nichts zu sagen, musste sich nicht einmischen. Tat es aber. Und immer vehementer. Und mit den ihm eigenen Zweifeln. So spät! Da war ich doch bestimmt noch woanders gewesen. So sehr mochte ich meine Mutter doch gar nicht, dass ich so lange dableiben wollte. „Na, wen haste denn noch getroffen? Sag schon. Wer wars? Sind ja alle besser als ich, oder?" So oder so ähnlich ging es immer los. Es verletzte mich tief, ich war auch nicht stark genug, um diese Zweifel zu unterbinden, mich zu wehren. Ich dachte: Wie viel Frust muss sich in ihm aufgestaut haben. Das erste Mal schaltete ich das Handy mitten im Gespräch einfach aus und ging aus dem Netz. Ich wollte mich nicht beschimpfen lassen. Vielleicht beruhigte er sich ja wieder.

Wahrscheinlich hatte er sich nicht beruhigt. Später hörte ich davon, dass einige Soldaten des deutschen Kontingents auf Zypern richtig Randale gemacht hatten. In einer Kneipe sollen sie eine Schlägerei angefangen haben, René mittendrin. Mitte Januar 2007 kam er auf Urlaub nach Hause. Wie gut, denn mein Hausarzt meinte, endlich den Grund für meine Müdigkeit gefunden zu haben – eine Unterfunktion der Schilddrüse. Aber sein erster Behandlungsansatz ging schief. Ich war von den Medikamenten wie paralysiert, konnte mich nicht mehr bewegen. Ich weiß nicht, was ich gemacht hätte, wenn René an diesem Tag nicht zu Hause gewesen wäre.

Dann war eine ehemalige Ruderkollegin mit ihren Zwillingen übers Wochenende bei uns. Es waren schöne Tage, auch mit René, der sich sehr bemühte. Wir fuhren gemeinsam mit den Kindern in den Zoo, machten Ausflüge. Erst beim Abschied geriet er wieder außer Kontrolle. Nachdem ich meine Freundin und die Kleinen zum Auto gebracht hatte, fand ich René kreidebleich in der Küche. Er lehnte an der Anrichte. Ich fragte: „Was ist los?" Er sagte: „Sie hat sich nicht von mir verabschiedet. Sie ist einfach gegangen." Ein erwachsener Mann und dann so was. Ich versuchte, ihm zu erklären, dass sich eine Mutter mit zwei Kindern, die ihr Gepäck im Auto verstaut, dann die Kinder, die unruhig waren, dass eine solche Mutter durchaus mal jemanden vergessen konnte, der auch noch verabschiedet sein wollte. In Gedanken war sie vielleicht schon auf der Autobahn gewesen. Ich sagte: „Das hat sie doch nicht böse gemeint." René ging duschen.

An meinem dreißigsten Geburtstag am 25. Januar 2007 war René schon wieder bei seiner Einheit auf Zypern. In

Neudorf war es kalt. Nachts hatte es geschneit. Ich bekam überraschend Besuch von meiner Mutter. Sie war auf der Durchreise. Normalerweise erzählte ich René nicht mehr von ihren Besuchen. Doch wie hätte ich dann das plötzliche Auftauchen eines Bobbycar-Anhängers erklären sollen? René war natürlich sauer. Die Möchtegern-Schwiegermutter kaufte dem Kind ein Spielzeug. Das gefiel ihm nicht. Weil meine Mutter ihm nicht gefiel. Aber sie war meine Mutter. Ich hatte ihm seine ja auch gelassen. Mir hatte es jedenfalls gutgetan, sie zu sehen. Die Liebe zu seiner Mutter wird man nicht los; egal was passiert.

Drei Tage nach meinem Geburtstag sollte Renés Libanoneinsatz endgültig beendet sein. Er war so unmotiviert zurückgeflogen, dass ich mir schon gedacht hatte, hoffentlich passiert nicht etwas. Ich kannte das. Wenn man ohne Lust an etwas herangeht, geht es oft schief. Es war Sturm, hoher Wellengang, es gab ein paar Befehle, die die Soldaten an Deck des Schiffs wohl in Gefahr brachten. René, der durch schnellen Zugriff verhinderte, dass ein Mann über Bord ging, und dann dastand mit einem rechten Bein, das seltsam verdreht war. Diagnose: Beidseitiger Meniskusabriss, Verlust des Knorpels, Gewebe in der Gelenkflüssigkeit. Er musste zur Operation nach Deutschland ausgeflogen werden. Zweiter UNO-Einsatz, zweites Knie kaputt. Am 22. Februar wurde er operiert.

Für die Erfolgserlebnisse in unserer Lebensgemeinschaft sorgte ich. Ich hatte einen ersten Vorstellungstermin bei einer Gartenbaufirma in Neudorf gehabt. Erstmal für ein Praktikum, um wieder in den Beruf reinzufinden, mir fehlte nach dem Studium ja Praxis. Und ich hatte das Praktikum bekommen – obendrein eine Förderung vom Arbeitsamt, dazu Kinderbetreuungsgeld, Fahrtkosten. Durch mein Studium wurde ich sogar als Ingenieurin eingestuft. Mein Arbeitslosengeld lag nur minimal unter dem Sold, den ich als Hauptgefreite bekommen hätte. Alles fügte sich: das Kind in der Krippe, ich entwarf und zeichnete im Praktikum Gartenanlagen, war zumindest für ein halbes Jahr finanziell abgesichert.

Renés Situation blieb auch nach seiner Rückkehr schwierig. Er war krankgeschrieben, ging von zu Hause aus zur Physiotherapie. Immer wenn ich den Eindruck hatte, er wäre ausnahmsweise offen, versuchte ich, mit ihm über seine Anfälle zu sprechen, seine Eifersucht, die Wut, seine Schlaflosigkeit, das Stottern und das immer wiederkehrende Zittern. „Du solltest zum Arzt gehen", sagte ich, „vielleicht kann dir ein Arzt helfen." René reagierte jedes Mal ablehnend. Er sagte: „Die haben doch alle keine Ahnung."

Wasser für Kundus

Es war einer dieser Tage, die mit einer Ahnung von Frühling beginnen, obwohl noch Winter ist. Ende Februar 2007. Draußen brach sich die Sonne Bahn, der Schnee, der sich auf dem Dach des gegenüberliegenden Hauses türmte, reflektierte das Licht bis in unsere Küche. Vor mir auf dem Tisch lag der fertig frankierte Umschlag an die Wehrbereichsverwaltung Nord in Hannover, Abteilung I 2, Personaleinsatz Ausland, mein Antrag auf Freiwilligendienst. Freiwillig! Innerlich musste ich lachen und ertappte mich dabei, wie ich den Kopf schüttelte, als könnte ich selbst es nicht glauben. Marita in Kundus! Vorausgesetzt, der Antrag wurde bewilligt, ich bestand die Gesundheits-Checks und stellte mich in den Einsatz-Vorbereitungs-Camps nicht allzu blöd an. Aber freiwillig? Nein, mit Freiwilligkeit hatte das alles nichts zu tun. Es waren ja doch eher die Umstände, es war ja doch eher so, dass ich mal wieder auf das reagierte, was von außen kam. Auf Renés ständige Zerrissenheit, hinter die ich nicht kam, und die er selbst nicht wahrhaben wollte, auf meine Unfähigkeit, ihm zu helfen. Auch auf die Arbeitslosigkeit. Ich wollte mich beruflich endlich beweisen. Aber dafür wäre ich freiwillig nicht bis nach Afghanistan geflogen.

„Ich frag mal meinen ehemaligen Spieß", hatte René gesagt, „vielleicht kann der dir was in der Geländebetreuung vermitteln." Er wusste, wie unzufrieden ich war, dass ich mich nicht nur um das Kind kümmern wollte, und wollte mich bei meinem beruflichen Neustart unterstützen. Ich brauchte eine neue Herausforderung, wollte arbeiten. Geländebetreuungs-Stellen gibt es überall dort, wo die Bundeswehr Standorte hat oder Truppenübungsplätze. Geländebetreuer organisieren und beaufsichtigen die Pflege der Beete vor dem Kasino, in dem mittags und abends die Offiziere essen, genauso wie weitläufige Außenanlagen. Man arbeitet mit großen Maschinen oder mit der Hand, plant, entwirft. Eigentlich genau der richtige Job für mich als Gartenbau-Ingenieurin. René fand heraus, wer in Neudorf für diese Arbeit und die Vergabe von Posten zuständig war. Es gab tatsächlich eine freie Stelle, wenn auch nicht vor Ort. Gesucht wurde für die Sommermonate ein Geländebetreuer im Lager der Bundeswehr im afghanischen Kundus. Ausgerechnet in Afghanistan. René war von der Vorstellung, ich könnte für die Bundeswehr nach Afghanistan gehen, nicht begeistert.

„Ich lass' dich nicht da runter, das kommt gar nicht infrage", war das Erste, was er sagte. Ich kannte diesen Ton. Er war scharf und unmissverständlich, wie am ersten Tag, an dem ich René kennengelernt hatte. Damit signalisierte er das Ende jeder Diskussion. „Wenigstens einmal treffen kann ich mich mit dem zuständigen Geländebetreuer doch", sagte ich und warf die Zukunftsaussichten in die Waagschale, die damit verbunden sein konnten. „Du hast selbst gesagt, es könnte sich hinterher eine Beschäftigung in Deutschland ergeben. Das wäre doch toll. Genau so eine Arbeit würde ich gern machen. Du weißt das." Als René einem Treffen schließlich doch zustimmte, war ich erleichtert. Ich wusste, das war der erste Schritt zum Erfolg. Meinem Erfolg. Natürlich sollte das ein Gespräch unter Vorbehalt sein. Erst mal anhören, was der andere zu sagen hat. Und zu bieten. Als ich an jenem Nachmittag in die Kaserne nach Neudorf fuhr, hatte ich trotzdem ein gutes Gefühl. Vielleicht lag es daran, dass René mir keine Eifersuchtsszene gemacht hatte, obwohl ich doch auf dem Weg zu einem Mann war. Na gut, der war kurz vor der Pensionsgrenze, also wirklich keine Bedrohung.

Als ich zurückkam, war klar, dass ich die Stelle sofort haben konnte. Die Pläne für die Grünanlagen hingen längst in Kundus. Man war auch bereit, eine Frau in diesen Einsatz zu schicken. Hauptsache, es würde weitergehen mit der Umsetzung der Grünpläne. Ohnehin war ich mit 30 viel geeigneter als andere, die zwar qualifiziert, aber jenseits der 50 waren. Einen Sommer lang bei bis zu 60 Grad Lufttemperatur arbeiten, das erforderte schon eine gewisse Kondition. Durch die Blume hatte man mir an diesem Nachmittag auch zu verstehen gegeben, dass ich hinterher durchaus die Stelle des in Pension gehenden Geländebetreuers in Neudorf bekommen könnte. Ich weiß, sie hatten gesagt, „könnte". Aber für mich klang das nach mehr. Wie leicht man im Rausch der Hoffnung die Realität übersieht!

Während ich die Wohnungstür aufschloss, hörte ich René mit Janina spielen. Mir war klar, dass ich ihm jetzt nicht sagen konnte: „Ich hab' die Stelle." Oder so etwas wie: „Und ich habe mittlerweile sogar richtig Lust, nach Afghanistan zu gehen." Ich konnte ihm auch nicht sagen, dass ich den Geländebetreuer schon von vier auf drei Monate Aufenthalt runtergehandelt hatte, weil ich aus meiner Erfahrung mit Renés Auslandseinsätzen wusste, dass vier Monate eine viel zu lange Zeit waren für diejenigen, die zu Hause blieben. Vier Monate, das war ein Cut in der Beziehung. Das hielt man fast nicht aus. Da war der andere wirklich wie für immer weg. Und man wurde zu einem, der allein lebte mit Kind.

„Und?" René sah mich fragend an, als ich ins Wohnzimmer kam. Ich nickte. „Es ist, wie du gesagt hast. Sie würden mir die Möglichkeit geben, die Arbeit in Kundus zu machen", sagte ich und fand, das war vorsichtig genug ausgedrückt. Es dauerte Tage, bis ich mich traute, René noch einmal auf das Thema anzusprechen. Ich dachte: Ich werde ihn einfach Stück für Stück desensibilisieren, ihm Schritt für Schritt seine Skepsis und dem Ganzen die Bedrohlichkeit nehmen. Denn mir war ja klar: René vor vollendete Tatsachen zu stellen, das würde im Chaos enden. Dann würde er sich umdrehen und davonlaufen. Mittlerweile ging es mir gar nicht mehr nur um die berufliche Chance oder ums Geldverdienen. Ich merkte zwar, wie sehr es mir gefallen würde, mich zu beweisen. Aber das war nicht alles. Der Job in Kundus war auch Mittel zum Zweck. Ich wollte, dass sich etwas an unserer Lebenssituation änderte, und ich hatte den Eindruck, mein Aufenthalt in Kundus könnte dazu beitragen, dass ich René besser verstand. Seine übergroße Sehnsucht nach Nähe, die er dann doch nicht ertragen konnte, wenn er sie erst einmal erreicht hatte. Sein Weglaufen, seine Wut, seine Aggressionen, die ihn so unberechenbar hatten werden lassen in den letzten Wochen, seit er aus dem Auslandseinsatz im Libanon zurückgekehrt war. Ja, ich wollte ihn verstehen. Dass ich letztlich genau das zu tun im Begriff war, was ich ihm immer vorwarf, war mir zu diesem Zeitpunkt nicht klar. Dabei war es so offensichtlich, dass ich mit meinem Einsatz in Afghanistan auch dabei war, aus einer Lebenssituation zu flüchten, die mich überforderte. Nur weg, wie René.

Ich brauchte für meinen Weggang einen größeren Zusammenhang, um die Moral auf meiner Seite zu wissen. Ich hatte mich natürlich gefragt, wer einen Mann mit seiner eineinhalbjährigen Tochter allein lassen würde? Und das, wo Renés Mutter auch keine Hilfe sein konnte, mit ihren drei Rückenoperationen und den Spätfolgen einer Kinderlähmung. Das Kind konnte sie jedenfalls nicht auf den Arm nehmen. René würde verdammt allein sein. Meine Hoffnung war vielleicht, dass er scheitern würde.

Ich wollte, dass der Mann, den ich liebte, und den ich seit Jahren leiden sah, endlich zum Arzt ging. Und wenn ich dafür bis nach Kundus reisen musste! Ich sah auf den Umschlag, in dem die Antragsformulare steckten, und atmete noch einmal tief durch, wie, um mir zu bestätigen, dass ich das Richtige tat. Auf dem Weg zur Krippe warf ich den Umschlag in den Postkasten, holte anschließend Janina ab und kam fast beschwingt mit ihr zurück nach Hause.

Drei Monate später war die erste Hürde genommen. Ich hatte den Gesundheits-Check bestanden und meine Bescheinigung über die Tropendienstverwendungsfähigkeit in der Tasche. Jetzt stand die Ausbildung für den Auslandseinsatz an. Dreimal musste ich für ein paar Tage in die Kaserne, zuerst nach Seedorf in Niedersachsen, dann zweimal hintereinander ins bayerische Wildflecken. Ein zusammengewürfelter Haufen Reservisten wurde über die Bedingungen des Auslandseinsatzes aufgeklärt und auf die jeweiligen Aufgaben vorbereitet. Das war schon ein komisches Gefühl, den ganzen Tag durch Wälder zu streifen oder noch einmal nach der Grundausbildung in die Handhabung der Waffen eingeführt zu werden – an das G36 erinnerte ich mich noch gut. Und dabei zu wissen: Dein Mann ist vor gerade einmal vier Monaten selbst von einem Auslandseinsatz im Libanon zurückgekommen. Was früher so fremd schien, so unendlich weit weg, all die Erlebnisse, das Gefühl, das einer hat, der in Uniform durch Städte streift, Patrouille fährt oder Passanten kontrolliert ... Mit einem Mal war das gar nicht mehr so weit weg. Ich sah an mir herunter, an meiner Trainingsmontur mit dem braunen Camouflagemuster, und hatte das Gefühl, ich sei für einen Moment in die Seele meines Mannes geschlüpft. Doch schon am nächsten Abend – zurück zu Hause – sollte mich die Realität eines Besseren belehren.

Es war nach 21 Uhr. Ich kam etwas später als geplant mit dem Auto aus Wildflecken. Ich war froh, dass alle Ausbildungseinheiten abgeschlossen waren, dass ich nicht wieder in irgendeine Kaserne fahren musste. Zu Hause angekommen, wollte ich nur noch raus aus den Klamotten und mich in der Badewanne entspannen. Janina schlief. René sah fern. Das heiße Wasser umschloss meinen Körper und ich atmete erleichtert auf. Bis René im Türrahmen stand, und mir ein weißes Stück Papier entgegenhielt

„Dein Lover hat mir einen Brief geschrieben", sagte er ganz unvermittelt. Mein Lover? Wer um Himmels Willen behauptete denn so etwas von sich – und mir?

„René, du weißt, dass das nicht stimmt. Ich habe keinen Lover", sagte ich, bemüht, ganz ruhig zu wirken. Ich hatte ja wirklich nichts zu verbergen, war treu, liebte nur René, stand zu ihm. Ich hatte keine Anschuldigung zu befürchten.

„Er weiß aber alles über dich. Hier", René zeigte auf das Papier. „Wie deine Unterwäsche aussieht. Und wie du am liebsten Sex machst."

Wie gern wäre ich jetzt in der Badewanne abgetaucht und beim Auftauchen wäre René nicht im Türrahmen gestanden, es gäbe diesen Brief nicht und keine Anschuldigungen. Welches kranke Gehirn hatte sich diesen Moment ausgedacht? Das war doch alles irreal, völlig abgedreht. In Panik suchte ich nach einer Lösung, um die absurde Situation irgendwie einordnen zu können. Mir fiel ein Gespräch mit einem Mann ein, der von einem seiner Arbeitskollegen erzählt hatte. Sein Kollege hatte ein ziemlich schwerwiegendes familiäres Problem, war aber unverändert jeden Tag zur Arbeit gekommen. Bis er eines Tages nicht mehr kam. Erst Wochen später hatte man ihn gefunden. Er lebte unter einer Brücke und hatte den Weg in sein altes Leben nicht mehr gefunden. Ärzte bezeichnen solche Zustände als dissoziative Identitätsstörung. Hatte René nicht auch schon manchmal seine Tasche gepackt, obwohl keine Reise anstand? War René nicht auch manchmal nächtelang mit dem Auto unterwegs gewesen, ohne sich zu erinnern, wohin er gefahren war? Oder was war an jenem Nachmittag los gewesen, als er im Garten mit Tarnschminke im Gesicht aufgetaucht war, ohne sich das selbst erklären zu können? Jetzt stand er da und sah mich mit einem so eiskalten Blick an, dass ich ihn nicht wiedererkann-

113

te. Das waren nicht seine Gesichtszüge. Sie waren leblos, tot. Der Brief war mir egal, der Mann nicht.

„René, du bist nicht du selbst", sagte ich und heulte los. Ich fühlte mich so einsam wie lange nicht, allein gelassen von dem Menschen, den ich doch meinte, so gut zu kennen, den ich liebte, bei dem ich mich sonst so wohl fühlte. Was war mit ihm passiert? René ließ mich in der Badewanne zurück, drehte sich wortlos um und setzte sich im Wohnzimmer wieder vor den Fernseher, als sei nichts geschehen. Ich brauchte eine ganze Zeit, um mich zu beruhigen. Wie lange ich im kälter werdenden Badewasser saß, weiß ich nicht mehr. Ich spürte nichts, heulte, bis keine Träne mehr kam. Dann stieg ich aus der Wanne, trocknete mich ab und ging ins Schlafzimmer. Als René sich später neben mich legte, sagte er kein Wort. Ich stellte mich schlafend, verfolgte noch lange seine immer ruhiger werdenden Atemzüge. „Die Nacht ist mein Freund", hatte er früher immer gesagt. „Nur der Vollmond ist mein Feind." Ich erschrak, ausgerechnet heute hatte ich vergessen, die Vorhänge zuzuziehen. Zum Glück versteckte sich der Mond in dieser Nacht hinter dichten Wolken.

René war krank. Ich hatte längst mit ihm darüber reden wollen. Aber wie anfangen? Wie mit ihm sprechen ohne ihn zu verletzen, wie überhaupt ansprechen, was ich für sein Geheimnis hielt, was für ihn aber gar nicht zu existieren schien: Seit ich von posttraumatischen Belastungsstörungen gehört hatte, wurde ich das Gefühl nicht los, dass sie auch René betrafen. Bei einem der Vorbereitungsvorträge in der Kaserne in Seedorf hatte man uns über mögliche Spätfolgen nach Auslandseinsätzen aufgeklärt. Traumata, die entstehen, wenn der Verstand das, was er wahrnimmt, nicht einordnen kann, wenn der ganze Mensch überfordert ist mit einer Situation. Als der Major, der den Vortrag hielt, die Symptome aufzählte, wurde mir kalt: Zittern, Aggression, dissoziative Störungen, Suchtverhalten, Bindungsstörungen, Unsicherheit. Und ich hatte doch tatsächlich jahrelang geglaubt, Renés Eifersucht sei Teil seines Charakters. Jetzt passte alles zusammen. Sein Misstrauen, seine Eifersucht, seine Unsicherheit. Sein körperlicher Zustand. Sein Zittern, die Angst beim Einkaufen, dass er sich in kein Café setzte, ohne es vorher auf die strategisch beste Position hin zu analysieren und erst dann den Tisch auszusuchen. Die Art, wie er sein Umfeld eher scannte als betrachtete. Seit Seedorf hatte ich das Gefühl, ich ahnte, was hinter den verschiedenen Renés steckte. Ich musste endlich mit ihm sprechen.

René kam mir zuvor. Vielleicht hatte er ein schlechtes Gewissen wegen der Szene, die er mir in der Badewanne gemacht hatte, vielleicht hatte in ihm auch einfach die Hilflosigkeit überhand genommen. Am Tag, nachdem er mir den ominösen Brief meines vermeintlichen Lovers vorgelesen hatte, kam er mit einer Handvoll Formulare an. Alle unausgefüllt. René sagte nicht: Ich glaube, ich bin krank. René zeigte mir nur die Formulare. Nach jedem Auslandseinsatz hätte er eines dieser Formulare ausfüllen müssen. Schon vor Jahren, als er aus dem Kosovo zurückgekommen war, auch nach dem Einsatz in Afrika, nach seinem Afghanistan-Einsatz, jetzt aktuell nach der Rückkehr aus dem Libanon. Ich war perplex, in den medizinischen Protokollen, die Soldaten wie René ausfüllen sollten, gab es konkrete Fragen nach Schlafstörungen oder Zittern. Warum hatte er mir das vorher nie gezeigt? Ich wusste doch, dass er zitterte. Dass es Situationen gab, in denen er zu stottern anfing. Oder dass er mitunter aufsprang, aufgescheucht vom Lichtkegel eines draußen vorbeifahrenden Autos. Dass er es seit dem Libanon-Einsatz auch nicht mehr abkonnte, wenn im Supermarkt zu viele Menschen waren. Sein Zittern jedes Frühjahr.

Ich war sauer. Nicht nur auf René. Ich erinnerte mich an den Vortrag in Seedorf. Da hatte es so geklungen, als werde selbstverständlich jedem geholfen, der nach einem Auslandseinsatz ein Problem hat. Warum hatte bei René dann niemand nachgefragt, warum hatte niemand darauf bestanden, dass er die Bögen ausfüllte, warum hatte man ihn allein gelassen? Und mit ihm wahrscheinlich viele, wenn nicht alle anderen Soldaten, die im Krieg waren, auch. Warum gab es kein Netz für die, die keine Kraft mehr hatten, Helden zu sein? Und warum hatte Renés Chef ihn wenige Monate zuvor, als er um Hilfe gebeten hatte, mit einem neuerlichen Einsatz geantwortet, anstatt ihn zum Arzt zu schicken? Für mich war das ein Skandal. Unverantwortlich, wie Vorgesetzte mit ihren Soldaten umgingen. Und René ließ das mit sich machen! Langsam wurde mir klar, was wirklich ablief bei uns zu Hause; dass nicht nur die Soldaten allein gelassen wurden. Auch die Familien. Ich dachte: Ich kann doch kein Problem privatisieren, das nicht im Privaten angefangen hat.

René begann unvermittelt, von Kameraden zu erzählen. Von solchen, die nur noch Alkohol tranken, von anderen, denen die Frauen davongelaufen waren. Er wusste auch von einem, der sich wohl selbst umgebracht hatte. Mein Gefühl war, er hatte Angst, dass jede dieser Geschichten auch seine Geschichte sein könnte. Wenn er auch krank wäre, wäre er vielleicht der nächste. Da sprach er lieber nicht über sich. Er blieb der starke Mann, der tapfere Soldat, den die Kameraden mit Hochachtung ansahen, der sich um andere kümmerte und der über den eigenen Problemen die Zähne zusammenbiss. Ich legte die Formulare vor mich auf den Tisch. Ich sagte: „René, lass dir helfen." Er stand teilnahmslos dabei. „Ich brauche keine Hilfe." Wenigstens war es ausgesprochen.

Ankündigung eines Amoklaufs

Mein Einsatz in Kundus wurde für mich immer mehr Mittel zum Zweck. Ich wusste, René brauchte Hilfe. Da er das nicht wahrhaben wollte, würde ich ihn zwingen, sich seiner Lage zu stellen. Ich schwor mir, ihm vor Augen zu führen, wie sehr er Hilfe von außen brauchte. Held hin oder her. Drei Monate lang allein mit einem eineinhalbjährigen Kind – er sollte an seine Grenzen stoßen. Ich wusste, wenn man ihm einen Auftrag gab, erfüllte er ihn unter allen Umständen. In seinen fast 14 Jahren bei der Bundeswehr hatte er diese Fähigkeit gründlich gelernt und häufig genug unter Beweis gestellt. Ich kannte das aus dem Leistungssport. Man musste sich große Aufgaben setzen und Anweisungen fraglos befolgen. Mit meiner inneren Entscheidung, die Arbeit in Afghanistan anzunehmen, hatte ich René den Auftrag gegeben, sich zu beweisen. Als Mann, als Vater, auch als Partner. Insgeheim appellierte ich an sein Pflichtbewusstsein. Ich wusste, er würde vordergründig vielleicht motzen. Aber er würde die Aufgabe, die man ihm stellte, erfüllen. Er musste mir drei Monate lang den Rücken freihalten. Drei Monate lang war er nichts als Vater und sollte auf seine Tochter aufpassen. Er war nicht Soldat, spielte nicht Krieg.

Den Hausarzt informierte ich persönlich. Ich erzählte ihm von meinem geplanten Auslandseinsatz, weihte ihn in Renés Probleme ein, erzählte ihm von meinem Verdacht, René könnte eine posttraumatische Belastungsstörung, kurz PTBS, haben. Und bat um Diskretion. Für den Notfall, man konnte ja nie wissen, sollte er Renés Lage einschätzen können. Auch in der Krippe wussten alle, dass nicht ich, sondern René ab Ende Juni die Hauptbezugsperson für Janina sein würde. René konnte mit ihr auch jederzeit seine Mutter besuchen und sich so ein wenig Unterstützung holen. Was machte mich so sicher, dass ich richtig handelte? Ich wusste, dass René alles tun würde, damit es seiner Tochter gut ging.

Er nahm die Herausforderung an. Er sagte: „Ich schaffe das." Ich nahm ihn in den Arm. Ich dachte: *„Das* wirst du nicht schaffen."

Am 27. Juni 2007 flog ich von Köln nach Usbekistan. Dann in einer Transall der Bundeswehr weiter nach Afghanistan. Am Vortag hatte ich mich von René und Janina in Neudorf verabschiedet. Als ich ins Flugzeug stieg, musste ich an die beiden denken. Ich wünschte uns dreien für die nächsten Monate alles Gute. An diesem Morgen wusste ich noch nicht, was René mir erst viel später erzählen würde. Wie er selbst bei seinem Einsatz in Afghanistan 20 Minuten allein gewesen war mit einem kleinen Jungen, dem die Eingeweide aus dem Körper hingen. Ein Mann hatte das Kind in einer Schubkarre vor der Wache des Lagers abgesetzt, ausgerechnet in einem Moment, in dem die Mitarbeiter im Sanitätsbereich Schichtwechsel hatten und nicht herauskamen. 20 Minuten lang hatte René in einem Container gesessen und versucht, die Löcher im Bauch des Jungen zuzuhalten. „Aber immer wenn ich das eine zuhielt, ging ein anderes auf." Bis heute weint er, wenn er an diese 20 Minuten denkt. Und er gerät in Panik, wenn Kinder das tun, was der kleine Junge tat – schreien. Hätte ich all das zu diesem Zeitpunkt schon gewusst, wäre ich im Juni 2007 wahrscheinlich nicht nach Afghanistan geflogen.

Kundus Airport – über eine herabgelassene Klappe am Heck der Transall verließen wir das Flugzeug und betraten afghanischen Boden. In gepanzerten Fahrzeugen brachte man uns ins Lager bei Kundus. Eine surreale Welt. Ich stand da, sah an mir herunter und fragte mich, wo mein Schatten war. Es gab keine Schatten, das Licht war überall, die Temperatur ging gegen 45 Grad. Ich befand mich inmitten einer Wüste aus Geröll, auf den ersten Blick gab es hier keine Pflanzen, kein Grün. Bei jedem neuen Eindruck, der sich mir zur Wahrnehmung anbot, sagte ich mir, so in etwa musste sich auch René gefühlt haben.

Neudorf, 15. Juli 2007

Es ist jetzt 21 Uhr und Mausi ist gerade eingeschlafen. Ich hoffe, das bleibt heute Nacht auch so. Wetter war heute heftig, an die 31 Grad. Aber trotzdem ging es. Sie hat sich am Wasser und im Schlamm echt wohl gefühlt. Aber dann das Einschlafen war mal wieder völlig für'n Arsch. Aber was soll's, wir kommen schon klar. Es fängt gerade an zu regnen, ist doch völliger Müll hier. Das Gespräch vorhin hättest Du Dir sparen können. Überleg mal, als ich im Einsatz war, und Du gerade keine Zeit hattest, wie oft habe ich da auch noch mal angerufen. Aber egal, was soll's auch?

Weiß nicht, wie das alles weitergehen soll.

Ich liebe Dich.

Ich konnte nicht schlafen. Das drückende Klima, das permanente Zirpen, die ganze Geräuschkulisse war so anders als in Deutschland. Wir waren zu dritt auf dem Zimmer, jede hatte ein Bett, einen Schrank, einen Tisch, einen Stuhl. Unsere Vorgängerinnen hatten die Möbel so zurechtgerückt, dass jede von uns einen Bereich für sich hatte. Auf Leinen wurden dann zusätzlich Tücher gespannt, um auch den letzten Blick zu verstellen. Für mich war das sehr befremdlich. Ich hatte Trainingslager erlebt, da waren wir zu acht in einem Zimmer untergebracht. Nie wäre eine von uns auf die Idee gekommen, den Raum in kleine Kojen aufzuteilen. In Kundus schien es vielen wichtig zu sein, sich abzukapseln.

Es gab doch Pflanzen. An der Straße, die zum Gebäude des Technischen Betriebsdienstes (kurz TBD) führte, hatte man Rosen gepflanzt. In Reih und Glied, offensichtlich nach eher militärischen Vorstellungen als nach denen eines Gärtners, der Rosen immer versetzt pflanzen würde. An meinem ersten Tag in Kundus stellte ich mich dem Geländebetreuer vor, den ich ablösen sollte. Er erklärte mir meine Arbeit, zeigte mir unsere Container mit den Geräten, stellte mich dem afghanischen Vorarbeiter vor. Neben Parvaiz gab es noch zehn Helfer aus Kundus, die in der Geländebetreuung arbeiteten – meine Gärtner. Meine Hauptaufgabe in den nächsten Monaten sollte die Erneuerung der Wasserversorgung sein. Das Lager lag auf einem Plateau in über 40 Meter Höhe, das Wasser wurde permanent nach oben gepumpt. Jetzt sollten die marode gewordenen pakistanischen Schläuche durch Schläuche aus deutscher Produktion ausgetauscht werden. Die Schläuche waren nicht das Einzige, was aus Deutschland eingeflogen wurde. Als ich mich wunderte, warum auch alle Pflanzen, selbst Rindenmulch aus Deutschland kamen, erklärte man mir, dass das Lager Kundus eine deutsche Liegenschaft sei, und dass dort folglich deutsche Normen galten.

Mein Vorgänger in der Geländebetreuung machte mich auch auf „das große Auge" aufmerksam, eine Kamera, die etwas abseits stand und Tag und Nacht auf uns gerichtet war. Ich wusste nicht, ob mich das beruhigen oder beunruhigen sollte. Ich war es nicht gewohnt, dauernd überwacht zu werden. Es gab Soldaten, die fanden die Kamera-Überwachung immerhin hilfreich. Die Gerüchteküche des Lagers wusste, dass mit dem „großen Auge" angeblich entdeckt worden sei, dass die mit der umweltverträglichen Müllentsorgung beauftragte Firma die geforderten Standards nicht einhielt. Es sei munter Müll verbrannt worden, etwas außerhalb des Lagers – und die schwenkbare Kamera habe das dokumentiert. Mich wunderte es nach all diesen Geschichten, in die mancher gern auch namhafte Bundestagsabgeordnete aus Deutschland eingewoben hätte, zumindest nicht mehr, wenn die Müllfahrer donnerstags einen zusätzlichen Benzinkanister auf ihren Wagen luden. Ich dachte: Willkommen zu Hause.

Nach 14 Tagen kam die erste CD mit Fotos von René und Janina und einer Videoaufnahme. Er hatte den Camcorder auf das Sideboard gestellt und auf Aufnahme gedrückt. Er hatte sich extra ein Hemd angezogen, was er unter normalen Umständen nie tun würde. Ausgerechnet das, das ich ihm geschenkt hatte. Kurz: Er hatte sich schick gemacht, um mir zu zeigen, alles ist gut. Er sagte: „Ich vermisse dich. Aber wir kriegen alles super hin." Er war kreidebleich, wirkte grau und gestresst.

Schon beim nächsten Telefonat am Abend klang er ganz anders. Ich bekam wieder die volle Ladung ab. Nichts war übrig von dem souveränen René, der sich in Schale geschmissen hatte. „Biste wieder los, haste schon einen?" Er verstand es noch immer wie kein anderer, aus netten Gesprächen Verhöre zu machen. Ich hing noch weit nach Dienstschluss im Dunkeln über meinem Schreibtisch in der Dienststelle, den heißen Telefonhörer am rechten Ohr, und weinte in mich hinein. Ich hörte René sprechen, aber nicht seine Worte. Es waren ja doch die immer gleichen Sätze. Ich fühlte mich ohnmächtig, ihm zu helfen. Wieder einmal hatte er es geschafft, mich in die Ecke zu drängen. Während René noch sprach, merkte ich, wie ich alle Kraft verlor, mich immer wieder aufs Neue auf ihn und seine selbstzerfleischende Denkart einzulassen. Was er mit mir machte, das war seelischer Terror. Ich hätte am liebsten einfach einen Strich unter unsere Beziehung gemacht. Wenn er sich von mir nicht helfen lassen wollte, dann wollte ich ihn auch nicht mehr aushalten müssen. Und zum Arzt, das war mir an diesem Abend klar geworden, zum Arzt würde er wohl auch nicht gehen. Unser „Wir-Projekt" war

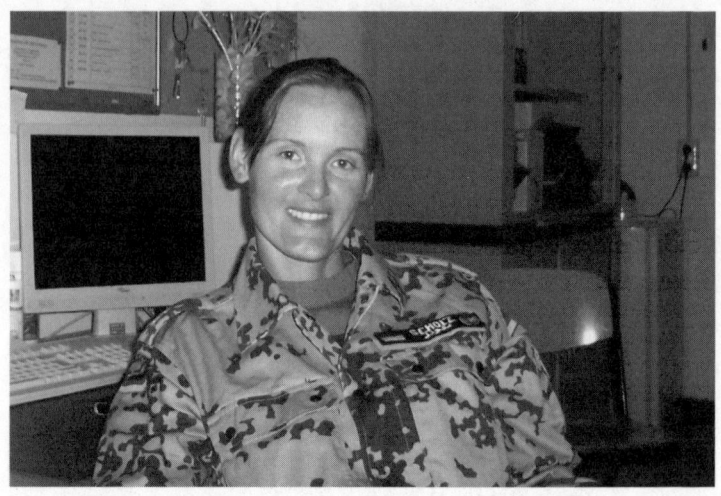

Während des Auslandeinsatzes in Kundus

dabei zu scheitern. Und mein Plan, ihn zu zwingen, zu seiner Krankheit zu stehen, damit auch.

Seit meiner Ankunft im Lager hielt ich Ausschau nach Soldaten, die ich kannte. Zu meiner Freude gab es die tatsächlich. Einen Hauptfeldwebel hatte ich schon in meiner ersten Grundausbildung getroffen, dann wieder in der zweiten, jetzt in Kundus. Er gehörte zum Eloka-Bataillon, das in einem geschützten Bereich innerhalb des Lagers untergebracht war. Nur wer „Ü2" war, also eine entsprechende Sicherheitsüberprüfung bestanden hatte, durfte dort hinein. Ich war nicht Ü2, als Geländebetreuerin aber Herrscherin über das Wasser. Und da den Soldaten im abgeschirmten Eloka-Bereich auch Pools zur Verfügung standen, bekam ich hin und wieder Zutritt. Als ich später gefragt wurde, ob ich nicht Lust hätte, ihren Grillplatz umzugestalten, freute ich mich über die Abwechslung im Schlauch-Alltag.

Tja, nun ist es gerade einmal zwei Tage gut gegangen und wir haben uns schon wieder in die Wolle bekommen. Ich weiß, dass es zum größten Teil an mir liegt, aber ich frage mich wirklich, was das soll, dass Du irgendwelchen Affen von mir erzählst?

Jani liegt im Bett und hat Bauchweh. Werde wohl morgen nicht zu Deinem Papa fahren. Habe aber vorhin schon mit ihm gesprochen. Es ist okay, wenn wir nicht kommen, auch wenn Du dabei anderer Meinung sein solltest. Hoffe, dass Dir die Bilder und die Sachen gefallen, und vor allem, dass wir beide uns wieder einkriegen, denn so, wie es im Moment ist, geht es wirklich nicht weiter.

Übrigens: Wenn ich der Meinung bin, dass es dort zu gefährlich wird, dann kommst Du nach Hause, auch wenn Du jetzt deswegen sauer auf mich sein solltest. Du stellst immer infrage, was ich sage oder mache, und ich habe da echt keinen Nerv mehr drauf. Übrigens wäre es von Vorteil, wenn Du zwischen dem 15. und 22. September zurückkommen würdest, denn in der zweiten Woche gehe ich in einen Einsatz. Habe dafür am Freitag alles unterschrieben. Denke mal, dass Du jetzt sauer bist ohne Ende, aber in dieser Sache werde ich meinen Kopf genauso durchsetzen wie Du.

Ich weiß wirklich mehr als Du denkst, was da unten mit wem so abgeht. Aber wie gesagt, hoffentlich lohnt es sich für Dich, denn Jani und ich sind für Dich ja im Moment sowieso ziemlich egal. Sonst hättest Du vorhin weiter nachgefragt, was mit der Maus los ist. Aber egal, wir kommen schon klar.

Ich liebe Dich ohne Ende, Kleines, aber so geht es wirklich nicht weiter mit uns!

Liebe Dich, René

Wie gut es tut, wenn jemand dich ansieht, nur dich! Und sich in dir verlieren könnte. Und du dich in ihm. Kundus war heiß, trocken, windig. An manchen Tag im Lager habe ich an Renés selbsterfüllende Prophezeiungen denken müssen. Wie oft habe ich ihm gesagt, lass das, mal' dir und mir nicht immer all diese Szenen aus, am Ende setzen sie sich im Kopf fest – und dann passiert es wirklich. Renés größte Sorge war, dass ich in Kundus eine Affäre mit einem anderen Soldaten anfangen würde. Er hat immer nur sich gesehen, seine einzige Frage war: „Ist sie noch mein oder geht sie fremd?" Am 9. August wollte er eine Antwort auf diese Frage. Und er stellte sie, wie einer, der im Krieg ist.

Es war ein Donnerstag. Meine Gruppe war mit dem wöchentlichen Grillabend dran. René rief an. Er habe meine E-Mails gelesen. Dass er das Passwort hatte, war mir klar. Er bekam alles heraus, was er herausbekommen wollte. Unklar war mir, was er gelesen hatte. Aber er war sich sicher, da war was mit einem anderen Mann. Er hatte keine Ahnung, wie sehr ich mit ihm abgeschlossen hatte nach dem letzten Telefonat, wie sehr ich mich danach sehnte, dass es in unserer Beziehung auch mal um mich ging. Aber auch jetzt sah er nur sich.

„Wenn du nicht sofort nach Hause kommst", brüllte es aus dem Telefonhörer. „Dann bringe ich mich und Janina um." Das saß. Ich wusste, wie viele Waffen mit passender Munition er zu Hause im Schrank hatte. Und ich wusste, wie gut er damit umgehen konnte. Er selbst hatte mir erzählt, wie oft er abgedrückt hatte, wie oft er getroffen hatte. René, das Schießtalent mit einem persönlichen Entfernungsrekord von über zwei Kilometern. Ich hatte mir immer wieder versucht vorzustellen, dass er fähig war zu töten. Wie weit er wirklich gehen würde, wusste ich nicht. Auch nicht, ob er wusste, was er sagte. Aber er sagte genau diesen Satz: „Wenn du nicht sofort nach Hause kommst, bringe ich Janina und mich um." Sollte ich auf seine Forderung eingehen? Ich kannte ja auch den anderen René, den zarten, den liebevollen, der niemals in der Lage sein würde, seiner Tochter etwas anzutun. Was aber, wenn er doch Amok lief und Janina etwas passierte! Damit könnte ich nicht weiterleben.

Ein kurzes Gespräch mit meinem Vorgesetzten, der sofort telefonierte, und nicht einmal eine halbe Stunde, nachdem ich ihm von Renés Drohung erzählt hatte, bekam ich das Okay für meinen Heimflug. Drei Stunden später war ich abgewickelt: Ich hatte meine P8 und das G36 samt Munition abgegeben, meinen Koffer gepackt. Was da nicht hineinpasste, lag verschnürt zur Frachtverschickung bereit. Abends wurde gegrillt. Mein letzter Abend.

Die Polizei im Lager hatte mir noch geholfen, die Polizei in Deutschland zu verständigen. „Jaja, Sie rufen aus Kundus an", hatte der Polizist sich über meinen ersten Anruf amüsiert, „und warum sehe ich dann im Display eine deutsche Nummer?" Weil man die immer sehen wird, wenn jemand aus dem Lager in Afghanistan anruft! Weil alle Gespräche über eine deutsche Vermittlung laufen. Erst als ich den Telefonhörer an einen deutschen Polizisten weitergab, der in Kundus den Aufbau der afghanischen Polizei unterstützte, ließ sich der Mann davon überzeugen, dass alles so war, wie ich gesagt hatte. Ein Spezialkommando fuhr zu René, die Gewehre im Anschlag. Sie fanden ihn im Garten. Idylle pur – er saß mit seiner Mutter bei Kaffee und Kuchen. Janina spielte im Sandkasten. Eine friedliche Kulisse, als sei nichts weiter passiert. Nein, beteuerte er wahrscheinlich mit ernster Miene, das könne er sich alles gar nicht erklären. Wie oft musste ich mir hinterher anhören, ich hätte völlig überreagiert. Nicht nur von René, auch von der Polizei. Aber ich bin bis heute überzeugt davon, dass René genau wusste, warum er den Polizisten an diesem Nachmittag sämtliche Schlagbolzen seiner Waffen aushändigen musste.

Ausgerechnet an einem Samstag kam ich in Neudorf an. Gerade so wie eine Wochenendheimfahrerin von der Bundeswehr. Das tat weh. Diese Niederlage. Ich hatte darauf bestanden, dass René mich nicht vom Flughafen Köln abholt. „Du bleibst zu Hause, ich habe die Schnauze voll", hatte ich ihm gesagt, als ich am Vorabend von Usbekistan aus kurz mit ihm telefonierte. Bei meiner Ankunft erschien mir René wie ein fremder Mensch. Er sagte: „Schön, dass du wieder da bist." In seinen Augen las ich: „Schön, dass ich dich wieder unter Kontrolle habe." Er wollte mich in den Arm nehmen. Ich wollte Abstand. Und ich schwor mir, ich würde meine Zeit in Afghanistan noch zu Ende bringen.

Der Wechsel war zu schnell. Nach sieben Wochen in der geregelten Welt eines Militärlagers erschien mir Neudorf mit seinem Alltag wie eine Bedrohung. Wenn ich René hatte begreifen wollen, seine Schwierigkeiten nach den Auslandseinsätzen, warum er mich selbst nach der Geburt unserer Tochter allein gelassen und unter der Woche lieber in der Kaserne geschlafen hatte – nach meiner Rückkehr konnte ich sein Verhalten immerhin nachvollziehen, wenn auch noch immer nicht gutheißen. Und das, was er als Soldat auf Patrouille erlebt hatte, war wohl nicht vergleichbar mit meinem Einsatz.

Am nächsten Morgen war ich früh wach. Man wird seinen Rhythmus eben nicht einfach los, nur weil man wieder zu Hause ist. Dienstbeginn 7 Uhr. Eine Stunde Mittagspause, irgendwo unter Sonnendächern. 18 Uhr Dienstschluss. Donnerstags Kaffee und Kuchen beim Wehrbereichs-Verwaltungsamt, abends Grillen. Freitag der kleine Markt mit Souvenirs. Zwei-, dreimal war ich auch beim Seemannssonntag. Man musste sich um nichts kümmern.

Jetzt saß ich am Fenster und sah hinaus in den Garten. Wie üppig hier alles blühte. Die Nachbarn hatten Stockrosen gesät, die jetzt in verschiedenen Schattierungen von Rot aus einem Meer anderer Blumen wie Riesen herausragten. Ich musste an die Soldaten im Lager denken. Einige von ihnen hatten sich doch tatsächlich Blumensamen schicken lassen. Als sie mir die Tüten zeigten, fand ich das unglaublich niedlich. Da zogen diese Männer in den Krieg und ließen sich Blumensamen hinterherschicken. Leider gab es in Kundus keinen Mutterboden. Und im feinen Sand konnten die Blumen schwer wurzeln. Der war so hart, wenn er austrocknete, dass jede Wurzel erdrückt wurde. Trotzdem hatten wir es versucht, hatten einige Blumentöpfe mit einer Mischung aus Sand und Erde so präpariert, dass das ganze Unternehmen immerhin eine Chance hatte. Im Grunde war auch im Kleinen alles eine Frage der Bewässerung. Deshalb war es ja so wichtig gewesen, das ganze Bewässerungssystem zu erneuern. Wir waren so gut vorangekommen …

„Mama!" Ich saß noch immer am Fenster, hatte Janina und René gar nicht hereinkommen hören. Er hatte unsere Tochter auf dem Arm. Sie strahlte über das ganze Gesicht und zeigte mit dem Finger in meine Richtung. „Mama!" Ein bisschen wirkte das Ganze so, als wollte dieser kleine Mensch dem großen Menschen erklären, wer da auf dem Fensterbrett saß. Ich weiß nicht einmal mehr, ob ich lächelte. Ich weiß nur noch, dass ich nichts fühlte. Janina war so weit weg. Warum sollte ich dieses Kind anfassen, warum es in den Arm nehmen? Was verband uns noch? Ich erschrak über mich selbst, diese Gefühlskälte, die ich gar nicht kannte, dieses Abgeschnittensein. Aber was konnte dieses kleine Mädchen dafür? Als René auf mich zukam, und sie sich zu mir heruntergleiten ließ, packte ich sie und drückte sie fest an mich.

Der Feind bekommt einen Namen

„René, nimm du Janina mal eben", ich reichte sie ihm und fingerte nach meiner Handtasche, die unter den Stuhl gerutscht war. Ich brauchte ein Taschentuch, weil ich gleich weinen würde. Das Behandlungszimmer der Psychologin war sachlich eingerichtet. Ich hatte mit noch schlichterem Bundeswehrschick gerechnet. Aber so schlimm war es nicht. Nein, es wirkte vertrauenswürdig. Genau wie die Frau, der René und ich gegenübersaßen. Er hatte mir nichts davon gesagt. Er hatte sich schon einmal mit ihr getroffen, während ich in Kundus Bäume wässerte. Er hatte nicht weitergewusst, war überfordert davon, Janina um sich zu haben, sie abends ins Bett zu bringen, morgens in die Krippe. Dann immer wieder zur Physiotherapie, weil sein Knie noch immer nicht ganz gesund war. Die ungeheuerliche Unsicherheit, was ich in Kundus machte. Er war zum Arzt gegangen. Der hatte ihm die Telefonnummer der Psychologin gegeben, er hatte angerufen, hatte einen Termin vereinbart und war nach Bad Zwischenahn gefahren.

Mein Plan war also doch aufgegangen. René war, während ich in Afghanistan war, tatsächlich an seine Grenzen gestoßen. Er hatte es mir nur nicht gesagt. Weil er Überraschungen liebte, und die Reaktionen darauf: „Oh, wie konntest du ..."; „Dass du daran gedacht hast ..."; „Das ist ja toll!" Ich war sauer, als er mir von der Psychologin erzählte. Wieso hatte er mir das nicht gleich gesagt? Wieso hatte er die Trennung riskiert, mich in die Irre geführt?

Die Psychologin sagte: „Alles, was zählt, ist, dass ihr Lebensgefährte Hilfe braucht und dass wir ihm helfen müssen." Meine Worte! Wie lange hatte ich darum gekämpft,

René an einen Ort wie diesen zu bringen. Jetzt saß ich da, und die Tränen liefen über meine Wangen und tropften mir in den Schoß. Eigentlich hatte ich erreicht, was ich wollte. Und doch war das für mich mittlerweile eine 180-Grad-Wende. Meinen Schlussstrich, den ich in Kundus innerlich bereits unter unsere Beziehung gesetzt hatte, hatte René wegradiert. Alles war wieder offen. Er hatte mich wieder.

„Ich habe ihm immer gesagt: Wenn du dir helfen lässt, bleibe ich", wiederholte ich jetzt mein Versprechen vor der Psychologin, die auf mich für einen Augenblick wie eine Standesbeamtin wirkte. Natürlich wollte ich uns eine Chance geben, mein Grundgefühl für René stimmte doch von Anfang an. Er wurde immer kleiner. Der da neben mir saß, war nicht mehr der starke Mann, der alles kontrollierte, vor allem mich. Er wirkte verletzlich und niedergeschlagen mit Janina, die in seinem Arm eingeschlafen war. Ein rührendes Bild. Mit einem Mal wurden mir all die Rollen bewusst, die ich in unserem gemeinsamen Leben bislang zu spielen hatte: Ich war die Mutter, die Ehefrau, sollte seine Verführerin sein und seine Therapeutin. Diese letzte Rolle war ich mit dem heutigen Tag losgeworden. Und die Frau uns gegenüber, die diese Rolle übernommen hatte, sprach endlich aus, was längst hätte ausgesprochen werden müssen. Ich war erleichtert, als ich sie sagen hörte: „Ihr Freund leidet unter einer Posttraumatischen Belastungsstörung." Ich beobachtete René aus dem Augenwinkel, er widersprach nicht. Er sah aus wie einer, der dabei war, sich zu ergeben. Eine Buchstabenkombination als Chance für einen Neuanfang – PTBS. Endlich war ausgesprochen, wogegen wir gemeinsam kämpfen konnten.

Es tat gut, Grenzen zu ziehen. Ihm wie mir. Am Tag nach dem Gespräch bei der Psychologin stellte ich mein Gesuch auf Rücktritt von der Rückkehr aus dem Auslandseinsatz.

Ich wollte wieder nach Kundus und meine Arbeit dort beenden. René musste am Ende einsehen, dass er selbst für sich auch nicht anders entschieden hätte. Und mir ging es ums Prinzip.

„Du bist doch auch so jemand, der auf Biegen und Brechen seine Pflicht erfüllt", hielt ich ihm den Spiegel vor. Und ich erinnerte ihn daran, dass unsere Beziehung noch immer nicht gerettet war. „Wenn du denkst, du kannst mich nach Hause holen und mich hier rumkommandieren, und alles geht weiter wie vorher, dann täuschst du dich. Das mache ich nicht mit." Wenn ich aus dem Gespräch mit der Psychologin etwas gelernt hatte, dann das: mit René Tacheles zu reden. Nichts schön färben, Ansagen machen. Am 24. August stieg ich in Köln in das Flugzeug, das mich über Usbekistan nach Kundus bringen sollte. Das 14. Einsatzkontingent der Bundeswehr in Afghanistan hatte seine Geländebetreuerin wieder.

Neudorf, 24. August 2007

So, Kleines, Du sitzt gerade in Köln am Flughafen, 9 Uhr 45, Du bist noch nicht einmal weg und ich vermisse dich jetzt schon ohne Ende. Ich weiß selber, dass es besser ist, dass Du da wieder hingegangen bist. Klar habe ich Angst, dass es nicht klappen wird, dass irgendetwas passiert. Aber ich will, ich werde das hier schaffen, für mich, für uns!

Im Moment sehe ich das als einen Grundstein für einen Neuanfang für unsere kleine Familie, die ich über alles liebe und für die ich alles tun und machen werde. Auch wenn Du es vielleicht nicht hören kannst, aber ich liebe Dich wirklich ohne Ende, und mein größter Wunsch ist, diese kleine Familie zu stärken und zu festigen. Ich bin einfach nur froh darüber, dass es Dich gibt, Du es so lange mit mir ausgehalten hast und bei mir bleibst.

Vermisse Dich, Kleines, in Liebe, René

Es tat gut, nach Afghanistan zurückzukommen. Meine elf einheimischen Gärtner begrüßten mich so herzlich, wie sie eine deutsche Frau in Uniform eben begrüßen konnten. Lächeln. Es gab noch so viel zu tun. Wir wollten das Bewässerungssystem im Lager weiter ausbauen, die Bäume beschneiden, damit sie besser wuchsen, und das neu gebaute Gebetshaus begrünen. Uns blieben knapp sechs Wochen. Ein norwegischer Soldat verschaffte mir dann noch einen Zusatzauftrag. Er hatte auf dem „Hinkelstein", der als Ehrenmal für die getöteten Soldaten diente, seinen Kaffeebecher abgestellt. Kein blasphemischer Akt, eher ein ästhetisches Problem: Der „Hinkelstein" war einfach nicht angemessen. Er wirkte nicht. Ich bekam den Auftrag, ein Ehrenmal zu entwerfen, das so eindeutig sein sollte, dass niemand auf die Idee kommen würde, einen Kaffeebecher darauf abzustellen. Eine schöne, aber auch traurige Aufgabe. Ich dachte viel an René. Wegen der „Ehre". Es war schon komisch. Wir hatten beide jahrelang sozusagen Deutschland vertreten. Ich als Ruderin, er als Soldat. Aber was die Bestätigung anging, die wir jeweils für unsere Arbeit bekommen hatten, hatten wir beide ganz unterschiedliche Erfahrungen gemacht. Ich hatte Medaillen bekommen, Ehrenurkunden, Sportförderung, Preise. René hingegen stand nie im Rampenlicht; weder während der Einsätze noch hinterher. Als sollte es Soldaten wie ihn gar nicht geben. Mir fiel „der unbekannte Soldat" ein, der für so viele Ehrenmäler herhalten musste. Ich begann auf meine Art zu verstehen, warum.

Ich hatte die Soldaten des vor uns im Lager stationierten Kontingents in den Tagen der Übergabe erlebt. Am 19. Mai 2007 waren drei ihrer Kameraden bei einem Selbstmordanschlag auf einem Marktplatz in Kundus getötet worden. Eine depressive Stimmung schwang spürbar bis zu ihrer Abreise mit, sie wirkten ziemlich verstört, traurig auch. Und

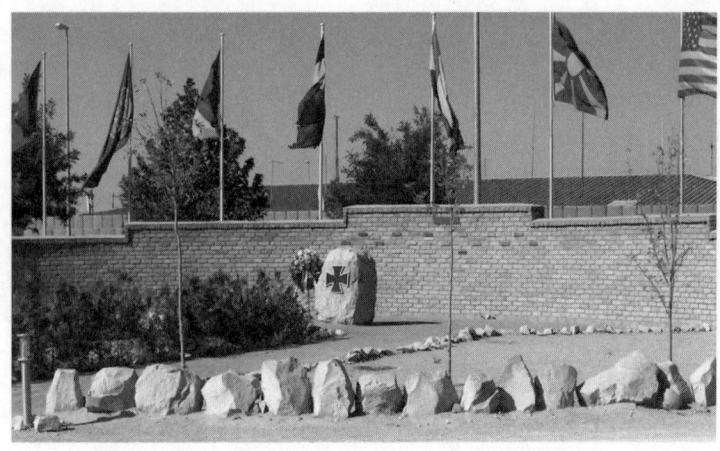
Das fertige Ehrenmal im Feldlager Kundus

mir schien, sie waren froh, von uns abgelöst zu werden. Ich dachte an diese Soldaten und ihre Sehnsucht, behütet zu sein. Deshalb zeichnete ich ein Rondell, das Schutz bieten sollte, alles rund, weich; Gedenk- und Ruheort. Nach meiner Abreise wurde das Ehrenmal in etwa nach meinem Entwurf realisiert. Mich hat das gefreut – auch ohne offizielles Dankeschön.

Die Gespräche mit „Big Mama", wie René seine Psychologin mittlerweile nannte, taten ihm wie mir gut. Er hielt durch. In den letzten Wochen war er jede Woche zum Therapiegespräch nach Bad Zwischenahn gefahren. Er lernte, sich zu stellen. Big Mama hatte ihm – was ich erst später erfuhr – während meiner Abwesenheit auch geraten, sich in die Schuhe nach dem Ausziehen kleine Matchboxautos zu stecken, damit er, falls er in einem Zustand, in dem er nicht wusste, was er tat, wegwollte, zu sich kam. In manchen Nächten fesselte er sich auch einfach selbst ans Bett. Ich fühlte mich gestärkt. Da war eine, die von außen half. Ich war nicht mehr allein mit Renés Problemen.

So, Kleines, es ist jetzt 19 Uhr 30, und unsere kleine Maus ist schon im Land der Träume. Unser Gespräch vorhin hat wirklich gutgetan. So ohne Streit und Zankerei miteinander reden zu können, bedeutet mir wirklich sehr viel. Unsere kleine Maus hat es heute etwas schwer gehabt, sie hat ziemlich oft nach dir gefragt und war sehr kuschelbedürftig, hat aber heute für zwei gegessen und getrunken. Sonst geht es der kleinen Maus aber richtig gut.

Bei mir ist sonst auch alles okay. Klar, Du fehlst ganz schön bei der einen oder anderen Sache, aber das wird schon alles werden hier, und es sind ja auch nur noch 26 Tage und der Rest von heute! Ich komme jetzt wirklich mit einigen Dingen viel besser klar. Und ich gehe auch nicht so wie sonst gleich in die Luft. Selbst meine Schrift ist besser geworden. Mann, hätte ich bloß früher damit angefangen!

Liebe dich, Kleines, und das ohne Ende, und ich bin verdammt stolz, mit dir zusammen zu sein.

Freue mich darauf, dich bald wieder in die Arme nehmen zu können, bis dann, Kleines,
dein Stinker

Sicherheit ist eines der elementarsten Bedürfnisse des Menschen, noch vor sozialem Kontakt, vor Anerkennung oder Selbstverwirklichung. Endlich funktionierte das Telefon wieder, ich rief René vom Büro im Lager aus an. Es war dunkel in Kundus, vielleicht elf Uhr abends, in Deutschland zweieinhalb Stunden früher. René klang entspannt. Ich erzählte ihm von meinen Ideen für den Ehrenmalentwurf. Er sagte darauf: „Ich habe jetzt einen sicheren Ort." Ich stutzte. Und verstand, als René mir erklärte, was dahinter steckte. Big Mama hatte ihm beigebracht, immer dann, wenn die Erinnerungen wiederkamen oder die Emotionen zu stark wurden, sich in diesen akuten Situationen einen inneren Ort vorzustellen, an dem er sicher war. Einen Ort, den er kannte, und den er mit einem positiven Lebensgefühl verband. Ich fragte: „Was ist dein sicherer Ort?" Er sagte: „Wenn diese Bilder wiederkommen oder ich mich überfordert fühle, stelle ich mir vor, ich wäre in Marienhof." Er konnte nicht sehen, dass ich weinte. So glücklich war ich. Marienhof! Das Zuhause meiner Kindheit war sein sicherer Ort.

Am nächsten Morgen kam ich an einer der Blumenkisten vorbei, die die afghanischen Gärtner für die Soldaten gebastelt hatten. Für die Samen aus Deutschland. An diesem Morgen öffnete eine kleine Sonnenblume ihre gelben Blätter. Sie war sehr klein, aber es war ein Anfang.

René konnte doch nicht der Einzige sein, der mit den Folgen seiner Auslandseinsätze nicht zurechtkam. Ich fing an, die Soldaten im Lager zu beobachten, versuchte, mit ihnen ins Gespräch zu kommen darüber, wie es ihnen erging. Vielleicht bekam ich von ihnen die Antworten, die mir René schuldig blieb. Einer der Fahrer der Wehrbereichsverwaltung vor Ort gehörte zu denen, die während ihrer Auslandseinsätze heimatlos geworden waren. Er hatte schon einmal seinen Einsatz verlängert, hatte ein zweites Mal verlängern wollen, aber eine Absage bekommen. Je näher sein Abreisetag rückte, umso mehr Alkohol trank er und kam schließlich nicht mehr pünktlich zum Dienst. Ich fragte mich, warum er nicht nach Hause wollte, und dann fiel mir dieser Satz ein, den René in das Buch eines Afghanistan-Veteranen geschrieben hatte: „Wo ist *mein* Zuhause?" Offensichtlich war er nicht der Einzige, der sich das fragte.

Ich hörte von einem anderen deutschen Geländebetreuer, der wohl ein paarmal zu oft im Einsatz war. Seine Frau hatte ihn verlassen, sein Sohn studierte, sein Hund war tot. Er wollte bleiben. Was sollte er auch in Deutschland, wo niemand auf ihn wartete?

In meiner Beachvolleyball-Mannschaft (Wir belegten beim lagerinternen Turnier immerhin Platz 2!) war ein Soldat, dem es ganz anders ging. Er litt darunter, von seiner Frau und seinen zwei Kindern getrennt zu sein. Es mache „sein Herz schwer", sagte er. Er freute sich darauf, wieder nach Hause zu kommen, weil er eine Familie hatte. Ich dachte, ja, das eigentliche Zuhause war wohl weniger ein Ort als ein Zusammenhang mit Menschen, die man liebt.

Die psychische Belastung wie auch die Arbeitsbelastung im Lager erschien mir selbst bei hartgesottenen Männern sichtbar groß. Wenn man mit den Feldjägern sprach, konnte man den Eindruck gewinnen, dass sie zu ihrer eigentlichen Arbeit nicht mehr kamen, weil sie ständig zum Schutz deutscher Bundestagsabgeordneter abgestellt wurden. An der Frequenz der Besuche lasse sich ablesen, ob in Deutschland gerade wieder Wahlen seien. Als sich an einem Tag herumsprach, dass sich ein Soldat im Lager Mazer-al-Sharif auf der Toilette erschossen hatte, weil seine Freundin einen Neuen hatte, fragte einer von uns spontan, wie die das in Deutschland wohl wieder verkaufen würden. Selbsttötungen habe man ja nicht so gern. Da erzähle man schon mal eine andere Geschichte. René sagte immer: „Beim Waffenreinigen löste sich ein Schuss …" Aber in diesem Fall? In der Toilette reinigt doch niemand seine Waffe.

Bis zum 14. September bestimmte die Alltagsroutine mein Leben im Lager. Die Schlaucharbeit ging voran, wir hatten gute Arbeit an der Bewässerungsanlage geleistet, in den Atrien zwischen den einzelnen Unterkünften der Soldaten blühte die eine oder andere Rose, auf der nahegelegenen Landebahn hatten wir erste Erfolge in der Unkrautvernichtung. Meine Grün-Wahrnehmung hatte sich geändert. Überall sah ich Pflanzen,

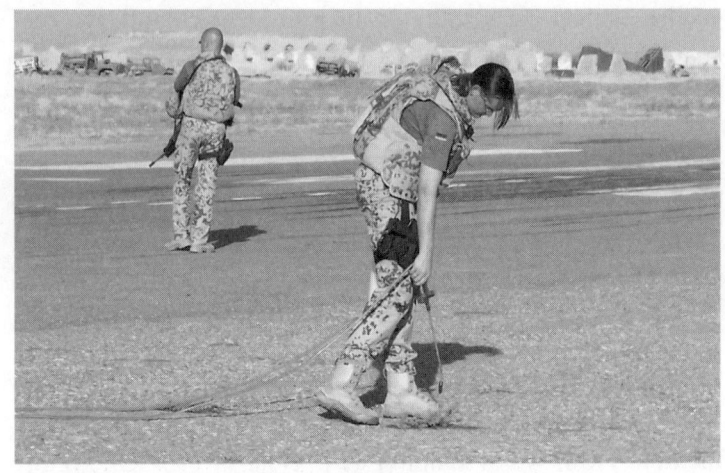

Als Geländebetreuerin im Einsatz

die der Hitze und der Trockenheit trotzten, je länger ich in Kundus war, desto grüner kam es mir vor.

Am Abend des 14. September saßen wir am Pool des Eloka-Bataillons noch ein bisschen zusammen, kurz vor 22 Uhr machten wir uns auf den Rückweg zu unseren Unterkünften. Es war wie immer stockdunkel, das Geräusch des Stromgenerators war zu hören. Und dann plötzlich ein Knall. Außerhalb unseres Lagers, etwa dort, wo die amerikanischen Soldaten ihr Lager hatten, sahen wir Feuer. Dann zischte eine Rakete direkt über unsere Köpfe hinweg. Wir rannten in Richtung unserer Unterkünfte. Sirenengeheul setzte ein. Mein Adrenalinspiegel war so hoch, dass ich einfach funktionierte. Es gab Pläne für solche Fälle, wir waren instruiert: Helm holen, Waffen, in Schutzunterkünften sammeln. Dann hörten wir die Durchsagen: Wir werden beschossen. Die QRF, die sogenannte Schnelle Einsatztruppe (Quick Reaction Force), sollte sich bereit machen, um außerhalb des Lagers zu operieren. Ich hatte einen der Soldaten, die davon betroffen waren, kurz im Blick. Er wirkte ganz fahrig, als er in Richtung der Dingos ging. Minutenlang hörte ich, wie ein Fahrzeug nach dem anderen an unserer Schutzunterkunft vorbei aus dem Lager fuhr. Ich dachte an den Soldaten, den ich kurz vorher beobachtet hatte. Ich dachte: Seine Angst fährt auch mit hinaus. Ich spürte dieselbe Angst, aber ich musste wenigstens nicht das Lager verlassen. Am nächsten Tag fand man die Einschläge, eine Rakete war knapp neben dem Eloka-Gelände runtergekommen, eine auf dem Parkplatz vor dem Stabsgebäude. Verletzt wurde niemand. Auch die, die in den Dingos hinausgemusst hatten in dieser Nacht, waren unversehrt zurück ins Lager gekommen.

Neudorf, 18. September 2007

Hallo, Kleines,

hoffe ja, dass der Brief noch rechtzeitig ankommt. Dein Paket ist leider immer noch nicht angekommen, hoffe, dass es bald kommt. Sonst ist hier soweit alles im grünen Bereich. Jani spielt gerade mit ihren Puppen. Sie setzt sie immer hinten aufs Bobbycar und fährt dann mit ihnen spazieren und erzählt mir dann immer, dass sie noch eine Schwester haben möchte. Ich verweise sie dann immer darauf, dass sie das mit Dir klären soll, wenn Du wieder da bist.

Muss nochmal loswerden, was mir wirklich sehr wichtig ist: Ich weiß, dass die letzten Jahre mit mir wirklich nicht einfach waren. Und ich habe das echt nicht gemerkt. Leider kann ich die Zeit nicht zurückdrehen. Und es wird auch bestimmt noch lange dauern, bis die Narben bei Dir und auch bei mir verheilt sind.

Marita, ich bin wirklich sehr gespannt auf die Bilder und die Erzählungen, was Du da unten alles so gemacht und erschaffen hast. Ist wirklich so, ich freue mich darauf.

Auch wenn wir uns leider in den letzten Tagen ab und zu

137

mal in die Wolle bekommen haben, was mir sehr leidtut, weiß ich aber ganz genau, dass wir beide im Moment einfach nur tierisch unter Stress stehen, und dass es nur noch zehn Tage sind und der Rest von heute (mein Herz ist gerade voll am pochen, wenn ich daran denke). Und auf alle Fälle werde ich es Dir beweisen, dass ich mich wirklich zum Besseren geändert habe. Das werde ich nicht nur mit Worten, sondern vor allen Dingen mit Taten zeigen. Und da gehört für mich einfach alles dazu – jetzt nicht gleich nervös werden, falle bestimmt nicht mit der Tür ins Haus.

In Liebe, Dein René

Zurück im Alltag

Sechs Flugstunden von Usbekistan bis Köln, beim Anflug auf den Militärflughafen Köln/Wahn ein Blick aus dem Fenster; wie viel grüner Deutschland doch war im Gegensatz zu Afghanistan. Die Landschaft unter mir wirkte auf mich wie ein Paradies. Zu Hause in Neudorf hatte René für diesen Tag mit dem Kugelschreiber einen Smiley in den Kalender gemalt, *29. September 2007 M. Rückkehr.* Als ich gegen 13 Uhr aus dem Flugzeug stieg, saßen er und Janina in der Empfangshalle. Ich sah die beiden schon, als ich an der Gepäckausgabe noch auf meinen Rucksack wartete. Die große Seekiste mit den restlichen Sachen würde nachkommen. René hatte Janina den Pony schneiden lassen und ihr einen Blumenstrauß für mich in die Hand gedrückt. Was für ein Bild, der Große und die Kleine. Es rührte mich sehr, die beiden so zusammenstehen zu sehen.

René trug meinen schweren Rucksack zum Auto als handele es sich um nicht mehr als ein Wochenendgepäck. Er war stolz. Mehr auf sich wohl als auf mich. Was Stolz eben meint. Ich war zurück, ein Teil von ihm. Er war wieder komplett, und stolz auf diesen Zustand. Im Auto strahlte mich Janina vom Rücksitz aus an. In ihrem Lächeln lag trotzdem etwas Skeptisches: War die da vorne auf dem Beifahrersitz wirklich ihre Mama? Wir hatten uns in der Empfangshalle fest in den Arm genommen, ich hatte mein Gesicht in ihrem Hals vergraben vor Freude, sie wiederzusehen. Sie hatte nach einer Mischung aus Haarshampoo und frischer Wäsche gerochen. Aber etwas war anders gewesen als vor dem Sommer. Ich hatte eine Distanz gespürt, die schmerzte. Umso mehr freute ich mich jetzt darauf, nach Hause zu kommen.

Noch auf der Fahrt erzählte ich René, was ich mir vier Tage vor meiner Abreise aus Afghanistan noch geleistet hatte. Er würde ja sowieso davon erfahren. Er würde das Nachspiel mitbekommen, die Anhörung. Ich hatte mich, was nicht ganz korrekt gewesen war, in die Besatzungsliste eines ausfahrenden Bergungstrupps aufnehmen lassen. Am 25. September gab es tatsächlich einen Einsatz. Und ich passierte früh morgens, noch vor dem offiziellen Wecken, an Bord eines Dingos die Schranke des Lagers. Wir fuhren zu einem liegen gebliebenen Fahrzeug, Reifenwechsel im Feindesland. Die Dingo-Besatzung sollte die Unfallstelle sichern. Mitfahrten waren nur mit Erlaubnis des direkten Vorgesetzten erlaubt, der aber am Vorabend bis 22 Uhr über Sprechfunk nicht erreichbar gewesen war. Als ich morgens trotzdem auf der Fahrzeugliste stand und auch am Tor niemand gegen meine Mitfahrt intervenierte, ging ich davon aus, alles sei genehmigt und ich eben eine Ausnahme. Letztlich interessierten mich Bürokratie und Vorschriften aber ganz unsoldatisch in diesem Moment ohnehin nicht. Ich hatte nach drei Monaten, die ich ausschließlich im Lager verbracht hatte, endlich auch einmal sehen wollen, wie die Menschen in diesem Land lebten, in dem deutsche Soldaten seit Jahren für einen bis heute unerreichten Frieden einstanden. Mir reichte es, durch die Sehschlitze rechts und links zu gucken. Bloß kein unnötiges Risiko eingehen. Auch während des Reifenwechsels blieb ich im Wagen. Nach dreieinhalb Stunden waren wir zurück. Es war nichts passiert.

René atmete hörbar tief ein und erst nach Momenten wieder aus. Dass er nicht einfach laut losbrüllte, hatte ich wahrscheinlich der Anwesenheit von Janina auf dem Rücksitz zu verdanken. Nicht vor dem Kind. Das wäre ihm unangenehm gewesen. Er sagte: „Das ist nicht wahr, oder? Du bist nicht raus!" Ich sagte: „Doch, war ich!" Er sei ja auch draußen gewesen, und die anderen, und ich immer nur im

Lager, ich hatte auch einmal erleben wollen, wie sich das anfühlte, wie sollte ich ihn denn sonst verstehen. Er sagte: „Dieser scheiß Feldtourismus. Was meinst du, wie oft ich erlebt habe, dass bei solchen Aktionen Leute draufgegangen sind!?" Ich hatte geahnt, mehr noch gewusst, dass René so reagieren und für meinen Ausflug überhaupt kein Verständnis zeigen würde. Schade, dachte ich, alle Freude dahin – und war doch froh, dass es raus war und mich die ganze Geschichte nicht mehr belastete. Es war ein Geständnis ohne Reue. Denn ich hielt die Ausfahrt auch weiterhin für die richtige Entscheidung. Was ich gesehen hatte, hatte mich tief beeindruckt. Irgendwo auf einem Feld nahe der steinigen Straße, über die wir mit vielleicht 40 km/h fuhren (was sich hier schneller anfühlte als 150 auf einer deutschen Autobahn) hatte ich einen alten Mann gesehen, der mit einem einfachen Ackergerät versuchte, Furchen in den Boden zu ziehen. Ich stellte mir vor, man würde ihm einen Traktor geben, benzingetriebene Eggen, Motorsensen. Damit er es leichter hatte. Was würde in seiner Welt passieren, was mit ihm? Es schien mir, das Leben in Afghanistan befand sich auf einem Entwicklungsstand, der unserem Mittelalter entsprach. In dieses Bild passten auch die Lehmhütten, verschleierte Frauen, die davor hockten oder über offenem Feuer kochten. Die Kinder immer in der Nähe, Jungs in Hosen und langen Hemden, die Mädchen verhüllt wie ihre Mütter. Selten hatte einer mal Sandalen an den Füßen. Ich dachte an die Hitze, die draußen herrschte. Hier stand nur in Wassernähe vereinzelt ein Baum. Wahrscheinlich hielten die Menschen, die hier lebten, die Hitze besser aus als wir Mitteleuropäer. Dreieinhalb Stunden reichen nicht für den Blick auf ein unbekanntes Land, schon gar nicht, um es zu verstehen.

Wochen später das Nachspiel. Ich musste zur Anhörung in die Kaserne nach Seedorf. Man machte mir klar, wie unverantwortlich ich gehandelt hatte, dass man so etwas nicht durchgehen lassen konnte. Am Ende wurde gegen mich eine Disziplinarstrafe ausgesprochen: 700 Euro sollte mich mein Ausflug kosten. Zehn Monate lang jeden Monat 70 Euro. Ich glaube, die 70 Euro waren nicht so schlimm für mich wie Renés Geschimpfe jedes Mal, wenn er die Summe auf einem der Kontoauszüge entdeckte. Deine Taxifahrt, sagte er dann. Und nie schwang auch nur ein Fünkchen Humor in seiner Stimme mit.

Nach meiner Rückkehr sollte alles anders werden. René sollte ab dem 1. Oktober 2007 in Neudorf stationiert sein. Er hatte in der Kaserne in Eckernförde seine Spezialausrüstung abgegeben, auch einen Teil seiner Waffen. Seine privaten Waffen hatte er bei uns zu Hause im Tresor eingesperrt. Er hatte sich entschieden, und ich wusste, dass ihm diese Entscheidung schwergefallen sein musste: Er hatte den Dienst bei den Spezialisierten Einsatzkräften der Marine aufgegeben, bei der Einheit, die ihm so lange Heimat gewesen war. Schluss. Es war auch das Ende einer einstmals vielversprechenden Karriere als Präzisionsschütze. Das musste ihn schmerzen. Ob er sich aus Einsicht hatte versetzen lassen? Oder lag es an seiner gesundheitlichen Situation, die ihn zum Rückzug zwang? Es war bekannt, welche Folgeschäden PTBS haben konnte: Herz-Kreislauferkrankungen etwa oder ein erhöhtes Schlaganfallrisiko. Die beiden kaputten Knie hätten Argument genug sein können. Ich dachte: Seine Seele tut jetzt noch das Ihrige dazu. Wohin hätte ihn das alles auch führen sollen? Mehr als zehn Jahre war die Marine seine Familie gewesen. Jetzt hatte er sie verlassen. Und irgendwie innerlich, so schien es mir, auch die Bundeswehr. Er wollte eine neue Familie.

Am 1. Oktober, seinem 36. Geburtstag, machte er mir einen Heiratsantrag. Eine Spur aus Rosenblättern führte durch die ganze Wohnung bis hin zu einem Herz aus roten Teelichtern. Mittendrin lag ein Foto, auf dem René und ich zu sehen waren, eng umschlungen. An einer Vase mit Rosen lehnte eine kleine Karte: *Für Dich!*

> *Ich schenke Dir kein Buch, denn klug bist Du genug.*
> *Ich schenk' Dir keine Nelken, die werden nur verwelken.*
> *Ich schenk' Dir keine Creme, Du bist auch ohne schön.*
> *Ich schenke Dir mein Leben, kann ich was Bessres geben?*

René zauberte einen Ring mit einem rubinroten Stein hervor, steckte ihn an meinen Finger und küsste mich. Der Ring war dem sehr ähnlich, den ich mir kurz zuvor selbst in Afghanistan gekauft hatte. Immer diese Übereinstimmungen. Es musste etwas geben, was uns tief innen miteinander verband. Trotzdem fühlte ich mich ein bisschen erdrückt. Musste ich sofort antworten? René war dabei, mich mit seinen Gefühlen zu erschlagen. Ich freute mich über seine Zuneigung, seine Liebe, den Antrag. Aber würde ich ihm zurückgeben können, was er von mir erwartete? Vertraute ich wirklich darauf, dass er auf einem guten Weg war, dass er wieder zu sich finden würde, gesunden von Erlebnissen, von denen ich kaum etwas wusste und die ich nie würde mit ihm teilen können? Würde die Therapie etwas bringen, die man ihm jetzt verordnet hatte? War er überhaupt in der Lage, psychologische Hilfe anzunehmen?

Ich hatte Zweifel. Aber ich sagte mir, dass Zweifel nicht weiterhalfen. Zweifel hatten noch nie weitergeholfen. Immer, wenn ich mein Denken an meinen Zweifeln ausgerichtet hatte, hatte ich auch nach ihnen gehandelt. Mit René wollte ich in eine andere Richtung gehen. Ich sagte: „Ich liebe dich." Und weil er mich immer noch fragend ansah, als stünde die eigentliche Antwort noch aus, die, auf die er wartete: „Ja, lass uns heiraten." René war glücklich.

Ich ärgerte mich. Zwei Stunden beim Friseur. Und hinterher sah ich aus, als wäre ich gar nicht dort gewesen. Meine Haare ließen sich nicht in Form bringen. Sie zeigten trotz aller Bemühungen in alle Richtungen, nur nicht in die, in die sie zeigen sollten. Es soll Frauen geben, die meinen, das hänge mit dem Eisprung zusammen. Die Hormone ... Zwei Tage später fuhren wir zu meinem Vater nach Marienhof. René war völlig entspannt, ich auch, weil ich immer entspannt war, wenn er es auch war. Vielleicht war es auch umgekehrt. Vielleicht hatte sich René ja Marienhof als sicheren Ort gewählt, weil ich hier auch mehr Ruhe ausstrahlte als irgendwoanders. Es gab einen Zusammenhang.

Zwei Wochen später spürte ich dieses Ziehen in den Brüsten, das ich schon kannte. Der Schwangerschaftstest fiel positiv aus. Diesmal sollte René es nicht beiläufig am Telefon erfahren. Ich kaufte zwei kleine hellblaue Schühchen und wickelte sie zusammen mit dem eingefärbten Teststreifen in Geschenkpapier. Als er am frühen Abend vom Dienst kam, gab ich ihm das Päckchen. Am Leuchten in seinen Augen sah ich, dass seine Vorstellung von Glück in diesem Moment nicht besser hätte erfüllt werden können.

Aber es gab Rückschläge, die mir deutlich machten, wie verletzlich die Harmonie war, die wir in diesem Herbst miteinander erlebten. Janina und René waren beim ersten Ultraschall dabei. Der Arzt fragte noch einmal nach dem Datum der letzten Regelblutung. Die lag im September. Und im September war ich in Afghanistan gewesen. René kriegte ganz große Augen. Er holte tief Luft. Vor Situationen wie dieser fürchtete ich mich. Wenn ich nicht wusste, was in ihm vorging, wenn ihn nichts mehr hielt. Das waren Situationen, für die er seinen sicheren Ort brauchte. Ich sagte laut zum Arzt: „Wie erklärt man einem Mann den Eisprung?" Ich dachte: noch dazu einem, der chronisch eifersüchtig ist? Die Aufklärung beruhigte René erst einmal: Der Eisprung finde immer etwa zehn bis 14 Tage nach dem Beginn der letzten Regelblutung statt. In meinem Fall also im Oktober. Und an einem dieser Oktobertage hatte ich frustriert beim Friseur gesessen und mich noch gefragt, ob die Frauen recht hatten, die behaupten, widerspenstige Haare habe man immer dann, wenn man den Eisprung habe.

Wollte ich wirklich ein zweites Kind? Ausgerechnet jetzt? Nach meinem Aufenthalt in Kundus hatte ich beruflich durchstarten wollen. Ich hatte mich fälschlicherweise darauf verlassen, im Anschluss an meinen Einsatz auch in Deutschland als Geländebetreuerin bei der Bundeswehr arbeiten zu können, aber diese vage Zusage hatte man ziemlich schnell zurückgenommen. Notgedrungen versuchte ich jetzt also, als selbständige Gartenplanerin an Aufträge zu kommen. Ich wusste, das würde meine ganze Energie kosten. Wollte ich meinen beruflichen Neubeginn wirklich noch einmal um ein paar Jahre verschieben? Und dann Janina. Sie würde bei der Geburt des zweiten Kindes zweieinhalb sein, selbst noch ein kleines Kind, das viel Zuwendung brauchte. René machte mir die meisten Sorgen. Er hatte doch gerade erst seine Diagnose bekommen, hatte gerade erst mit der Therapie angefangen. Bis zur Geburt unseres zweiten Kindes im Juni 2008 würde er nie und nimmer gesund sein. Vielleicht würde sich alles noch verschlimmern. Niemand wusste, was aus ihm heraus noch alles an die Oberfläche kommen würde, wie er reagieren würde, wie er sich entwickeln würde. „Big Mama" hatte ihn nach der ersten Akutbehandlung im August und den anschließenden Gesprächen schließlich in das Bundeswehrkrankenhaus nach Hamburg überweisen müssen, Abteilung VIb, Psychiatrie und Psychotherapie/Psychotraumatologie. Dort arbeitete man unter anderem mit EMDR (Eye Movement Desensitization and Reprocessing), einer Psychotherapiemethode, bei der die Patienten sich zur Überwindung ihres Traumas zeitweise in die einst auslösende Situation zurückversetzen sollen. Als René Ende Oktober 2007 das erste Mal für drei Tage dort war, hatte ich hinterher den Eindruck, er hatte sich eingesperrt gefühlt. Diese ganzen Tests, all die Fragen. Für seinen Geschmack war das alles zu viel gewesen. Es hatte ihn befremdet, weil er doch über seine Einsätze gar nicht sprechen durfte. Er war doch zur Verschwiegenheit verpflichtet wie alle Soldaten. Was das denn solle, dass man ihn darüber ausfrage. Ob man ihn reinlegen wolle. René hatte womöglich selbst für eine Therapie nicht genug Zutrauen, weder in sich noch in andere Menschen. Er war unsicher, fühlte sich bedroht. Dass er während der mehrwöchigen Therapie-Einheiten zudem jedes Mal stationär im Bundeswehrkrankenhaus Hamburg aufgenommen werden musste, machte die Situation für ihn nicht leichter. Ich merkte, er stand unter Druck.

In meiner Not rief ich „Big Mama" an. Sie sagte, dass sie mir die Entscheidung, ob ich mit René ein zweites Kind wolle, nicht abnehmen könne. Wenigstens eine Einschätzung? Nein. Also saß ich wieder allein da mit meiner Frage. Dabei wusste ich die Antwort selbst: Sollte ich das Kind nicht bekommen, würde, so ahnte ich, die Beziehung zu René zerbrechen. Ich kannte ihn und die Art, wie er dachte: Eine Entscheidung gegen das Kind war eine Entscheidung gegen ihn und gegen unsere Beziehung. Obwohl ich wusste, dass ich mir mit dem zweiten Kind eine große Bürde auferlegte, entschied ich mich am Ende dafür. Ich liebte René. Wir würden das gemeinsam durchstehen. Wir hatten eine Chance. Auch, weil er sich im Sommer Hilfe gesucht hatte. Schließlich waren wir seitdem nicht mehr allein mit seinen Problemen. Wer ihm half, half auch mir.

Am Ende sollte es Dresden sein. Wochenlang hatten wir diskutiert. In Renés Heimat oder meiner? An der Weser heiraten oder an der Elbe? Schließlich hatte ich mich durchgesetzt. Wie oft war ich während meines Studiums in Dresden mit dem Fahrrad an diesem Standesamt vorbeigefahren! Manchmal hatte ich sogar angehalten und die Namen gelesen, die dort aushingen. Jetzt sollten unsere Namen dort zu lesen sein. Der Termin für die Trauung war der 21. Dezember 2007, ein Freitag. Ich freute mich darauf, alte Freunde aus Dresden wiederzusehen. Meine Eltern kamen, Renés Mutter wurde von Jessica, einer guten Freundin, und deren Freund aus Neudorf mitgebracht. Morgens die Fotosession bei minus sieben Grad, dann die Zeremonie im Standesamt, René in Uniform, ich in einem langen, weinroten Kleid aus Seide, schulterfrei mit Schal. Wir feierten im Dresdner Schloss „Eckberg" und ich genoss jede Minute. Wir hatten einen wunderschönen Blick vom Elbhang über die Elbe und über die Stadt. Nicht alle, die gekommen waren, hatten zuvor schon gewusst, dass ich wieder schwanger war. Man konnte es nicht sehen, auch wenn ich mein Hochzeitskleid so gut füllte, dass es ein paar Tage später schon nicht mehr passte. Hochzeit und noch ein Kind – nicht alle waren begeistert. Mein Vater gehörte zu denen, die mich mit großen Augen ansahen und mich nicht wirklich verstanden. Ausgerechnet dieser Mann. Der war doch krank! Was tust du dir damit an? Keiner sagte es so. Aber ich konnte es in ihren Augen lesen, in der Art, wie sie mich ansahen, als sie mir gratulierten. Und wie oft musste ich mir diesen völlig unnötigen Satz anhören, dass ich mir diesen Schritt ja wohl gut überlegt hätte. Ja, hatte ich! Eine Freundin wie Rica nahm mich einfach in den Arm und freute sich mit mir. Wer mich wirklich kannte, vertraute mir.

Dass mein Vater skeptisch war, konnte ich sogar nachvollziehen. Schließlich hatte er im Sommer hautnah mitbekommen, wie aufgelöst ich gewesen war, wie hilflos ich mich gefühlt hatte, als René mich zwang, aus Kundus nach Hause zu kommen. Ich hatte meinen Vater von Usbekistan aus angerufen, ich hatte seinen Rat gewollt. Aber er hatte auch nicht gewusst, was er mir raten sollte. In seiner Skepsis schwang Sorge mit, ob ich mich nicht übernahm. Ich vertraute darauf, dass er René trotz allem mochte, dass er ein gerechter Vater war.

Die Standesbeamtin war klein und rundlich. Sie sagte: „Denken Sie daran, es gibt nicht nur gute Zeiten, es gibt auch schlechte Zeiten." Ich sah sie sprechen und dachte, wie wahr, das musste mir keiner erst sagen. Sie ahnte wahrscheinlich selbst nicht, wie sehr sie in unserem Fall recht hatte. „In den schlechten Momenten sollten Sie sich an Ihr Jawort erinnern, um diese Zeiten durchzustehen. Das, was uns auszeichnet, sind die schlechten Zeiten." Obwohl ich die Frau nicht kannte, hatte ich den Eindruck, sie sprach mir aus dem Herzen. Was uns auszeichnete, das waren die schlechten Zeiten, nicht die guten. Ich ahnte nicht, wie oft ich in den nächsten Jahren noch an diesen Satz der Standesbeamtin denken würde.

Janina brachte uns die Ringe. Sie gefielen mir sehr in ihrer Schlichtheit. In meinem Ring stand René, in seinem Ring Marita. Am Abend gingen wir mit Freunden Pizza essen. In der Hochzeitsnacht im Hotel weckte uns Janina das erste Mal, weil sie merkte, dass sie auf die Toilette musste. „Mama", sagte sie. „Pipi."

Zwischen den Welten

Ich fühlte mich seltsam gefangen zwischen Hoffen und Fürchten. Ich wurde immer dicker. Viel schneller als beim ersten Kind. Und trotz aller Bemühungen in den letzten Monaten, hatte ich noch immer kein eigenes Geld verdient. Ich war seit Mitte November selbständig, aber ich hatte nur wenige kleine Aufträge. Es lief schleppend an. Mich störte, dass René wieder der Einzige war, der ein geregeltes Einkommen hatte. Ich sagte mir: Du bist schwanger, schon' dich. Und ich hätte mich auch gern geschont. Aber ich wollte keine Vorwürfe von René hören, auch wenn sie noch so ungerecht und ungerechtfertigt waren. Sie kamen trotzdem. Von wegen er würde alles zahlen und er fühle sich im Stich gelassen von mir. Und am Ende, wenn er gar nicht mehr weiterwusste, weil es ihm selbst offensichtlich zu viel wurde, dann ließ er sich das mit dem Eisprung noch einmal erklären und schaute mich am Ende immer zweifelnd an. Ob das Kind wirklich von ihm sei, wollte er dann wissen. Und ich wusste irgendwann nicht mehr, worauf ich noch schwören sollte. Die Frage an sich war eine Demütigung.

Vieles, vielleicht zu vieles, war für ihn ungeklärt. Regulär sollte Renés Dienst als Zeitsoldat nach 16 Jahren am 30. September 2009 enden. Deshalb steckte er jetzt im Berufsförderdienst zur Vorbereitung auf das Leben nach der Bundeswehr. René hatte wie ich seinen Fitnesstrainer-Schein gemacht und wollte jetzt noch eine Ausbildung zum Ernährungsberater dranhängen. Gleichzeitig hatte er einen Antrag auf Weiterverwendung gestellt, um am eigentlichen Entlassungstermin, dem 30. September 2009, nicht aus der Bundeswehr ausscheiden zu müssen, sondern eine sogenannte Schutzfrist zu bekommen. Ein solches Prozedere ist durchaus üblich, etwa wenn – wie im Fall von René – ein Antrag auf Wehrdienstbeschädigung noch nicht abschließend bearbeitet wurde. Körperlich ging es um Renés Knieverletzungen. Und, nachdem PTBS 2007 auf die Liste anerkannter Wehrdienstbeschädigungen gesetzt worden war, ging es auch um Renés seelische Beeinträchtigungen. Letztlich hing der Grad der Beschädigung von einem Gutachten ab, auf das er warten musste. Und davon wiederum die Höhe der Entschädigung. Es ging um Renés Zukunft, seine Existenz. Es ging um Geld. Was er jetzt brauchte, war die offizielle Anerkennung seiner „seelischen Gesundheitsstörung", wie es im Amtsdeutsch heißt. Renés Akte lag seit August beim zuständigen Sanitätsamt der Bundeswehr. Keiner von uns ahnte zu diesem Zeitpunkt, dass er noch vier Jahre auf eine abschließende Antwort würde warten müssen.

Ich fragte mich, was so viele Baustellen im Leben eines Menschen mit ihm machen können. Wenn er samstags zu seiner Schießleistungsgruppe fuhr, dachte ich immer, wenigstens da fühlt er sich wohl. Immerhin trafen sich in dem Verein neben Zivilisten mit Waffenschein auch Militär- und Polizeischützen – also Gleichgesinnte. Dann wieder freute er sich doch auf unser zweites Kind – ohne jeden Zweifel an der Vaterschaft. Wie oft hatte ich ihm klarzumachen versucht, dass ich bei ihm bliebe, dass wir zusammen gehörten, dass wir bald zu viert sein würden. Dass er in unser kleines „Wir-Projekt" vertrauen könne.

Mitte Januar 2008 fuhr er zur ersten längeren Therapiephase ins Bundeswehrkrankenhaus nach Hamburg. An den Wochenenden kam er nach Hause. Er wirkte unkonzentriert, irgendwie fahrig, auch aggressiv und gleichzeitig so bedürftig nach Nähe, wie auf der Flucht. In seinem Fall war es wohl die Flucht vor sich selbst. Es fiel ihm nicht leicht, sich den Bildern, die in ihm rumorten, zu stellen. Wie auch? Es schien, als wären seine früheren „Ziele" nun als Geister in ihm lebendig geworden. Ich jedenfalls stellte mir das so vor. Wie viele Menschen starben, nachdem er sie in seinem Zielfernrohr gesehen hatte, das konnte ich mir nicht vorstellen. Ich wollte es ehrlich gesagt auch gar nicht. Die Psychologin hatte auf meine Frage, ob das denn möglich sei, dass einer so viele Menschen erschossen habe, gesagt: „Es ist nicht wichtig, was einer getan hat. Wichtig ist, wie er jetzt ist, und dass er Hilfe braucht." Trotzdem, manchmal fragte ich mich schon, wozu René fähig war. Einer, der töten kann, weil man ihm das beigebracht hat, der im Einsatz nie von Menschen, sondern immer nur von „Zielen" ausging, der war doch immer noch imstande zu töten, oder nicht? Würde er sich auch gegen mich wenden, wenn es ihm sehr schlecht ging, wenn er sich von den Geistern in die Enge gedrängt fühlte? Würde er seinen Kindern etwas antun? In dem Film „Willkommen zuhause" wird ein Soldat, der immer wieder unter Flashbacks leidet, für ein halbes Jahr stationär behandelt. Als ich den Film sah, fühlte ich mich an meine eigenen Zweifel erinnert, meine Überforderung. Ich dachte unwillkürlich: Wegsperren, das wäre vielleicht auch für René die bessere Methode gewesen, und für uns; anstatt ihn jedes Wochenende nach Hause fahren zu lassen. Big Mama sagte, dass ginge nicht, René würde ihrer Einschätzung nach auf Eingesperrtsein mit Gewalt reagieren. Andererseits war er gar nicht in der Lage, sich auf uns einzustellen, auf meine Behäbigkeit als Schwangere, auf die verträumte Janina. Ich konnte mir nicht vorstellen, dass diese Wochenendunterbrechungen innerhalb der Therapie ihm guttaten. Mir auch nicht. Unter der Woche kümmerte ich mich um Janina, verteilte Flyer und machte Werbung für mein kleines Ein-Frau-Gartenplanungsbüro – und wurde immer dicker. Wenigstens am Wochenende hätte ich Hilfe gebraucht. René war keine. Im Gegenteil. Jedes Mal, wenn er aus Hamburg kam, brauchte er meine Hilfe. So hatte ich mir das nicht vorgestellt. Ich hatte nicht so lange darum gerungen, dass René professionelle Hilfe bekam, damit die Probleme dann doch nur wieder auf mich zurückfielen. Es sollten ihm endlich andere helfen, die, deren Beruf es war, zu helfen. Ich war kein Profi. Ich hatte nur meine Liebe. Aber Liebe hält nicht alles aus.

Der Elternbeirat der Heideschule fragte an, ob ich für die Neugestaltung des Schulhofs nicht ein paar Ideen zu Papier bringen wollte. Unser früherer Nachbar saß in dem Gremium, er hatte mich empfohlen. Ich freute mich sehr. Endlich konnte ich mich unter Beweis stellen. Allerdings gab es am Ende trotz andersklingender Andeutungen kein Geld für meine Arbeit. Einer meiner ersten Aufträge war also ehrenamtlich, was am Umfang der Planung nichts änderte. Letztlich tröstete ich mich damit, dass ich dann wenigstens noch ein realisiertes Projekt in meiner Mappe hatte. René gefiel das gar nicht, dass ich mich so sehr auf ein Projekt einließ, das mir kein Geld einbrachte. Glücklicherweise war er nicht immer zu Hause und bekam so nicht mit, dass ich noch mehr Zeit in die Planung investierte, als er wusste. Aber ich konnte nicht anders. Wenn schon Auftrag, dann auch korrekt.

Es ist ein Junge! Der Arzt zeigte uns die Ultraschallaufnahme. Eindeutig. Ich war glücklich. Genau so hatte ich es mir gewünscht. Erst ein Mädchen, das den Vater sanft stimmt. Dann ein Junge. Perfekt. Nur, dass mich dieser Junge schon im Mutterleib so auf Trab hielt, das war unangenehm. Jeden Abend diese unruhigen Beine. Ich fühlte mich eingesperrt im eigenen Körper. Abends ging ich joggen, weil ich die Unruhe nicht aushielt. Zum Glück war Janina eines dieser Kinder, die – wenn sie erst einmal eingeschlafen waren – auch wirklich schliefen. Sie schlief, ich joggte. Nur René war sauer. Irgendwie fand er immer raus, was ich tat. Auch das mit dem Joggen.

Wenn wir abends telefonierten, ich zu Hause, er in seinem Zimmer im Bundeswehrkrankenhaus in Hamburg, dann quälte er mich mit seinen Sorgen um Janina; was alles passieren könnte, wenn ich sie allein ließ, und dass er das nicht erlaube. Und jedes Mal wurden aus seinen Sorgen Vorwürfe. Warum konnte ich mein Leben nicht von seinen Ängsten abgrenzen, warum sagte ich ihm nicht einfach, stopp, hier ist eine Grenze? Ich ließ ihn reden, bis er ausgeredet hatte. Ich weinte leise, damit er es nicht hörte. Als der Bauch so schwer wurde dass er beim Laufen wehtat, hörte ich mit dem Joggen auf.

Bis zum Frühlingsbeginn war René auf Therapie. *Auf* Therapie – ich mochte den Ausdruck. Er klang nach Normalität. Man sagte ja auch „auf Kur" oder „auf Arbeit". René fühlte sich einsam. Er sehnte sich nach uns. Ich schickte ihm Fotos. Auch eines, auf das ich besonders stolz war, obwohl weder Janina noch ich darauf zu sehen waren. Es zeigte die Blüte der Königin der Nacht. Jede Blüte dieses Schlangenkaktus blüht nur eine Nacht. Und René freute sich sehr, als er das Foto sah. Die Kaktusblüte bescherte mir einen Telefonabend ohne atmosphärische Störungen. Aber die Königin der Nacht kann ja nicht jede Nacht blühen.

Dass René die Therapie machte, war schon ein großer Schritt. Ich hatte gekämpft, und wir hatten gemeinsam einen Teilsieg errungen. Aber hatte das unsere Beziehung verändert? Eher hatte ich den Eindruck, was René und mich anging, traten wir auf der Stelle. Statt unsere Probleme wirklich loszuwerden, hatten sich die Probleme bei uns eingerichtet. Wir lebten mit ihnen, gingen ihnen wenn möglich aus dem Weg. Ich sehnte mich nach unbeschwerter Zweisamkeit und wollte endlich keinen schlecht gelaunten René mehr erleben, keinen so tieftraurigen, keinen, der außer sich geraten konnte und nicht wusste, was er tat. War ich zu ungeduldig?

Ein blonder Engel

Für mich war absehbar gewesen, dass René es in der Lützow-Kaserne in Neudorf nicht lange aushalten würde. Er war dort Teil der Marine-Abteilung, hauptsächlich ein Schreibtisch-Job. Wochenlang kam er gereizt nach Hause, weil er sich mit seinem Chef nicht verstand. Völlig zerrüttet wurde das Verhältnis zwischen den beiden, als ein Vorfall, der René anging, erneut auf dem Tisch seines Chefs landete. Einige Monate zuvor war René nämlich von einer Putzfrau vorgeworfen worden, er habe sie sexuell belästigt. Er hatte ausgesagt, sie lediglich kritisiert zu haben, weil er ihre Arbeit nicht für ausreichend gehalten hatte. Renés Chef glaubte ihm nicht, woraufhin René einen Antrag auf erneute Versetzung stellte. Das Verfahren ging zu seinen Gunsten aus. Und am 1. Mai 2008 malte er wieder einen seiner Smileys in den Kalender. Er konnte an die Marine-Operationsschule Bremerhaven wechseln. Mehr Fahrerei, aber weniger Unruhe. In Bremerhaven sollte er im Schießsimulator unterrichten. Er freute sich zum ersten Mal seit Langem, zum Dienst zu fahren.

Dafür musste er zu Hause ziemlich was aushalten. Kein Tag verging, an dem ich nicht höllisch fluchte. Mich machte diese zunehmende Bewegungsunfähigkeit fast wahnsinnig. Ich bin eben seit meiner Zeit als Sportlerin doch ein Bewegungsmensch, ich will nicht schnaufen müssen, wenn ich drei Treppenstufen hochgehe. Liegen konnte ich auch nur noch auf einer Seite, alles andere schmerzte. Trotzdem fuhren wir zu dritt zur Regatta nach Ratzeburg. Ich war immer bei der Regatta in Ratzeburg gewesen. Ich freute mich, H.P. wiederzusehen, seine Frau und all die Sportler, die ich noch von früher kannte. Stolz kam ich in Ratzeburg an, ich hatte etwas geschafft, hatte eine Familie gegründet, erwartete mein zweites Kind – das sollten ruhig alle wissen. Dass das ausgerechnet meinen ehemaligen Trainer gar nicht interessierte, schmerzte sehr. Er war ziemlich kurz angebunden, als ich ihn mit für seine Verhältnisse wohl zu viel Überschwang begrüßte. Schade. Mir schien es: Er nahm mir das mit René noch immer übel; dass ich für ihn meine Karriere aufgegeben hatte, die Olympiateilnahme 2004 riskiert und am Ende verloren hatte. Ich hatte ihn wohl enttäuscht.

Noch vor dem Geburtstermin stand für René Anfang Juni 2008 die zweite Therapie-Etappe in Hamburg an, diesmal zwei Wochen. Er war nicht begeistert, aber ziemlich gefasst, als er Montagmorgens losfuhr. Ich erinnerte ihn an unseren gemeinsamen Termin im Krankenhaus. Wir wollten uns am Wochenende die Station anschauen, in der unser Sohn zur Welt kommen sollte. Es war dieselbe wie die, in der Janina geboren worden war. Für René war alles neu, für mich steckte der Termin im Krankenhaus voller Erinnerungen; nicht nur positiver. Wie allein hatte ich mich hier vor zweieinhalb Jahren gefühlt. Erbärmlich allein. René 10.000 Kilometer weit weg, irgendwo in den Bergen zwischen Afghanistan und Pakistan. Ich hatte ihn verflucht, dass er mich allein gelassen hatte, obwohl er gar nichts dafür konnte. Die Firma! Immer die Firma! Als ich mit René in den Kreißsaal schaute, in dem ich Janina bekommen hatte, konnte ich die Tränen nicht zurückhalten. René hielt die ganze Zeit über meine Hand, jetzt drückte er sie fester. Ich dachte, vielleicht spürte er, wie es mir ging. Er sagte nichts, aber das war okay. Ich wunderte mich sowieso, wie tapfer er war. So viele fremde Leute um uns herum, Schwangere mit ihren Männern, die Schwestern, die Hebamme, und er war die Ruhe selbst, wackelte einfach mit dem Tross durch Gänge, Zimmer und

Säle, immer ganz hinten, als müsste er auch diesen Trupp werdender Mütter absichern.

Reisen ging mit dem dicken Bauch jetzt gar nicht mehr. Umso schöner, dass mein Vater uns Mitte Juni in Neudorf besuchte. Er hatte seine Hündin Biggi dabei und blieb übers Wochenende. Immer wenn mein Vater da war, genoss ich es, Tochter zu sein. Als ich noch klein war, war er viel unterwegs, unter der Woche sah ich ihn so gut wie nie; seit ich 16 war nur noch in den Ferien. Jetzt war ich bald zweifache Mutter und fühlte mich in der Tochterrolle immer wohler. Mein Vater hatte sich verändert. Er zeigte Gefühle.

22. Juni. Die Wehen gingen morgens um vier Uhr los. Auf der Couch vor dem Fernseher wartete ich ab, bis das Kind zwischen den normalen Abständen Zwischenwehen auslöste. Dann weckte ich René. Der rief die Babysitterin für Janina an. Kurz nach sieben waren wir im Kreißsaal. René riss sich ziemlich zusammen. Er konnte mir nicht helfen, was ihm bei meinen Schmerzensschreien schwer fiel einzusehen. Schließlich ging er frühstücken, ich hing an der Sprossenwand. In der letzten Phase der Geburt stand er bei mir. Ich vergrub meine Fingernägel in seinem Arm. Ich wusste, das tat weh, aber ich dachte: Das muss er jetzt aushalten. Um neun Uhr zwölf lag Pascal auf meinem Bauch. Seine Geburt entsprach seinem Wesen: schnell und wendig, fast sich selbst überholend. Er sah aus wie Janina, nur dass sie bei der Geburt pechschwarze Haare gehabt hatte, und er strohblond war. René strahlte. Irgendwie hatte ja auch er es geschafft. Nur das mit der Haarfarbe verunsicherte ihn. Weder er noch ich hatten blonde Haare. Ich tröstete ihn damit, dass meine Großmutter strohblond war.

Vier Tage blieb ich mit Pascal in der Klinik. René kam jeden Tag. Wenn er es einrichten konnte, auch zweimal. Ich erholte mich schneller als nach Janinas Geburt, konnte problemlos herumgehen, mich besser bewegen. Nur wegen Pascal machte ich mir Sorgen. Wenn er an der Brust lag und trank, fühlte sich das irgendwie anders an als ich es noch von Janina erinnerte. Die Kinderschwester sagte: „Jedes Kind ist eben anders." Ich mochte diesen Spruch nicht, das war doch keine Erklärung. Im Grunde nahm sie mich damit einfach nicht ernst. Ich merkte doch, dass mit Pascal etwas nicht stimmte. Als Mutter spürt man das. Er schrie, vor allem nachts und beim Trinken.

Zwei Wochen nach Pascals Geburt rief ich die Hebamme an. Seine Trinkprobleme waren nicht weniger geworden, trotz aller Bemühungen. Wenn er Hunger hatte, schrie er. Wenn ich ihn anlegte, beruhigte er sich nicht wirklich, nuckelte wie wild, aber schrie auch dabei noch. Bekam er zu viel Milch oder zu wenig? René lief in der Wohnung auf und ab wie ein Tiger im Käfig. Seine Unruhe wurde meine Unruhe und übertrug sich am Ende auf das Kind. An manchen Tagen fürchtete ich, das mit Pascal und der Muttermilch würde gar nichts mehr werden. Dann war ich verzweifelt, der kleine Mensch musste doch mal aufhören zu schreien. Ich konnte doch auch nicht mehr tun, als es immer wieder probieren. Mitunter schlief ich mit dem Kind an der Brust vor Erschöpfung ein. René war weg.

Als die Hebamme Pascal sah, sagte sie: „Sofort ins Krankenhaus." Es war Abend, wir fuhren in die Notaufnahme. Pascal war unterzuckert, er wog zwei Wochen nach der Geburt gerade einmal so viel wie bei der Geburt. Das war zu wenig. Das Kind kam an den Tropf. Zu stillen, das war mir schon bei Janina wichtig gewesen. Das hatte ich doch auch bei Pascal durchziehen wollen. Zum Schlafen kam ich nicht. Pascal musste gewogen werden, vor dem Trinken, nach dem Trinken. Endlich fanden wir den Grund für Pascals Schreierei. Er war einfach ein ziemlich ungeduldiges Kind. Sobald er beim Trinken nicht bekam, was er wollte, nicht genug

Milch vielleicht, schrie er, schluckte Luft und schrie dann wegen der verschluckten Luft. Dabei rutschte seine Zunge regelmäßig nach hinten. So kann keiner saugen. Ich nahm mir vor, auch zu Hause immer wieder Milch abzupumpen, um ihn aus dieser Schrei-Spirale zu erlösen. Ich stillte Pascal links, dann rechts. Den Rest, den er sich nicht ernuckelt hatte, pumpte ich ab. Den gab René ihm zwischendurch mit einer kleinen Spritze, so, wie man es uns in der Klinik gezeigt hatte. Ich wog Pascal vor dem Stillen, nach dem Stillen, trug alle Daten in ein Diagramm ein. Wir machten uns verrückt. Pascal war noch lange Zeit viel zu dünn.

Ende Juli 2008 hatte uns die Normalität wieder. René musste das dritte Mal zur Therapie. Für Janina begann das zweite Jahr in der Krippe. Ich fuhr sie hin, holte sie ab. Da kamen ganz schön Kilometer zusammen. So froh ich tagsüber um die Stunden mit nur einem Kind war – diese Fahrerei war ermüdend. Das erste Mal kam mir der Gedanke, wir sollten wieder einmal umziehen. Nicht, dass ich gern umzog. Aber näher an der Krippe zu wohnen – der Gedanke gefiel mir. Vieles wäre dann einfacher. Und ich nicht mehr so einsam. In dem Ortsteil, in dem wir seit 2006 wohnten, hielt mich doch eigentlich nichts. Ich kannte niemanden. Ich war die ganze Zeit allein mit den Kindern, von denen eines sehr viel schrie. Ich lebte völlig isoliert. René kam an den Wochenenden von seiner Therapie nach Hause – als wäre er im Urlaub. Er bemühte sich sehr, übernahm auch schon mal einen Nachtdienst mit Pascal, damit ich weiterschlafen konnte. Er kochte notfalls das Mittagessen zu Ende und holte Janina zwischendurch von der Krippe ab. Er machte Besorgungen, backte auch Kuchen, wenn wir Kuchen wollten. Nur wenn Pascal wieder einen seiner Schreianfälle hatte, zog er es immer häufiger vor, mit dem Auto wegzufahren. Wenn ich ihn hinterher fragte, wo er gewesen war, kamen nur vage Antworten: Kumpels, Schießen, einfach so. Ich kriegte es nie wirklich heraus, wohin er flüchtete, auch nicht, warum. Er mied Menschen, Besuche bei Freunden machte ich immer öfter ohne ihn.

Als ich René Anfang August auf dem Weg nach Marienhof im Bundeswehrkrankenhaus Hamburg besuchte, zog ich mich in sein Zimmer zurück, um Pascal zu stillen. Der Raum wirkte wie eine Zelle. Ein Bett, ein Tisch, eine Tür zum Bad. Um sich zu bewegen, blieb vielleicht ein Meter Platz dazwischen. Nebenan der Hubschrauber-Landeplatz. Ich erinnerte mich, dass ich dieses Geräusch mitunter gehört hatte, wenn René und ich während seiner Therapietage miteinander telefoniert hatten. Für einen Moment hatte er dann immer nicht mehr zuhören können, es hatte nicht an der Lautstärke gelegen, eher an den Erinnerungen, die er mit dem Geräusch verband, ich hatte nachgefragt: „Hallo, bist du noch dran?", er hatte immer nur gesagt: „Alles okay."

Ich legte Pascal neben mich auf das Bett, in dem sein Vater ich weiß nicht wie viele Nächte wahrscheinlich eher wach lag als schlief, und stillte ihn. Manchmal verfluchte ich diese ganze Stillerei, diese ständige Sorge, Pascal könnte wieder so rapide abnehmen. Diesmal wurden wir darüber aber wirklich still. Ich saß neben dem Kind und fragte mich, wohin das alles hier wohl noch führen würde. Ich konnte mir nicht vorstellen, dass jemand in einem solchen Zimmer genesen könnte. Kurz danach lernte ich Renés Therapeuten kennen, ein eher schmächtiger Mann, allerdings wirkten neben René viele schmächtig. Er hatte etwas, das stimmte. Seine direkte, herzliche Art. Ich konnte mir gut vorstellen, dass René sich ihm würde öffnen können. Wir waren zusammen im Vorraum vor dem Beratungszimmer gestanden und René hatte ihn einmal kurz angesehen wie ein Sohn seinen Vater ansieht. Ich meinte, in seinen Gesichtszügen eine Ahnung von Vertrauen zu sehen.

Pascal war wieder wach, strampelte mit den Beinen, sah mich herausfordernd an – und drehte sich vom Rücken auf die Seite. Das konnte er, seit er einen Tag alt war. Nichts essen, aber beweglich wie ein Alter. Ich packte meine Brust wieder ein, nahm Pascal auf den Arm und ging hinaus. Auf der Wiese beim Auto führte Janina René gerade ihre neuesten gymnastischen Kunststücke vor. Ich kam mir vor wie in einer ziemlich verrückten Familie. Ich dachte: „Wie sehr ich euch liebe!"

Meistens funktionierte die Art, wie René babysittete. Er trug Pascal auf dem Arm durch die Wohnung und legte sich, sobald er eingeschlafen war, mit ihm auf der Brust auf die Couch. Diese Taktik hatte schon bei Janina geklappt. Dann rührte er sich nicht einen Millimeter, notfalls stundenlang, um Pascal nicht wieder zu wecken. Manchmal schlief er mit ihm ein. Wenn aber diese Art, das Kind zu beruhigen, nicht funktionierte, kam das für René jedes Mal einer Katastrophe gleich. Bei einer seiner Nachtschichten, in denen er sich um Pascal zu kümmern hatte, während ich versuchte, ein paar Stunden am Stück zu schlafen, wurde Pascal nicht still. René hielt ihn im Arm und ging im Flur auf und ab. Dabei kam er jedes Mal an der offenstehenden Badezimmertür vorbei. Das Kindergeschrei hallte in dem gefliesten Raum wie in einer Kathedrale. Erst später wurde mir klar, was René da durchgestanden haben musste. Das Geschrei seines Kindes musste sich immer mehr mit dem Geschrei des Jungen vermischt haben, der in Afghanistan in seinen Armen gestorben war. Aber René sprach damals über solche Empfindungen nicht. Als Pascal endlich schlief und er ihn neben mich ins Bett legte, hörte ich eine Viertelstunde lang den Wasserhahn laufen. René wusch sich Blut von den Händen ab, das nur er sehen konnte. Irgendwann später erzählte er mir einmal, dass man Verhörzimmer gern grün streicht, weil man dann die Blutspritzer nicht so gut sieht. Unser Bad hatte ich vor unserem Einzug auch grün streichen lassen. Hätte ich das mit den Verhörräumen vorher gewusst, ich hätte eine andere Farbe gewählt.

Seit dieser Nacht schreckte René immer häufiger auf. Ich tat, als schliefe ich, er stürzte zum Fenster, offensichtlich um nachzusehen, ob draußen irgendetwas Ungewöhnliches vor sich ging. Dabei war vielleicht nur ein Auto vorbeigefahren. Es reichten immer kleinere Geräusche, um ihn misstrauisch werden zu lassen, ein Tier, der Wind in den Eichen. Der Gedanke daran, Pascal könnte losheulen, machte ihn nervös. An manchen Tagen glich René einem aufgescheuchten Nervenbündel, während ich chronisch übermüdet war und zur Selbstüberschätzung neigte. Ich bildete mir tatsächlich ein, ich könnte es schaffen, René ein Leben ohne Kindergeschrei zu ermöglichen.

Nichts wurde besser. Neben den wiederkehrenden Motiven unseres Alltags, zu denen Pascals dauerhafte Gefahr der Unterernährung gehörte, auch sein ungeheuerlicher Bewegungsdrang und meine Müdigkeitsanfälle, blieb René das große Thema, dem wir uns mehr und mehr unterordneten. Er neigte zur Tobsucht. „René, Janina ist zweieinhalb und ein Kind, kein Kamerad, und das hier ist das Kinderzimmer, nicht der Kasernenhof!" Ich versuchte es immer wieder ganz freundlich. Nur, weil er sich immer öfter im Ton vergriff, musste ich mich ja nicht auch im Ton vergreifen. Meine Worte sollten beschwichtigen, vermitteln zwischen diesem Bär von einem Mann und unserer kleinen Tochter, die ihm nicht einmal bis zur Hüfte reichte. Meine Worte sollten René zurückholen in die Realität. Er verlor sie mehr und mehr. Oder uns. Oder die Beziehung zu uns. Dass ein zweieinhalbjähriges Mädchen eine andere Vorstellung von einem aufgeräumten Kinderzimmer hat als ein Erwachsener, wäre

René unter anderen Umständen sicherlich auch klar gewesen. Wenn René unter der Woche im Bundeswehrkrankenhaus Hamburg war, hatten die Kinder vor solchen Auseinandersetzungen Ruhe. Aber je länger die Therapie dauerte, umso schwieriger wurde es, an den Wochenenden wieder zusammenzufinden. Oft ging es René so schlecht, wenn er aus Hamburg zurückkam, dass ich mich fragte, was sie dort eigentlich mit ihm machten? Half ihm die Behandlung? Oder stürzte ihn die Therapie nur immer noch tiefer in seine Ängste und verunsicherte ihn zusätzlich? Wie gern hätte ich mehr über die Behandlung gewusst, hätte eingebracht, was ich über René wusste, was ich mit ihm erlebte. Aber es war wie mit allem, was mit der Bundeswehr zusammenhing – es blieb ein Geheimnis. So wenig René mir von seinen Einsätzen erzählt hatte, so wenig erfuhr ich jetzt, was in der Traumatherapie passierte. Aber wie sollte ich einem Menschen helfen, der nichts von dem preisgab, was in ihm vorging? Mehr und mehr hatte ich das Gefühl, unser „Wir-Projekt" könnte am Ende an zu vielen unaufgeklärten Geheimnissen scheitern. Ins Wanken geraten war es längst.

Janina war jetzt ein Kindergartenkind, konnte Laufrad fahren und regelte ihre Probleme – dafür, dass sie noch nicht ganz drei war – ziemlich selbstständig. Ihrem Vater ging sie mehr und mehr aus dem Weg. Man wusste ja nie, was der sich wieder ausdachte. Pascal war auf dem Weg vom Stillkind zum Mitesser am Tisch, noch immer zu dünn. Vielleicht war das ja auch einfach seiner Lust, sich zu bewegen, geschuldet. Wenn ich ihn auf die Couch legte, schien sein erster Gedanke zu sein: Ich kann robben. Das tat er dann, mit drei Monaten. Ich selbst versuchte, die Wochentage zu überstehen. Kindergarten, Mittagessen, die Nachmittage mit den beiden Kleinen. Um nicht übergangen zu werden, hatte ich mich in den Elternbeirat des Kindergartens wählen lassen. Zwischendrin machte ich hin und wieder ein Auf-maß, zeichnete Gärten. Wenn René nicht da war, nahm ich Pascal einfach mit. Alles ließ sich irgendwie arrangieren. Nur René ging es schlechter als er zugeben mochte.

Um aus unserem Trott zu kommen, war uns jeder Anlass recht. Mitte Oktober 2008 hatte René wieder Therapieferi-en, wir fuhren nach Dresden zu meiner Freundin Rica und ihrer Familie, anschließend weiter zu meinen Großeltern, die ihre Diamantene Hochzeit feierten. Janina und ich feier-ten mit. René schnappte sich Pascal und ging mit ihm drau-ßen noch eine Runde spazieren. Ob Pascal das brauchte? Eher René. So musste er sich den vielen Menschen, die zu dieser Feier gekommen waren, gar nicht erst stellen. Er machte lieber sein eigenes Ding. Alle hielten ihn für einen fürsorglichen Vater. Dass er einfach nur Angst hatte vor dem engen Raum und dem Schreien der Kinder dazwischen, merkte niemand. Insgesamt waren die Tage eine ziemliche Tortur für alle, das Auto vollgepackt, als wollten wir aus-wandern. Pascal schlief während dieser Reise das erste Mal nicht bei uns im Bett. Ich hatte schon länger vorgehabt, ihn an ein eigenes Bett zu gewöhnen, jetzt war dazu die beste Gelegenheit. Die vielen Eindrücke, die Fahrt, Pascal war zu müde, als dass er protestiert hätte. Sein kleines Reisebett stand neben der Couch, auf der René und ich schliefen. Wann immer Pascal einen Mucks tat, streichelte ich ihn. Ich musste nicht einmal aufstehen.

Zwischen den Therapiephasen fuhr René zum Dienst nach Bremerhaven. Nicht selten kam er mit dieser Unruhe nach Hause, die ich schon kannte. Ich konnte nur raten, wo-ran es diesmal lag. Wenn ich ihn fragte, wich er aus. Viel-leicht war es die Knie-Operation, die immer noch ausstand. Seine Angst, nicht mehr gehen zu können, hatte ihn schon ein paar Mal fast wahnsinnig gemacht. Dann rückte der No-vember näher. Jener Monat, in dem er beim missglückten

Einsatz seinen Freund verloren hatte, obwohl er dessen Schwester doch zuvor versprochen hatte, ihn gesund wieder mitzubringen. Was für ein Versprechen im Krieg! Er hatte es nicht halten können. Vermutlich holten die Wochen vor dem Jahrestag ihn jedes Mal wieder in diese tödliche Hölle zurück. Und da war dann auch kein Platz für einen Therapeuten. Dann wollte René allein sein.

Ausgerechnet in dieser Zeit hatte ich mir in den Kopf gesetzt, Pascal beizubringen, allein einzuschlafen. Wieder mit der Methode, mit der ich es schon bei Janina geschafft hatte. Hinlegen, gute Nacht sagen, gehen, schreien lassen, nur kurz, dann wieder hineingehen, beruhigen, gute Nacht sagen, gehen – und wieder von vorn. Ich erklärte René, was ich machen wollte, dass Pascal schreien würde, nicht weil er Hunger hatte, sondern nur, weil er nicht allein sein wollte. „Wenn du es nicht aushältst, fahr doch ein bisschen rum, oder besuch deine Mutter", schlug ich ihm vor. Aber er schüttelte den Kopf. Er wollte dableiben. Er stand am Treppenabsatz und gab Pascal einen Gute-Nacht-Kuss. Ich verschwand mit dem Kind im Kinderzimmer, ein paar Minuten später kam ich wieder heraus, ließ die Tür einen Spalt breit offen. Pascal schrie. Das war selbst für mich nicht einfach. Als ich mich umdrehte, stand René noch immer am Treppenabsatz. Er klammerte sich ans Geländer. „Siehst du, Marita, ich schaffe das", sagte er. „Ich halte das aus!" Er zitterte am ganzen Leib. Ich fühlte mich ohnmächtig. Müde und ohnmächtig. Vielleicht hätte René das alles wirklich durchgehalten. Ich hielt es nicht aus, ihn so zu sehen. Stattdessen ließ ich René auf seine Einschlafmethode zurückgreifen. Er legte sich Pascal auf den Bauch und blieb so lange liegen, bis sein Sohn ausgeschlafen hatte. Hauptsache, ich konnte währenddessen auch ungestört schlafen. Das war seine Art von Fürsorglichkeit. René kam notfalls tagelang ohne

Schlaf aus. Es sollte noch zwei Jahre dauern, bis Pascal allein einschlafen konnte.

Von einem Tag auf den anderen wurde René wieder misstrauisch. Der Auslöser war sicherlich meine Unlust. Keine Lust auf Sex – das konnte in seinen Augen nur heißen, dass ich ihn als Mann nicht annehmen wollte, nicht respektierte. Dabei war ich einfach nur viel zu müde. Er begann wieder mit seinen Verhören, wollte Sicherheit, dass da nichts war, letztes Jahr in Kundus. Ich hatte es schon zu oft gesagt, versichert, beteuert. Was sollte ich denn noch tun, damit er mir glaubte? Ich lernte, einen Satz zu sagen, der zumindest mir half: „René, ich will darüber nicht mehr reden." Natürlich akzeptierte er das nicht. Wie auch? Aber mir tat es gut, diese Grenze zu ziehen. Ich hatte versucht, ihm zu erklären, wie ich mich gefühlt hatte, als ich in Afghanistan war. Der permanente Druck, den er mir damals gemacht hatte, die Anrufe, die Verhöre, die Unterstellungen. Die ganze Situation, die so verfahren war, dass ich nur noch ausreißen wollte, weg. Er verstand das auch im Nachhinein nicht. Draußen trommelte der Regen auf das Dach des Carports. Er hörte sich an wie Gewehrsalven. Da fiel mir ein, dass ich vor einigen Monaten den Ausdruck einer Luftaufnahme bei seinen Sachen hatte liegen sehen. Als hätte er bei Google Earth mögliche Ziele recherchiert. Was hatte er vor? Wollte er tatsächlich ein Phantom jagen? Einen anderen Mann, den es nur in seinem Kopf gab?

Dass er keine Ruhe geben konnte, dass er immer und immer wieder mit seinen Fragen in mich drang; er ahnte nicht, wie nah er mir damit kam, wie er mich bedrängte, alles wieder hervorholte, was für mich schmerzlich gewesen war, vor allem meine Zweifel. Ich wollte das nicht wieder und wieder durchleben. Er hatte so lange Ruhe gegeben, warum jetzt? Und vor allem: Warum dann auch noch gegen Janina?

Wenn ich es mitbekam, ging ich dazwischen. René bedrängte auch sie mit Fragen, ließ auch ihr keine Zeit zu antworten. Janina konnte sich nicht wehren. Sie verstand nicht, was René wollte, wenn er sie wiederholt anhielt, endlich aufzuräumen. Was denn, wo, warum? War doch alles aufgeräumt. René ließ ihr keine Luft zum Atmen. Ich schickte ihn immer häufiger weg. Bis Janina einen Ton entdeckte, mit dem sie ihn besiegen konnte. Er tauchte in ihrem Weinen auf. Eine bestimmte hohe Frequenz, die er nicht ertragen konnte. Dann hielt er sich die Ohren zu, drehte sich um und ging weg. Janina wurde im November drei und hatte wie ein kleiner David den großen Goliath in die Flucht gejagt. Später fauchte sie wie ein Tiger oder Löwe, was sich für René genauso anhörte, wie ein Mensch, der nach Luft röchelt.

Natürlich vertrugen sich die beiden wieder. Spätestens am nächsten Tag tat René sein Verhalten ja auch leid. Nicht, dass er sich bei Janina entschuldigt hätte, nein, aber er saß dann mit mir zusammen und sagte es mir. Ich fand das wichtig, zu sehen, dass er mitbekam, was er anrichtete. Ob er es allerdings wirklich wusste, oder ob er nur nachsprach, was ich ihm an den Kopf warf, das wusste ich nicht.

Noch im alten Jahr setzten wir unsere Unterschrift unter den Mietvertrag für ein anderes Haus. Wir hatten alles durchgerechnet, was konnten wir uns leisten, was war sinnvoll – und hatten uns für eine Doppelhaushälfte entschieden, viel näher am Kindergarten. Das sparte Zeit und Nerven und Spritgeld. Eine gute Entscheidung, wie ich fand. Als die ersten Nachmieter durch das alte Haus stiefelten, war René schon wieder an seiner Grenze. Er hielt sich abseits, guckte die Besucher aus dem Augenwinkel an, hielt sich den Rückweg offen. Ein komisches Bild, wenn es nicht so traurig gewesen wäre.

Ich hatte wohl tausend Wünsche, als wir am Silvesterabend 2008 bei Freunden in den Himmel sahen und das

Feuerwerk bestaunten. René schoss Leuchtraketen in den Himmel; seine Art, mit dem eigentlich unerträglichen Lärm umzugehen: selbst etwas tun, kompetent bleiben und bewaffnet. Einige meiner Wünsche für das neue Jahr waren: schlafen können, bis ich nicht mehr müde war, nur Renés freundliche, liebevolle Seite erleben, dass Janina ihren Ton nicht mehr brauchte – und einen Krippenplatz für Pascal. 2009 würde auch kein einfaches Jahr werden.

Alltagsroutine

Ich hatte alles so gut vorbereitet. Den Antrag auf einen Krippenplatz für Pascal hatte ich schon im Oktober 2008 abgeschickt. „Brauchen Sie gar nicht beantragen", hatte man mich in der Gemeinde abspeisen wollen. „Es sind sowieso keine Plätze mehr frei. Alles voll." Aber nicht mit mir. Die Kinderbetreuungssituation war im Ort sowieso eine Katastrophe. Ich wollte nicht schweigen und still leiden. Ich brauchte einen Platz für Pascal. So schnell wie möglich. Die Frau im Amt kannte uns schon. Ich hatte für Janinas Platz gekämpft. Damals war die Krippe gerade erst eingerichtet worden. Als ich sie im Dezember 2008 mit beiden Kindern besuchte, hatte ich von ihr immerhin eine Liste von Tagesmüttern bekommen, zur Überbrückung. Noch vor Weihnachten hatte ich außerdem dem Bürgermeister einen langen Brief geschrieben, in dem ich unsere Situation offenlegte. René war das anfangs gar nicht recht gewesen. Am Ende wusste womöglich jeder von seiner Erkrankung. Aber er vertraute mir. Es war mir wichtig, meine Krippenplatzanfrage in den richtigen Kontext zu rücken: „Ich kann nicht verstehen, dass es für die Gemeinde bisher nur 20 Krippenplätze gibt, obwohl allgemein bekannt ist, dass aufgrund der wirtschaftlichen Lage in Deutschland immer weniger Haushalte mit nur einem Verdiener auskommen." Meinen Brief schickte ich auch der damaligen Familienministerin Ursula von der Leyen. Eine Antwort bekam ich von ihr nicht.

Meine Suche nach einer Tagesmutter für Pascal war erfolgreich. Am 5. Januar 2009 begann ich mit seiner Eingewöhnung. Gerade, als wir so weit waren, dass er die Abschiedszeremonie verstanden hatte, wurde er krank. Es begann mit Durchfall, vier-, fünfmal am Tag. Dabei turnte er immer noch rum, trotz sichtlicher Schwächung des kleinen Körpers hangelte er sich hoch, wo immer er gerade war, im Bett genauso wie an Regalen oder Schränken. Er kam nicht zur Ruhe. Bis auch er nicht mehr konnte. Er sah ganz durchsichtig aus, als wir erst auf den Hausarzt warteten, später dann in der Notaufnahme des Krankenhauses. Er war völlig ausgetrocknet. Was für ein Sorgenkind! René trug ihn in den Behandlungsraum. Blut abnehmen. Ich sah ihn an, gab ihm zu verstehen, dass er sich bitte wegdrehen sollte, ich wusste doch, wie er litt, vor allem mitlitt, wenn die Kinder medizinisch behandelt wurden. Erst Tage zuvor hatte er Janinas Impfung durchstehen müssen, hatte hinterher in der Apotheke mehr für sich als für sie zur Belohnung und wegen Tapferkeit einen Beutel Gummibärchen gekauft. Der Arzt nahm Pascal ausgerechnet an der Stirn Blut ab. René drehte sich weg, er wusste, wie er reagieren würde, jetzt stand er trotzdem zitternd da, schwitzte, ertrank in seiner eigenen Hilflosigkeit. René konnte nach Hause. Pascal und ich wurden in ein Zweibettzimmer verlegt. Erst einmal hing er am Tropf. Am nächsten Morgen stand er schon wieder. Der Chefarzt unterschrieb nach der Visite unsere Entlassungspapiere. Wir fuhren nach Hause. Nur einen Tag später war ich mit Pascal wieder beim Hausarzt. Wir saßen eine Weile im Wartezimmer. René war das zu lange. Er saß schon einmal zu lange mit einem Jungen auf dem Schoß da und musste warten. Er sagte kein Wort.

Der Arzt überwies Pascal und mich erneut ins Krankenhaus, obwohl er Zweifel hatte, ob diese Maßnahme notwendig war. Ich war diejenige, die keine Zweifel hatte. Ich kämpfte wie eine Ertrinkende um eine helfende Hand, eine rettende Insel, nur nicht untergehen. Beim Abschied gab mir der

Hausarzt zu verstehen, nicht Pascal sei das Problem, sondern ich, und ob ich schon einmal überlegt habe, mir psychiatrische Hilfe zu holen. Ein Satz wie eine Ohrfeige.

In der Klinik wurde ich den Eindruck nicht los, dass der Hausarzt seine Psycho-Diagnose gleich mitgeliefert hatte. – Niemand schien Pascals Zustand so richtig ernst zu nehmen, und am nächsten Morgen sollten wir schon wieder entlassen werden. Am Ende behielten sie uns nur, weil Pascal sich endlich einmal in Anwesenheit einer Schwester so voll schiss, dass keine Windel es halten konnte. Sie sah Farbe und Konsistenz und sagte: „Sie bleiben hier." Daraufhin holte sie den Arzt. Wir kamen in Quarantäne. Gerettet!

Kittel an, desinfizieren, Kittel aus, desinfizieren. René kam mindestens einmal am Tag, um uns zu besuchen. Pascal erholte sich langsam. Wie sich später herausstellte, hatte er sich mit dem Norovirus infiziert. Fiebermessen, Wiegen, Füttern, die Tage hatten auch in der Klinik eine gewisse Routine. Als die Hauspsychologin das erste Mal vorbeischaute, war René gerade da. Ich dachte: Hat sich der Hausarzt doch noch durchgesetzt mit seiner Psycho-Diagnose. Andererseits hatte er ja recht. Ich brauchte Hilfe. Und ich wollte Hilfe. Und wenn mir eine Psychologin die Hand reichte, dann war ich sicher auch bereit, mir von ihr helfen zu lassen. Dass es so nicht weitergehe, sagte ich, das Alleinsein mit den Kindern, Renés ständige Aussetzer, die ungewisse Zukunft, ob ich als Selbständige wirklich genug Aufträge bekommen würde, um davon leben zu können, Pascal mit seinem unbändigen Bewegungsdrang, nicht eine Minute konnte ich ihn aus den Augen lassen. Seine körperlichen Fähigkeiten waren so viel weiter als sein Vermögen, mich zu verstehen. Er war ein Baby, das laufen konnte. Für mich war das die Hölle. Auch, weil er mehr Energie verbrauchte als er zu sich nahm. Er wurde immer dünner, weil er zu wenig aß. Dann Janina, die nicht zu kurz kommen durfte. René hielt die ganze Zeit über Pascal im Arm, streichelte ihn. Die Psychologin sagte: „Sie brauchen Hilfe. Die ganze Familie braucht Hilfe." Ob sie merkte, wie unendlich erleichtert ich war? Sollten die anderen doch denken, ich wäre verrückt. Endlich nahm uns jemand wahr, unsere Probleme. Vielleicht waren wir dann weniger allein, vielleicht konnten wir dann doch alles schaffen. Jemand hatte den Vorhang ein Stückchen aufgezogen, einen Blick auf unsere Familie geworfen. Allein das tat schon gut.

Als die Psychologin das zweite Mal kam, war ich mit Pascal allein. Ich weinte mich aus, endlich hörte einer zu. Ich fühlte mich in meiner ganzen Lebenssituation so unsicher. Wie umfassend dieses Gefühl war, wurde mir erst klar, als ich darüber sprach.

Neun Tage nach unserer Entlassung saß ich der Psychologin noch einmal gegenüber. Sie riet mir, mich an das Jugendamt zu wenden. Nicht nur wegen der Kinderbetreuung. Ich sollte eine Familienhilfe beantragen. Entlastung im Alltag, damit unser „Wir-Projekt" nicht auseinanderbrach, Konfliktbewältigung, Reflexion. Als ich unsere ganze Geschichte Tage später der Mitarbeiterin im Jugendamt erzählt hatte, stimmte deren Einschätzung mit der Einschätzung der Krankenhaus-Psychologin überein. Ich ging mit einem guten Gefühl aus ihrem Büro. Bis sich herausstellte, dass unser Umzug im März dazu führte, dass eben diese Sachbearbeiterin nicht mehr für uns zuständig war. Ich sollte meine Geschichte also noch einmal erzählen. Prompt geriet ich an eine Frau, die in unserem Fall keinen Handlungsbedarf sah. „Sie haben doch eine Tagesmutter für Ihren Sohn gefunden", sagte sie mir am Telefon. „Wo ist Ihr Problem?" Ich legte auf, versuchte, mich zu beruhigen, rief einen Tag später wieder an. Ich denke, ich war ziemlich unhöflich. Aber erfolgreich: Zwei Wochen später hatte ich einen zweiten Termin im Jugendamt. Es sollte noch drei Monate dauern, bis die

Familienhelferin das erste Mal zu uns kam. Sie kam wöchentlich, mehr als ein Jahr lang.

Umzüge sind Kraftakte. Manchmal werden aus Kraftakten auch Katastrophen. Wir schlitterten knapp an einer vorbei. Es begann mit Janina und ihrer Unnachgiebigkeit. Sie wollte einfach nicht einsehen, dass die Schränke, die vor dem Umzug noch in ihrem Zimmer standen und somit ihre Schränke waren, nach dem Umzug im Bad stehen sollten, und also nicht mehr ihr gehörten. Sie beharrte auf dem Status quo. „Das sind meine Schränke!" Sie unterstrich ihre Ansicht mit Geschrei, Getrampel, Heulen. Ich beobachtete René, der im Nebenzimmer ein Regal abbaute. „Geht's noch?" Ich wusste ja, was in ihm abging, das hielt er nicht lange aus, dann platzte er. Ich kannte das. „Alles okay!" Ich glaubte ihm nicht, aber ich hatte den Eindruck, er wollte dieses eine Mal weder auf Janinas Dickkopf noch auf ihr Geschrei, noch auf den Tornado in seinem Kopf eingehen. Er wollte ruhig bleiben. Aber ich sah, wie er langsam hochkochte. „Geht's noch?" Er nickte. Und brüllte dann doch los.

„Schluss, Schluss!", schrie ich ihn an. Wie sollte ich ihn sonst stoppen? Ich packte die immer noch schreiende Janina und Pascal, der ausnahmsweise einmal nur zugesehen hatte, was wir anderen miteinander anstellten. Ab ins Auto. Nur weg. Während ich mit den Kindern durch die Landschaft fuhr, versteckte sich René in dem kleinen Raum unter der Treppe. Er konnte nicht mehr. Warum müssen Männer immer stark sein? Ich verstand ihn nicht. Als wir am Abend über den Vorfall sprachen, fragte ich ihn: „Warum setzt du dich diesen Situationen aus? Warum sagst du nicht viel früher, dass du nicht mehr kannst?" Er sagte: „Vielleicht hilft es mir." Ich war mir nicht sicher.

Wir hatten den Umzug geschafft, ausgerechnet am 8. März, Weltfrauentag. Ich hatte meinen Vater verabschiedet, der extra den weiten Weg von Marienhof auf sich genommen hatte, um uns einen Tag zu helfen. Olaf hatte ihn als Überraschung für mich eingeladen. Das war Balsam auf meiner Seele. Leider fuhr mein Vater viel zu früh wieder ab. Ich putzte anschließend noch das alte Haus. Ich nahm es als Sport; und als ein Stückchen Freiheit, weil René währenddessen auf die Kinder aufpasste.

Mit dem neuen Haus verband ich viele Hoffnungen. Eine davon war, zur Ruhe zu kommen. Die Lage, das Grundstück, die Nähe zum Wald, all das erinnerte mich an Marienhof. René fand vor allem die Hausnummer toll: 76. Wie seine 76er-Verwendung, die er bekommen hatte, als er zur Bundeswehr ging: Marine-Infanterie. Vielleicht träumte er von heroischen Einsätzen, vielleicht stimmte es ihn auch nur wehmütig. Ich hätte die 76 gern gegen eine andere Zahl getauscht, wenn ich damit auch ein Stück Leben hätte tauschen können. Die Atmosphäre à la Marienhof tat gut. Ich fühlte mich wohl in unserem neuen Zuhause. Es waren gerade einmal drei Monate des neuen Jahres vergangen. Aber für mich fühlte es sich an, als hätten wir doppelt und dreifach gelebt. So viel war passiert. Zur Ruhe kommen, das war leichter geträumt als getan.

Meine zweite Hoffnung hatte nichts mit dem Haus zu tun. Ich wollte unbedingt diesen Krippenplatz für Pascal bekommen. Kinder gehörten unter Kinder, ich kannte es nicht anders. Ich zog alle Register, die mir blieben: schrieb noch einmal an den Bürgermeister, diesmal knapper, dafür schärfer. Ich besuchte auch noch einmal die zuständige Sachbearbeiterin im Amt. Dann kaufte ich Pascal Halbschuhe und ließ ihn im Kindergarten von Janina ein bisschen an der Hand laufen. Die Betreuerinnen staunten, wie gut dieser kleine Kerl schon gehen konnte. Ich dachte, reif für die Krippe, oder?

Selbst René unterstützte mich. Er sprach persönlich beim Bürgermeister vor, machte ihm auf seine Art deutlich, wie wichtig der Platz für uns war. Sicherlich kostet ihn das einige Überwindung. Ich war sehr dankbar, dass er sich durchgerungen hatte. Was auch immer am Ende den Ausschlag gab, einige Wochen später bekamen wir schließlich doch noch eine Zusage. Dass man als Eltern so sehr um einen Krippenplatz kämpfen musste, sich ständig rechtfertigen, aushalten musste, dass selbst Krippenbetreuerinnen behaupteten, Kinder unter einem Jahr gehörten nicht in die Krippe – die ganze Kinderbetreuungssituation war ein Skandal. 20 Krippenplätze auf 15.000 Einwohner! Kein Wunder, wenn viele Mütter gar nicht erst auf die Idee kamen, zu arbeiten, sondern gleich zu Hause blieben, bis die Kinder in den Kindergarten kamen oder in die Schule. War ich eine schlechte Mutter, weil ich bei dieser Politik nicht mitmachen wollte? Meinen Kindern tat es gut, unter Kindern zu sein. Sie waren offen, sie empfanden sich als soziale Wesen. Sie lernten kämpfen. Und ich hatte den Rücken frei, um Geld zu verdienen.

Was nicht einfacher wurde, nachdem mich ausgerechnet der Gartenbaubetrieb, über den ich hin und wieder kleine Aufträge zeichnen konnte, seit Anfang des Jahres 2009 nicht mehr buchte. Kein Bedarf. Mich rettete der Leiter einer örtlichen Baumschule, der in seinem Betrieb eine Beraterin für Gartenplanung gut gebrauchen konnte. Ausgerechnet an dem Tag, an dem ich dort das erste Mal eingesetzt werden sollte, sollte René in Hamburg eine sechswöchige Therapiephase beginnen und Pascal konnte wegen Krankheit nicht zur Tagesmutter. In Situationen wie diesen, wenn ich nicht mehr weiterwusste, lief René zur Hochform auf.

Er fuhr nach Hamburg, checkte im Bundeswehrkrankenhaus ein, setzte sich wieder ins Auto, fuhr die 130 Kilometer zurück nach Neudorf, nahm Pascal und ließ mich in die

Baumschule gehen. Er holte Janina aus dem Kindergarten ab, und mit den Kindern zusammen mich nach vier Stunden aus der Baumschule, fuhr uns nach Hause und selbst wieder nach Hamburg. Abends lag ich völlig erschlagen auf der Couch. Wie war das möglich? Wie passte das zusammen? Wie konnte ein- und derselbe Mensch mich mit seiner Unsicherheit in emotionale Höllen schicken und dann, erhaben über allen Problemen schwebend, eben mal einen ganzen Tag lang einfach nur für mich da sein? Dieser Mann war mir ein Rätsel.

Es ging ihm nicht gut. Ich hörte es an seiner Stimme, wenn wir abends telefonierten. Die Therapie in Hamburg kostete ihn viel Energie. „Ich muss da durch, sonst schaffe ich es nie!" Das waren nicht Renés Worte. Das klang ganz danach, als hätte ihm genau das der Therapeut gesagt. Ich stellte mir seine Situation so vor, als stehe einer sowieso schon am Abgrund und nun drohte man ihm auch noch, ihn über den Rand zu schubsen. Er wollte nicht fallen, er wollte nicht einmal hineinsehen. Er wollte nur ein Stückchen Sicherheit. René konnte mit Gefahrensituationen umgehen – wenn es nicht um ihn, sondern um andere ging, um Aufträge, Befehle, Zwänge. Das war seine Welt gewesen. Aber wie sollte er da wieder herausfinden? Wenn sie doch um so vieles einfacher strukturiert war als die Welt in ihm? Er muss sich selbst vorgekommen sein wie das eigentliche Problem. Wenn er schlecht drauf war, schrie er ins Telefon, er würde am liebsten seine Sachen packen und wieder runterfliegen. Einfach weitermachen in Afghanistan oder wo immer ihn die Firma gebrauchen konnte. Er war bereit. Aber ich hätte es niemals zugelassen. Ich hatte noch immer die Visitenkarte eines Generals, den ich auf dem Rückflug von Kundus kennengelernt hatte. Ihn hätte ich angerufen und Renés nächsten Marschbefehl zu verhindern gewusst.

Wenn es ihm noch schlechter ging, löcherte er mich wieder mit seinem Verdacht, ich hätte ihn in Kundus betrogen. Dass er an den Wochenenden nach Hause fahren durfte, war ein Privileg. Andere Patienten mussten während ihrer Therapiephase durchgängig im Krankenhaus bleiben. Ich empfand es nicht wirklich als Erleichterung, einen Mann mit diesem Privileg zu haben.

Den Kindern fielen ständig neue Kunststücke ein. In diesem Frühjahr vor allem auf dem Gebiet der Akrobatik. Ich begann, kleine Videos von ihnen zu drehen. Nicht, weil ich so stolz war. Ich wollte René nur schonend darauf vorbereiten, dass Pascal durchaus in der Lage war, mit einem Salto vom Stuhl im Kinderbett zu landen, ohne sich dabei die Knochen zu brechen. Barfuß und freihändig die Rutsche zum Hochbett hinaufgehen konnte er jetzt auch, und im Sommer sollte er das erste Mal die Sichtschutzwände im Garten hochklettern, um der Nachbarin beim Rasenmähen zuzusehen. Pascal war ein Bewegungswunder, nicht jeder hielt das aus.

Während René auf Therapie war, entwickelten sich die Kinder eben weiter. Im Grunde hatten sie die Lust am Toben ja von ihrem Vater. René fand auch kein Ende, die Kissen flogen durch die Luft, die Kinder sprangen auf ihm herum. Er genoss es, ausgelassen zu sein. Leider oft, ohne auf seine eigenen Grenzen zu achten. Wie oft musste ich in dieser Zeit wieder wie eine Spielverderberin dazwischengehen, weil aus Spaß von einer Sekunde auf die andere doch Ernst wurde. Wenn es René doch zuviel wurde, wenn er nicht mehr konnte, weil eines der Kinder eine falsche Stelle erwischt hatte, am Hals, oder ihm die Augen zugehalten oder einen falschen Ton angeschlagen hatte, dann brüllte er oder er fasste die Kinder hart am Arm. Einmal nahm er Pascal und setzte ihn so fest vor sich auf dem Fußboden ab, dass ich dachte, der ganze Junge wird gestaucht. Pascal heulte und René schaute mich wie aus einer anderen Welt an. Glücklicherweise milderte die dicke Windel Renés Grobheit etwas ab. Ich schrie ihn an. „Stopp! Schluss! Das sind Kinder, hör auf, du tust ihnen weh."

René spielte mit seiner Krankheit wie andere mit dem Feuer spielen. So gern ich das sah, wenn er mit den Kindern tollte, immer hatte ich Angst, er würde seine Grenzen ignorieren. Es war nie dazu gekommen, aber was würde passieren, wenn es so weit kam? Er hatte unbändige Kräfte.

An den Wochenenden während seiner Therapie-Phase kam ich mir vor wie Renés Wochenend-Therapeutin. Rücksicht nehmen, kuscheln, gute Laune verbreiten, den Geräuschpegel der Kinder dämpfen, Verständnis zeigen. Ich fragte mich, ob wir den Kindern nicht eigentlich zu viel zumuteten. Sie waren zu klein, um Renés Krankheit zu begreifen. Diese latente Anspannung, Renés Ausbrüche, seine Abwesenheiten, sein plötzliches Auftauchen, die Schwarzweißmalerei, dann wieder Phasen, in denen scheinbar alles gut war … Konnten sie damit überhaupt umgehen? Brauchten Kinder nicht eher starke Erwachsene, auf die sie keine Rücksicht nehmen mussten? Ich hatte irgendwo einen Artikel über die Co-Traumatisierung von Kindern gelesen, deren Väter als Soldaten im zweiten Weltkrieg gewesen waren. Im Grunde hatten wir diese Situation jetzt wieder. Es betraf ja nicht nur Janina und Pascal. Es betraf alle Kinder, deren Väter oder Mütter für die Bundeswehr in Auslandseinsätzen waren. Erlebnisse, die sie selbst nicht verarbeiten konnten, lebten als Erinnerungen in ihren Kindern weiter. Eine furchtbare Vorstellung.

Nach einer anstrengenden Woche mit den Kindern und der Arbeit in der Baumschule hätte ich an den Wochenenden, an denen René Betreuung forderte, selbst ein bisschen Betreuung gebraucht. Ich stand jeden Morgen um halb sechs auf, weckte die Kinder, machte Frühstück. Spätestens um sieben saßen wir im Auto. Erst setzte ich Pascal bei seiner Tagesmutter ab, dann kurz vor halb acht Janina am Kindergarten. Von acht bis zwölf arbeitete ich in der Baumschule. Viertel vor eins holte ich Pascal bei der Tagesmutter ab, dann Janina vom Kindergarten. Zu Hause kochte ich Mittagessen für uns und wäre hinterher am liebsten ins Bett gefallen, um nur noch zu schlafen. Routine und Pünktlichkeit hielten mich von zwei Seiten und verhinderten meinen Fall. Wenn René dann abends am Telefon wieder mit seinem Lieblingsthema Kundus anfing, oder sich alles erzählen ließ, was wir den Tag über gemacht hatten, er selbst aber über das, was in der Therapie mit ihm passierte, schwieg, verlor ich mitunter auch den letzten Rest an Energie. Nun hatten wir schon so viel Unterstützung bekommen. René war in Therapie, ich hatte die Familienhelferin – und trotzdem hatte ich das Gefühl, dass alles zusammenbrechen würde, wenn ich aufhören würde zu funktionieren. Am Anfang der Therapie versuchte René noch, etwas von dem, was mit ihm geschah, zu erzählen, wie man versuchte, ihm durch seine Erinnerungen zu helfen, ihn zu konfrontieren. Meistens endeten seine Erzählungen in einem Heulkrampf. Ich saß neben ihm und heulte mit.

Selbst körperliche Nähe zu ertragen wurde immer schwieriger. Ich mochte es, wenn dieser warme Berg von Mensch neben mir lag, aber oft wollte ich einfach nur schlafen. René brauchte mehr. Ich spürte das. Miteinander schlafen, das war Teil der Wochenend-Therapie. Es nutzte wenig, dass ich ihm meine Lage erklärte, dass ich einfach ein paar Rollen zu viel hatte, Mutter, Erzieherin, Köchin, Gartenplanerin, Ehefrau. Vielleicht hatte ich gerade die Kinder ins Bett gebracht, war beim Vorlesen der Gutenachtgeschichte auch müde geworden, hatte mich konzentriert, die richtige Einschlafatmosphäre für die Kinder zu kreieren, damit ich überhaupt einmal den Tag abschließen und ein bisschen Ruhe haben konnte. Er war längst raus aus dieser Welt unserer kleinen Rituale. Er hatte seine eigenen. „Kannst du mir mal den Bauch kraulen?" Das war seine Art, zwischen uns die alte Zweisamkeit heraufzubeschwören. Aber ich wusste einfach nicht mehr, wann ich nur ich selbst sein konnte. Ich sagte, nein, ich sei müde, und versteckte mich immer häufiger hinter den Kindern. Die waren wichtig. Alles andere zweitrangig. René verstand: Marita lehnt mich ab. Wenn es nach ihm gegangen wäre, hätte er unsere Wochenenden damit begonnen, dass wir miteinander schliefen. Er hatte es nie gesagt, mich nur immer entsprechend beflüstert und bedrängt. Aber irgendetwas daran fühlte sich falsch an. Es kam mir vor, als ginge es nicht um Liebe, sondern darum, sein Ventil zu sein. Ein Ventil, das er nach einer Woche Therapie brauchte, um wieder zu sich zu kommen, sich wieder sicher zu fühlen. Unser Sex sollte ihn wieder ins Gleichgewicht bringen. Eine Maßnahme eher als Zärtlichkeit. Ich fühlte mich dafür nicht zuständig.

René kam freitags aus der Therapie nach Hause und fuhr Sonntag wieder. Wann genau er kam, wusste ich nie. Mal früher, mal später. Ich hätte mich gern darauf eingestellt, hätte die Kinder entsprechend vorbereitet, damit sie René noch sehen oder eben erst am nächsten Morgen. Das war unmöglich. Er tauchte immer aus heiterem Himmel auf. Wie oft war dieses Verhalten Thema in der Gesprächsrunde mit der Familienhelferin. Es ging um Absprachen. René entfernte sich durch seine Alleingänge immer mehr von uns. Er war mehr Inspizient als Familienvater, sein Kommen am Wochenende war eher eine Drohung, als dass ich und die Kinder uns darauf gefreut hätten. Er brachte unsere eingespielte Ordnung durcheinander. Für die Kinder war er längst keine verlässliche Bezugsperson mehr.

Was er am Wochenende nicht bekam, holte er sich unter der Woche. Eine Stunde, vielleicht neunzig Minuten am Tag dauerten seine Therapiesitzungen. Länger hielt er es nicht aus. Manchmal rief er dann gleich an, sagte, dass er nicht mehr konnte, dass er sich abends melden würde. Abends schöpfte er seine verbliebenen Kraftreserven dann voll aus – am Telefon. Wir hatten einen Musterdialog entwickelt, den wir in unterschiedlichen Variationen abspulen konnten. Ich sage „wir", weil dazu wohl immer zwei gehören. Es war wie eine Verabredung, aus der auch ich nicht aussteigen konnte. Die Eröffnung konnte wahlweise von ihm kommen oder von mir. Bei mir klang das wie „Geht es dir besser?", woraufhin er antworten konnte: „Nicht wirklich. Erzähl mal, wie war euer Tag?" Wenn er anfing, blieb es bei der Frage nach dem Tagesablauf. „Erzähl mir was Schönes!"

Wir kannten das ja schon aus meinen Trainingslagern oder wenn René irgendwo im Auslandseinsatz gewesen war – sich gegenseitig zu erzählen, was man erlebt hatte, das verband. Man hatte keine Geheimnisse voreinander. Gerade, wenn man so weit voneinander entfernt war, war das wichtig. Zwischen Neudorf und Hamburg lagen nur 130 Kilometer. Aber eigentlich waren es zwei Welten. René war ja weniger an einem äußeren Ort, dem Krankenhaus, er tauchte Tag für Tag in eine Wirklichkeit ab, die nur in ihm war. Und die war wohl weiter entfernt als alles, was man sich auf Erden als Reiseziel vorstellen konnte. Ich erzählte ihm wirklich alles. Was Janina im Kindergarten erlebt hatte, wie Pascal auf die neuen Kinder bei seiner Tagesmutter reagierte, dass ich jetzt auf die tolle Idee gekommen war, für die Kinder auch unten im Erdgeschoss Zahnbürsten im Bad zu deponieren, damit wir morgens nach dem Frühstück nicht immer wieder hochgehen mussten, nur um Zähne zu putzen, dass mein Job als Gartenplanerin in der Baumschule guten Anklang fand, ich hatte viele Menschen getroffen, die meine Arbeit schätzten, es war anstrengend, ich wusste manchmal nicht, ob ich durchhalte, immer die Kinder noch nebenbei,

Pascal, der, wenn ich kochte, am liebsten auf meinem Arm kuschelte, weil er es nicht aushielt, noch länger von mir getrennt zu sein als einen Vormittag. „Und du? Erzähl du mal!" Schweigen. Dann: „Was soll es hier schon geben?" An dieser Stelle konnte das Telefonat enden oder eskalieren. Es hing davon ab, welche Antwort ich wählte. Wenn ich sein Schweigen kritisierte, und sagte, er müsste sich eben auch mal anstrengen, aus seinen kleinen Erlebnissen Geschichten zu machen, dann war er sofort sauer: „Ich hab wohl den falschen Nachnamen, oder was? Wen haste denn heute noch getroffen? Wohl einen besseren? Mit wem haste denn alles telefoniert? Vielleicht mit dem aus Kundus?" Und so weiter. Irgendwann war Schluss, ich fühlte mich gerädert, Renés Beleidigungen klangen noch bis in meine Träume nach. Ich fragte mich jedes Mal, warum ich mir das antun musste. Weil es ihm schlecht ging? Weil er an der Grenze war? Rechtfertigte das, dass ich seinen ganzen Hass abbekam? Ich spürte ja, wie schlecht es ihm ging, seine Ohnmacht. Nur, warum kehrte er das alles gegen mich?

Sein Ziel erreichte er mit allen Gesprächsvarianten: In diesen Stunden, in denen ich mit ihm telefonierte, hatte er mich sicher bei sich, er wusste, wo ich war, er hatte mich unter Kontrolle. Manchmal dachte ich, es ging ihm nur darum.

Kontrollverlust

Wenn es zwischendrin nicht immer wieder unsere gemeinsamen Ausflüge nach Marienhof gegeben hätte, vielleicht hätten wir uns längst auseinandergelebt. Aber so erholten wir uns jedes Mal, und wenn es nur ein Wochenende war, das wir mit meinem Vater und inzwischen auch mit seiner neuen Lebensgefährtin verbrachten. Mir tat es gut, die Kinder auch mal abgeben zu können, ohne mir Sorgen machen zu müssen, René könnte an seine Grenzen kommen. Mein Vater machte sich richtig gut als Opa. Ich sah, wie glücklich er war, wenn er mit seinen Enkeln zusammen war. Und ich schlief in Marienhof besser und länger, genoss es, einmal nicht die starke Partnerin sein zu müssen, sondern einfach nur Tochter. Eine Rolle, die mir gefiel. Ostern wurde für Janina und Pascal genauso liebevoll inszeniert wie damals für mich als Kind. Überall im Garten waren kleine Osternester versteckt, mit Eiern aus Schokolade, Geschenke. Den Kindern machte es großen Spaß, die Verstecke zu suchen. In Momenten wie diesen konnte ich besonders gut verstehen, was René in seiner Kindheit gefehlt hatte: Diese Zuneigung für den anderen, diese Lust, sich miteinander zu freuen, Liebe.

Es war ja nicht nur die Therapie, die René verunsicherte. Immer dann, wenn er meinte, die Kontrolle zu verlieren, wurde er unzurechnungsfähig. Selbst Einkaufen war mit ihm zusammen mittlerweile ein Balance-Akt. Anfangs saßen Janina und Pascal ja noch still in den Einkaufswagen, irgendwann fingen sie dann aber wie alle Kinder an zu nörgeln. René herrschte sie dann an, still zu sein. Meistens ohne Erfolg. Dabei brauchte er die Kinder. Kaum kam ihm irgendwo in den Gängen eine Frau mit Kopftuch entgegen,

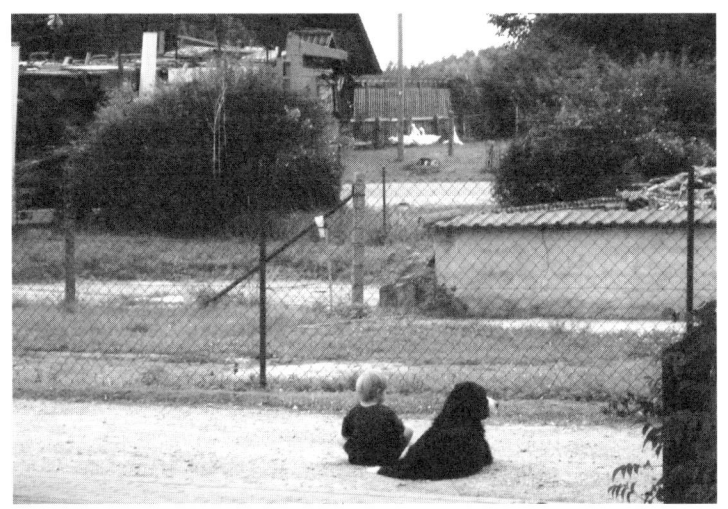

In Marienhof

schnappte er sich Pascal und nahm ihn auf den Arm. Intuitiv, für andere nicht nachvollziehbar. Ich sagte mir immer, das war eine Übersprungshandlung, René suchte sich eine Aufgabe, an der er sich festhalten konnte. Seine Arme hielten Pascal wie Schraubstöcke gefangen. Seine Augen, sein Schwitzen, sein Atem. Ohne mich kam er nicht mehr raus aus dem Laden. Also mussten wir da gemeinsam durch. Ich arbeitete so schnell wie möglich die Einkaufsliste ab, während René mit seinem persönlichen Überlebenskampf beschäftigt war. An der Kasse sicherte ich uns nach hinten ab. Er packte alles in Tüten, trug, schob, lud ein und entspannte erst im Auto, seinem mobilen sicheren Ort. Ein paar Mal noch setzte ich mich und ihn und die Kinder einer solchen Einkaufssituation aus. Dann erledigte ich die Einkäufe allein. Bevor René aus der Therapie kam, unter der Woche.

Dann gab es diese Situationen, die er selbst provozierte. Wenn er mit den Kindern tobte und im Spiel ein Kissen aufs Gesicht bekam, konnte er Spiel und Ernst nicht mehr unterscheiden. Dann brüllte er, vergaß, dass Janina gerade einmal dreieinhalb und Pascal gerade einmal ein Jahr alt waren. Im Grunde konnte man ihn mit den Kindern nicht allein lassen.

Anfang Juni 2009 sollte René noch einmal in die Klinik wegen des Knies, das er sich im Libanoneinsatz verletzt hatte. Er sollte endlich eine Prothese bekommen. Immer wieder hatte er den Eingriff verschoben. Zuletzt wegen unseres Umzugs. Lieber hatte er zwei Häuser renoviert als sich operieren zu lassen. Die Unsicherheit. Die Angst, hinterher nicht mehr laufen zu können und während der Reha-Phase nicht voll einsatzbereit zu sein. Allein die Frage, was nach der Operation wäre, verunsicherte ihn mehr als er ertragen konnte. Er ging nicht mehr raus, nicht einmal zu seinen samstäglichen Schießübungen im Verein, auch nicht zum Mittwochs-Stammtisch, zog sich immer mehr zurück. Er hätte darüber sprechen können, was einiges leichter gemacht hätte. Aber er sprach nicht darüber. Vielleicht in der Therapie, das wusste ich nicht. Ich wusste ja immer noch nicht, was während der Therapie gesprochen wurde, was er da sagte und erzählte, woran er sich erinnerte, worauf ich hätte Rücksicht nehmen sollen – oder können. Die Therapie war mehr und mehr sein eines Leben geworden, wir, seine Familie, waren sein zweites, anderes Leben. Ich hatte mittlerweile den Eindruck, dass diese beiden Leben unvereinbar waren. René war dabei, seine Welt immer mehr vor mir zu verschließen.

Die Familienhelferin kam am 6. Juni das erste Mal zu uns. René wirkte verschlossen, wusste, dass ich diese therapeutisch-praktische Begleitung wollte, jetzt wartete er ab, skeptisch, auf der Lauer. Ihm war sicherlich klar, dass sie hauptsächlich seinetwegen bei uns war. Es machte die Sache nicht einfacher. Ich sprach, die Familienhelferin hörte zu, René starrte geradeaus, die Kinder spielten etwas abseits.

Am Anfang gab es einen Fragebogen. René mochte keine Fragebögen. Am Ende des Bogens standen Kriterien, die jeden persönlich betrafen: Gesundheit, Wohlbefinden, Sicherheit. Auf einer Skala von null bis sieben. Im Laufe der nächsten Monate sollten wir unsere gefühlten Werte in die Skala eintragen. Renés Werte kamen nie über null und eins. Mit anderen Worten: Er hatte nichts von der Familienhelferin. Mir sollte sie guttun. Sie kam wöchentlich, ich hatte jemanden, der mit mir die Probleme der vergangenen Woche besprach, mir half, in mir drin Ordnung zu schaffen, jemand, der mich stark machte. Ich hatte die Hoffnung, dass wir es gemeinsam hinbekommen würden, dass René den Kontakt zu seinen Kindern nicht verlieren würde. Ich hatte Janina die letzten Wochen beobachtet, wie sie jede Gelegenheit nutzte, sich zurückzuziehen, sobald ihr Vater auftauchte, wie sie begann, ihm auszuweichen. René, der selbst nie wirklich eine Familie gehabt hatte, sollte in seiner eigenen kleinen Familie nicht ausgeschlossen sein. Die Familienhelferin unterstützte mich in meinen Ansichten über unser „Wir-Projekt". Sie beobachtete mich und die Kinder, wie ich mit den Kindern umging, sie war erstaunt, wie viel Vertrauen ich in ihre Fähigkeiten hatte, wie ich sie forderte und trotzdem auffing, wenn sie nicht weiterkamen. Sie sagte: „Familienprobleme sind meistens Probleme der Eltern." Ich kannte den Satz. Genau diesen Satz hatte ich Anfang des Jahres während unserer Norovirus-Quarantäne gehört. Er wurde immer mehr zum Motto dieses Jahres.

Ich füllte für René den Amnesiebogen aus. Er konnte den Stift nicht halten. Wie so oft im Frühjahr. Er wirkte erschöpft. Seine Gedanken drehten sich um den Eingriff am Knie. Wenn er noch eine Chance gehabt hätte, eine Alternative zur Operation, er wäre aufgestanden und wieder nach Hause gefahren.

Im Grunde ging alles gut. Die ersten zwei Tage nach der Operation stand René unter so starken Schmerzmitteln, dass es eine Freude war, mit ihm zu sprechen. Er war entspannt, freundlich, ein bisschen high vielleicht. Ohne diese Dröhnung wäre er aggressiv gewesen; ans Bett gefesselt zu sein, ertrug er nur unter Drogen. Am dritten Tag war es vorbei mit der Ruhe. René war wieder der alte Kämpfer gegen Ungerechtigkeiten in eigener Sache. Nichts gehe vorwärts, man lasse ihn hier rumliegen, ohne ihm zu helfen, wo denn die Ärzte seien und wofür die bezahlt würden. Und warum ich am Wochenende nicht in der Klinik bei ihm gewesen sei.

René hatte aber auch dazugelernt. Als einer der Ärzte bei der Visite ungefragt sein Knie anfasste, hätte er ihm fast ins Gesicht geschlagen. Die unmissverständliche Bewegung hatten alle gesehen. René entschuldigte sich nicht, sondern wies den Arzt auf die Zusatzdiagnose hin, die in seinen Unterlagen nachzulesen war. PTBS, ob ihm das etwas sage. Und man möge ihn bitte entsprechend behandeln.

Renés Fahrt in die Reha nach Damp begann mit Warten. Der Busfahrer machte abfällige Bundeswehrwitze, aber er fuhr nicht los. Jemand fehlte. René saß auf seinem gepackten Koffer und rief mich an. „Ich klatsch den gleich gegen die Wand, wenn das hier nicht weitergeht", sagte er. Er lief wieder mal auf Hochtouren. Es war Mittwoch. Mit mir zu sprechen tat ihm gut. Wir ahnten nicht, dass es noch schlimmer kommen würde. Sein Reha-Aufenthalt sollte zehn Tage später in einem Desaster enden.

In der Mensa konnte er sich seinen Sitzplatz nicht nach strategischen Kriterien aussuchen. Die Plätze waren zugeteilt. René saß mitten im Raum, um ihn herum, auch hinter ihm bewegten sich dauernd Patienten. Einige waren beinamputiert. Ältere Patienten mit Rollatoren fuhren ihn von hinten an. Und auf dem Gang vor seinem Zimmer gingen den ganzen Tag über Männer mit Gehhilfen auf und ab. Tock tock, tock tock. René war kurz davor, Amok zu laufen. Er überlegte schon, Fallschnüre zu spannen, um endlich seine Ruhe zu haben. Während ich in Kundus war, hatte er sich manchmal am Bett festgebunden, um zu verhindern, dass er aufstand und etwas tat, woran er sich später nicht mehr hätte erinnern können. Angesichts seines frisch operierten Knies kam diese Methode diesmal nicht in Frage.

Am Samstag flüchtete er nach Hause. Er hatte sich morgens in den Zug gesetzt, hatte sich von unserem früheren Nachbarn vom Bahnhof abholen und nach Neudorf fahren lassen. Ich kam gerade mit den Kindern vom Einkaufen, als sich René mit seinem frisch operierten Knie aus dem Auto wuchtete. Ich hatte so etwas geahnt, weil er sich nicht gemeldet hatte. Er sah schlecht aus, grau, eingefallen, tiefe Falten im Gesicht. Er litt. Ich dachte nur, in was für einer großen Not musste ein Mensch sein, um sich so einen Weg anzutun. Zweieinhalb Stunden in einem Zug voller Menschen. Und dann in diesem Zustand, diese Schmerzen.

Die Kinder waren begeistert. Sie stürmten auf René zu, wollten natürlich gleich toben. René war kurz davor loszubrüllen. Ich kannte ihn und diesen Gesichtsausdruck kurz vor dem Ausbruch. Ich sagte: „René, zeig den Kindern, warum du nicht toben kannst. Sie werden es verstehen." Also zog er sein Hosenbein hoch. Janina sah die vielen Tacker am Knie entlang und schreckte ein bisschen zurück. Sie pustete auf das Knie, als könnte sie damit alle Wunden heilen. Pascal war ebenfalls beeindruckt. Mit dem Vater war kein Toben möglich, das war beiden klar. René blieb nur 24 Stunden, dann musste er zurück in die Reha.

Den Alltag in der Klinik ertrug er nicht. Offensichtlich hielt man es in Damp so wenig wie in der Endo-Klinik für wichtig, auf die PTBS-Erkrankung von Patienten Rücksicht zu nehmen. René redete auch mit niemandem dort darüber.

Wenigstens hatte ich den Eindruck. Ich sprach mit Big Mama, die bislang immer unser Rettungsanker gewesen war. Sie reagierte, wie ich fand, angemessen: „Welcher Idiot hat ihn da hingeschickt?" Als René am nächsten Wochenende wieder nach Hause kam, sprach ich mit ihm darüber. Ich hatte nicht den Eindruck, dass er mir zuhörte. War ich zu weit gegangen? Hätte ich Big Mama nicht anrufen sollen? Ich riet ihm, die Reha in Damp abzubrechen. „Du hast schon so viel geschafft in deiner Therapie", sagte ich. „Lass dir das jetzt nicht kaputt machen." Er fuhr wieder hin. Am Montag hatte er dort einen Termin beim Psychologen. Er sollte nachfragen, ob man ihm nicht behilflich sein könnte, durch eine Art begleitende psychologische Unterstützung, damit er wenigstens seine Reha zu Ende bringen konnte. Die Antwort war so eindeutig wie ernüchternd, nein, auf PTBS-Erkrankungen könne man in der Klinik keine Rücksicht nehmen. Dafür sei man nicht zuständig. Am Dienstag packte René seinen Koffer und brach die Reha ab. Er fuhr direkt zu Big Mama. Auf ihr Anraten hin setzte er die Reha in Bremen fort, ambulant.

Die Reha abgebrochen zu haben, war ein wichtiger Schritt für René. Ich merkte, wie ihn die Entscheidung stärkte, wenigstens für den Moment. Mir kam das gelegen, ich brauchte ihn. Pascal hatte nämlich seinen ersten Tag in der Krippe. Und da ich noch immer vormittags in der Baumschule arbeitete, war ich darauf angewiesen, dass René die Eingewöhnung übernahm. Er ging noch an Krücken und machte seine Sache ganz gut. Für ein paar Tage in diesem Sommer war es seltsam entspannt und ruhig zwischen uns. Vielleicht genau der richtige Zeitpunkt, mir einen lang gehegten Wunsch zu erfüllen.

Ich hatte den Vegesacker Ruderclub schon 2004 bei Recherchen im Internet entdeckt. Es gab dort Rennboote und Mitglieder, die auch schon an einer U23-Weltmeisterschaft teilgenommen hatten. Ich hatte dort schon viel früher wieder mit dem Rudern anfangen wollen, aber dann war ich schwanger geworden, Janinas Geburt, all die Probleme mit René, Kundus, die Geburt von Pascal. Fünf Jahre nach Athen sollte es in diesem Sommer wieder so weit sein: Ich ging rudern.

Dieses Gleiten! Diese Leichtigkeit, einfach nur dahinzugleiten. Ich spürte, wie schlapp mein Körper war. Kein Vergleich zu früher! Ich hatte das Gefühl, auf dem Wasser gar nicht voranzukommen. Und doch erinnerte sich mein Körper an alles. Ich musste nicht erst überlegen, was meine Hände tun sollten oder meine Beine. Im Unterbewusstsein waren alle Bewegungsabläufe des Körpers gespeichert.

Ich fing mit dem Einfahrtsprogramm an. Fester Rollsitz, viertel Rollbahn, halbe, dreiviertel. Ganze Rollbahn. Ich steigerte mich immer weiter hinein, wie ich es gelernt hatte. Ich ging nicht gleich mit vollen Amplituden los. Ich fuhr mich erst einmal warm, erfühlte mit den ersten Schlägen das Boot, die Griffe, den Sitz. Ich bekam Kontakt zum Wasser. Und schon lag der erste Kilometer hinter mir. Jetzt öffnete ich mich, nahm einen langen, weiten Schlag, schob mich weg, glitt leise dahin. Ich schob mich wieder vorwärts, hebelte ab. Zuerst die Hände raus, dann anrollen. Und dann wieder dieses Gleiten, die Phase, wenn man das Boot freigibt, damit es schnell wird. Und dann hörte ich es wieder, dieses Gurgeln an der Bordwand, das anfängt, wenn das Boot harmonisch läuft. Im Großboot war das durch die höhere Geschwindigkeit immer noch intensiver gewesen als im Einer. Ich bemühte mich, nicht zu schleifen, mit den Ruderblättern in der Freilaufphase nicht das Wasser zu berühren. Das war ein noch besseres Gefühl. Weil einen so nichts bremst.

Es war so schön, endlich wieder auf dem Wasser zu sein, aber mir fehlte der Rückhalt, die freien Stunden auf dem Wasser zu organisieren. Und dann konnte ich nicht wissen, ob René durchhielt, ob er mit den Kindern klarkam, während ich im Boot saß und Glückshormone produzierte. Mir fehlte auch der Halt im Rücken. Ich brauchte mehr Kraft. Mir fehlte Fitness. Es ist etwas anderes, ein Zehn-Kilo-Kind herumzutragen oder gezielt Sport zu machen. Ich war nicht fit an meinem ersten Tag auf der Lesum. Ich hatte Blasen an den Fingern. Aber ich war glücklich. Von jetzt an wollte ich jeden Freitag rudern.

Ich hätte es wissen müssen. Die Flaute, die unsere Spannungen zur Ruhe hatte kommen lassen, war zu Ende. Schon bald wehte wieder ein anderer Wind. René war eifersüchtig. Auf das Rudern. Auf die Zeit, die nur mir gehörte, darauf, dass ich ausgerechnet den Freitag dafür gewählt hatte. Er sagte: „Und ich dachte, der Freitag gehört nur uns." Eine Zeitlang hatten wir uns bemüht, den Freitag freizuhalten, wir waren frühstücken gefahren, einkaufen, bummeln, auf die Weser gucken – einfach ein bisschen Zeit für uns, ohne Kinder, ohne Termine. Jetzt wollte ich freitags rudern, weil freitags der einzige Tag war, an dem es möglich war. Ich sagte: „Wir können uns hinterher sehen, wo ist das Problem?" Er sagte: „Das Problem ist, dass du immer nur machst, was du machen willst, und überhaupt keine Rücksicht darauf nimmst, wie es mir dabei geht." Solche Sätze waren so absurd und trafen mich. Hatte er denn nicht mitbekommen, was ich in den letzten Jahren für uns getan hatte, vor allem für ihn? Wie ich für unsere Liebe kämpfte, unsere Familie? Konnte er die Konflikte und Belastungen, die er in meinem Leben angerichtet hatte, einfach so ausblenden? Ich sagte: „René, sei nicht kindisch." Ich wusste, er war es. Was das Rudern anging, blieb ich hart. Es war für mich wie ein Überlebenskampf. Wenn ich das Rudern jetzt wieder aufgab, war auch ich verloren. Ich brauchte wenigstens diese wenigen Kilometer auf dem Wasser, allein im Boot, ohne Kinder, ohne Mann, alle Probleme weit weg. Das Wasser, das mich umschloss, war wie ein Schutzwall gegen die Welt. Ich spürte mich, wenn ich die Skulls durchzog, meinen Körper, ich wusste, warum mir meine Hände wehtaten, woher der Muskelkater kam. Es war mein Muskelkater. Meine Blasen. Wenn ich nicht im Meer der Alltagsprobleme ertrinken wollte, musste ich aufs Wasser und rudern.

Ich hatte wirklich Angst, als die Familienhelferin mir das Ende der Familienhilfe ankündigte. Ich hatte es ja gewusst, aber ich hatte es nicht wahrhaben wollen. Nach einem halben Jahr sollte Schluss sein. Nun gab es ein erstes Feedback-Gespräch mit der Frau vom Amt. Ich heulte. Das half immer. Und ich stellte offiziell einen Antrag auf Fortführung der Familienhilfe. Noch einmal ein halbes Jahr, bitte. Gerade jetzt brauchte ich jemanden, der mir den Rücken stärkte, jetzt, da René nichts als unangenehme Herausforderungen vor sich hatte, deren Folgen ich würde mittragen müssen. Ich wusste es doch, er würde seinen Frust wieder an mir auslassen, er würde mich beleidigen, mich beschuldigen. Die Familienhelferin und die Frau vom Amt machten mir Hoffnung. Auch sie waren der Meinung, die Hilfe sollte fortgesetzt werden. Alles war nur noch eine Frage der Finanzierung.

René musste sich derweil durch immer andere Formulare arbeiten, um seine Wehrdienstbeschädigung zu begründen. Ob diese Sachbearbeiter bei der Bundeswehr überhaupt eine Vorstellung davon hatten, was sie mit ihren ständigen Nachfragen anrichteten? Fast zwei Jahre waren jetzt schon seit der Antragstellung vergangen. Die PTBS, dann das „Libanon-Knie". Jedes Mal, wenn neue Papiere gefordert wurden, Anhörungen, Gutachten, war bei uns zu Hause die Hölle los. René musste nur die Post aus dem Briefkasten holen und den Absender lesen, schon reagierte er gereizt auf alles und alle um ihn herum. An manchen Tagen haute er auch einfach ab. Er wollte keine Fragen mehr beantworten müssen. Er wollte endlich Recht bekommen. Dass man sein Leid sieht und anerkennt. Wie oft wünschte er sich eine Krankheit, die man wenigstens hätte sehen können. Er ging davon aus, dann würde das mit der Anerkennung auch leichter sein.

Im September stand eine weitere Untersuchung in einer Klinik in Bad Pyrmont an. Letztlich ging es um die Überprüfung seiner Glaubwürdigkeit. René fühlte sich wie ein Beschuldigter, der beweisen sollte, dass er kein Simulant ist. Nach Bad Pyrmont zu fahren war für ihn ein Horrortrip. Seine Angst, beim Test zu versagen, war so groß, dass er sich schon zwei Wochen vorher nur noch darauf zu konzentrieren schien. Er kapselte sich ab, war mir und den Kindern gegenüber unaufmerksam, bekam vieles nicht mit, saß stundenlang stumm auf dem Sofa, unfähig aufzustehen. Er sah aus wie einer, der sich in seine eigenen Erinnerungslücken zurückziehen will. Ich stellte mir vor, wie beruhigend es für ihn mitunter sein musste, sich nicht zu erinnern. Diese Lücken, die man sich freiwillig schafft, die man in seine Vergangenheit reißt, um nicht immer und überall dabei gewesen zu sein. Aber wenn jemand fragte? Was sollte man dann antworten? Renés Problem war aber auch, dass seine Personalakte ebenfalls größere Lücken aufwies. Er, der so gern verdrängte, hatte jetzt um seine Glaubwürdigkeit zu kämpfen, ohne dass die entsprechenden Einträge in seiner Akte belegt hätten, wo er wann gewesen war. Wer nicht im Libanon war, konnte sich dort auch nicht das Knie verletzt haben. Wer nicht im Kosovo gewesen sein konnte, konnte dort auch nicht traumatisiert worden sein durch den Tod eines Kameraden oder feindlichen Beschuss. Nach Bad Pyrmont fuhr er schon am Vorabend des Termins, übernachtete in einem kleinen Gasthof, nur, um ja pünktlich zu sein.

Der Arzt benahm sich wie erwartet überheblich und abwertend. Was er denn schon habe, ob das alles wirklich so schlimm sei. So in der Art. Als René mir später davon erzählte, zitterte er allein bei der Erinnerung daran. Ich konnte das gut nachvollziehen, schließlich ging es um seine Anerkennung als PTBS-Betroffener. Seine ganze Existenz hing plötzlich von diesem einen Gespräch mit diesem einen Arzt ab, und unsere auch. Wieder musste René seine Geschichte erzählen, von seinen Schwierigkeiten im Alltag, den Flashbacks, den Erinnerungen an tote Kinder und verletzte Kameraden. Der Arzt blieb skeptisch. Am Ende rettete René, dass er ihn wiedererkannte – von einem gemeinsamen Einsatz in Afghanistan. René war wohl für die Sicherung der Leute zuständig und hatte dem Arzt beim korrekten Anlegen der Überlebensweste geholfen. Als René ihn jetzt daran erinnerte, wurde der Arzt blass. Aber er musste darüber nicht sprechen. Er stellte die Fragen. Und er war es auch, der unter die Beurteilung zur Anerkennung der PTBS seine Unterschrift setzen konnte oder nicht. Er unterschrieb. Offen blieb der Grad der Einstufung, den René bekommen sollte. Das Warten ging weiter.

Ich sehnte mich so sehr nach Normalität. Hätte mir vor Jahren jemand erzählt, ich würde mich mit meinem Mann streiten, wer wann mit welchem Kind zum Ernteumzug geht, ich hätte mir das nicht vorstellen können. René schaffte es, mich noch vor der Veranstaltung zum Heulen zu bringen. Kein Oktober ohne Ernteumzug. Das war Neudorfer Tradition. Zwei Stunden am Straßenrand stehen, Bonbons auffangen, die von den vorbeifahrenden Wagen geworfen werden, andere Menschen treffen, ein bisschen Spaß haben – René sperrte sich. Zu viele Menschen, ihm sei nicht zum Lachen, er brauche keine Bonbons, ach was, Tradition. Mit beiden Kindern schaffte ich es nicht. Also war ich gezwungen, mit Janina allein zu gehen. Pascal blieb bei René, der meinen Wunsch, zum Umzug zu gehen, so interpretierte, dass ich mich wohl mit jemandem treffen wollte (wie recht er hatte, ich traf seine Mutter und deren Lebensgefährten!). Also wäre es doch toll für mich, wenn er nicht mitkäme, außerdem müsse einer ja ohnehin auf Pascal aufpassen, während ich Spaß hatte. Wir waren keine normale Familie mehr. In Situationen wie dieser wurde mir das immer klarer. Ich stand tieftraurig am Straßenrand, tieftraurig darüber, dass wir uns gestritten hatten. Dass er nicht in der Lage war, sich mit mir und den Kindern den Ernteumzug anzusehen wie alle anderen auch, dass wir nicht ganz normal als Familie auftreten konnten. Und dass er nicht offen darüber sprechen konnte, sondern herumdruckste, Vorwürfe äußerte statt mir zu sagen, was ihn wirklich bedrückte. Alles, wozu er fähig war, war zu Hause zu sitzen, seine Computerspiele zu spielen und zu warten, wieder auf Therapie nach Hamburg zu fahren. Es war, als würde ihn allein die Vorstellung, was dort wieder auf ihn zukam, in Untätigkeit fesseln.

Aber es half nichts. Bis Mitte Oktober 2009 stand der nächste Therapieblock im Bundeswehrkrankenhaus in Hamburg an. Dass sie auf der Station nun schon zum zweiten Mal seinen Geburtstag am 1. Oktober vergaßen – es wunderte mich nicht mehr. Trotzdem rief ich erneut auf der Station an und beschwerte mich. René war das unangenehm. Er beschloss, nächstes Jahr auf keinen Fall seinen Geburtstag im Bundeswehrkrankenhaus zu verbringen. Der Gedanke erschreckte mich. *Nächstes Jahr* – das war die eigentliche Bedrohung. Nächstes Jahr würde eben noch gar nichts ausgestanden sein, die Therapie ging weiter, das Ende war offen, zeitlich unbegrenzt. *Nächstes Jahr* – das bedeutete auch, dass ich weiter funktionieren musste, dass ich mich wie eine Alleinerziehende um die Kinder zu sorgen hatte, zu vermitteln auch zwischen René und den Kindern, René und unseren Bekannten, René und der Welt. Ich fühlte mich unendlich müde.

René verbrachte seine Therapiewochenenden weiterhin zu Hause. Er war nicht zu ertragen. Vielleicht beunruhigte ihn, dass der Therapeut, der ihn über ein Jahr lang betreut hatte, nicht mehr da war. Mir ging es ähnlich. Von seinem ersten Therapeuten hatte ich wenigstens die Handynummer. Für den Notfall. Offensichtlich hatte er es für besser gehalten, wenn ich ihn jederzeit telefonisch erreichen konnte. Jetzt wurde René von einer Frau betreut, die ich nicht kannte. René fiel der Wechsel der Bezugsperson schwer. Wieder ein neuer Mensch in seinem Leben, wo er die Menschen doch lieber mied. Er musste seine Geschichte noch einmal erzählen, weil man sich ja erst kennenlernen musste, einen Ansatzpunkt für die Therapie finden. Es ging auf November zu, diese kritische Zeit, in der die Erinnerungen an den Tod seines Freundes Niklas für René wieder realer wurden als das, was ihn an Leben umgab.

Janina war ein so leichtes Opfer. Klar hatte sie auch mal keinen Appetit und stocherte im Essen. Aber musste er sie deshalb immer sofort anbrüllen? „Du weißt ja gar nicht, wie gut du es hast, andere Kinder müssen hungern, die wären froh, wenn sie sich auch mal satt essen könnten, und jetzt iss gefälligst anständig, häng nicht so rum!" Anschließend aß Janina gar nichts mehr. Ich schickte René immer öfter weg. Vielleicht weil ich kraftlos war, und ihn wegzuschicken mir am einfachsten erschien. Dann gab es noch einmal einen Brüller, irgendeine Beschimpfung für mich. Aber danach war Ruhe. Ich mochte es nicht, wenn am Tisch gestritten wurde. Zusammen essen, das sollte eine gute Zeit sein, ohne Hektik, ohne Brüllerei. Trotzdem hatte René es geschafft, dass wir uns oft schon unter Anspannung an den Tisch setzten, immer darauf gefasst, dass ihm der kleinste Anlass reichte, um Druck abzulassen. Ich ließ ihn immer weniger mit den Kindern machen. Wecken, Frühstück, Anziehen – es gab einfach zu viele Fallen, in die er tappen konnte, zu viel an kindlichem Widerstand, den er nicht aushalten würde. Wie er mittlerweile mit den Kindern umging, das widersprach meiner Vorstellung von Erziehung. Die Kinder sollten spielerisch selbständig werden, und nicht dauernd gemaßregelt. Natürlich dauerte es länger, wenn Pascal allein versuchte, sich seinen Mantel anzuziehen. Aber dann dauerte es eben. Und man brauchte auch etwas Geduld, wenn man erst beim Aufschließen der Haustür morgens merkte, dass Janina die Stiefel rechts auf links und links auf rechts angezogen hatte. Soweit ich es schaffte, organisierte ich die Kinder weg von ihrem Vater, brachte sie morgens auf dem Weg zur Baumschule in die Krippe und den Kindergarten und holte sie mittags auch wieder ab. René war nur noch Gast. Als Gast musste er sich nicht einmischen, er konnte kommen und gehen, wann er wollte, es war vielleicht die Rücksicht, die er brauchte, der Freiraum auch, in dem er gesunden konnte. Ich hoffte, er würde sich darauf einlassen, er würde so weniger mit uns streiten und die Stunden mit uns mehr genießen. Leider nutzte er die Chance nicht.

In meiner Not rief ich das erste Mal im Geschäftszimmer der Psychiatrischen Station des Bundeswehrkrankenhauses in Hamburg an. René hatte mich am Abend wieder in die Zange genommen – Thema Kundus. Was war da? Was lief da? Wenn da was gelaufen ist, puste ich dem Typen den Schädel weg. So in der Art. Ich hatte mir eingebildet, er würde so etwas sowieso nicht tun. Aber ich wusste gleichzeitig, das Töten war jahrelang sein Job gewesen. Was sollte ihn jetzt daran hindern, noch einmal und wieder so zu handeln? Er schnappte sich die Autoschlüssel und fuhr los. Ich wusste nicht, wohin. Ich musste an die Luftbilder denken, die er sich ausgedruckt hatte. Im Geschäftszimmer sagte man mir, man sei für René nicht zuständig. Wenn ich Angst hätte, er könnte Amok laufen, dann müsste ich die Polizei verständigen. Aber selbstverständlich würde man meinen

Anruf am Montag an die zuständige Therapeutin weiterleiten. Ich versuchte, René zu erreichen. Er ging nicht an sein Handy. Das war neu. Ich ahnte, ich musste das, was in ihm vor sich ging und wozu er fähig war, ernst nehmen. Aber was sollte ich tun? Ich versuchte, die Zeit zu überstehen, in der ich nicht sicher war, was René tat. Ich saß in der Stube, heulte, starrte vor mich hin, wie eine, die man allein gelassen hatte, ausgestoßen. In der Verfassung, in der René gerade war, wurde er in meinen Augen zur unberechenbaren Kampfmaschine. Warum sah das niemand – außer mir? Sicherlich war er auch nicht der Einzige, der jederzeit austicken konnte. Wie viele von seiner Sorte mochte es noch geben, die nicht zurechtkamen mit dem, was sie auf ihren Einsätzen erlebt hatten?

Stunden später kam er nach Hause. Wortlos. Ich hatte nicht einmal mehr genug Energie, um mit ihm über seine Ausraster zu sprechen. Manchmal beruhigte es ihn, wenn wir Sex hatten. Manchmal half aber auch das nicht, dann hatte ich eher das Gefühl, er war nicht mehr er selbst, verausgabte sich und lag hinterher zitternd neben mir, ohne Verbindung. Ich wollte das alles nicht mehr. Es machte keinen Sinn. Ich hatte lange durchgehalten, aber am Ende hatte te seine Art mich zermürbt. Er würde immer wieder bei seinem Lieblingsthema Kundus enden, er würde mir immer vorwerfen, ihn zu betrügen. Er würde der Sicherheit, die ich ihm bot, immer misstrauen. Auch meiner Liebe, nach der er sich auf der anderen Seite so sehnte. Ich sah das alles ganz klar vor mir. Aber ich hatte keine Kraft mehr, diese Rolle zu spielen. Ich spielte das erste Mal mit dem Gedanken, auszusteigen, gegen irgendeinen Brückenpfeiler zu fahren. Anfang November 2009 hatte sich der Hannover 96-Torwart Robert Enke vor einen Zug gelegt und sich überfahren lassen. Ich dachte viel an ihn in diesen Tagen. Er hatte es geschafft. Er musste nichts mehr aushalten, nicht mehr kämpfen. Nur der Gedanke, was dann mit den Kindern passieren würde, hielt mich ab, seinem Beispiel zu folgen. Das sagen viele, das mit den Kindern. Ich besah mich nicht einmal mehr im Spiegel. Später, als es mir wieder etwas besser ging, sagte eine der Kindergärtnerinnen einmal zu mir: „Sie sahen damals so schlecht aus, wir hätten Sie oft gar nicht gehen lassen dürfen." Ich dachte nur: Aber ihr habt mich gehen lassen. Warum Menschen so oft so wenig Zivilcourage haben? Ich hätte Hilfe von außen so gut gebrauchen können.

Wenn René unter der Woche auf Therapie in Hamburg war, legte ich mich oft anstatt ins Bett unten im Wohnzimmer auf die Couch. Wie sehr hatte ich das früher genossen – zusammen mit René auf der Couch. Wenn ich vom Training oder von der Arbeit nach Hause gekommen war und er auf der Couch lag, hatte ich mich in die Ritze gezwängt, die zwischen seinem Rücken und der Rückenlehne blieb. Eigentlich war da gar kein Platz gewesen, trotzdem lag ich da und die Enge hielt mich, ich fühlte mich geborgen, aufgehoben, beschützt, und entspannte.

Jetzt lag ich auf der Couch, weil ich keine Lust mehr hatte hochzugehen zu den Kindern, ich hoffte, dass sie nicht nach mir riefen, nicht einmal in ihr Zimmer wollte ich sehen, aus Angst, sie würden aufwachen und mich wieder brauchen. Meine Arme und Beine fühlten sich an wie festgetackert, ich konnte mir nicht vorstellen, mich zu bewegen. In keinem Trainingslager hatte ich mich je so erschöpft gefühlt. Ich hätte schlafen müssen, aber ich wollte nicht schlafen. Diese Zeit in der Nacht war doch die einzige Zeit, die ich noch für mich hatte. Und was würde morgen sein? Der Gedanke daran machte mir Angst. Dann blieb ich lieber wach, dann sollte es nicht Morgen werden. Ich erinnerte mich an einen Film, den ich irgendwann in diesem Jahr einmal im Fernsehen gesehen hatte, eine Reportage über eine

Frau mit Burnout. Ein halbes Jahr lag die im Bett, unfähig aufzustehen. Ich fühlte mich schuldig, weil ich nicht bei meinen Kindern sein wollte in der Nacht. Ich musste mich jedes Mal zwingen, doch noch nach oben zu gehen, bei den Kindern zu sein. Ich schlief, wachte auf, schlief wieder ein, stand auf, wenn eines der Kinder mich rief, schlief wieder ein. Irgendwie kam man auch so am nächsten Morgen an. Erholung brachte dieses gestückelte Schlafen schon lange nicht mehr. Die Familienhelferin riet mir zu einer Kur. Ich konnte mir nicht einmal mehr vorstellen, einen Antrag auszufüllen. Warum sollte ich meine Geschichte wieder und wieder erzählen, um Hilfe zu bekommen. Reichte es nicht, mich anzusehen? Ich rief Big Mama an.

Big Mama sagte: „Sie müssen sich um Ihre Seelenpflege kümmern. Sonst überstehen Sie das nicht." *Das* – da war es wieder. Das war Renés Krankheit. Wenn ich mich nicht um mich kümmern würde, würde ich an seiner Krankheit zugrundegehen. Ja, genau das war mein Lebensgefühl im Moment. Big Mama hatte recht. Ich musste endlich Konsequenzen ziehen. Nicht mehr alles mit mir machen lassen. Ich wollte ein letztes Mal alle Kraft zusammennehmen. Ich war nach meiner Anfangseuphorie, wieder gerudert zu sein, zwar nur selten dazu gekommen, hatte freitags zu oft gearbeitet und sonntags immer ein schlechtes Gewissen gehabt, René mit den Kindern allein zu lassen. Aber jetzt erinnerte ich mich an meine Zähigkeit, meine Disziplin, meinen Kampfgeist. Wie oft hatte ich mich in den Jahren als Leistungssportlerin kraftlos gefühlt, hatte mich aufgeputscht. Alles fängt im Kopf an. Marita, sagte ich mir, stell dir vor, dass du es schaffst. Und du wirst es schaffen. Denk an die Weltmeisterschaft 2002 in Sevilla, als ihr im Endlauf alle noch einmal einen draufgelegt habt. Als du nicht wusstest, ob dein Muskel hält. Wir waren ein Team. Und ich war eine gute Teamplayerin. Und ich erinnerte mich an ein Telefonat mit meiner Freundin Rica vor ein paar Wochen und ihre Worte: „Wer könnte das schaffen, wenn nicht du?"

Ich ging zum Hausarzt. Auch wegen der Kur. Vielleicht hatte er eine Idee. Ich sagte: „Ich kann nicht mehr. Ich brauche Hilfe." Er stand zu mir, empfahl mir einen Psychologen und schrieb auf den Kurantrag „dringende Indikation". Weniger die Aussicht auf psychologische Hilfe machte mir Mut, als die Tatsache, dass ich mich überhaupt aufgerafft hatte. Es erschien mir zunehmend absurd, aber unabänderlich: Irgendjemand da draußen hatte versagt, und ich sollte dafür bezahlen. Die Krankheit meines Mannes hatte mich krank gemacht.

Es ging um Grenzen. Ich hatte keine und fühlte mich ausgeliefert, Renés Stimmungen, seinem Misstrauen. Ich war selbst unsicher geworden, wem ich trauen konnte und wem nicht. Dabei hatte ich mich früher immer auf mein unerschütterliches Urvertrauen verlassen können. Weg! René hingegen zog klare Grenzen. Wenn ihm eine Frage nicht passte, zog er sich hinter seine Verschwiegenheitspflicht als Soldat zurück. Er konnte aus allem ein Geheimnis machen. Merkte er denn nicht, was das auch zwischen uns anrichtete? Reden war doch wichtig für unsere Beziehung, um füreinander glaubwürdig zu bleiben. Wenn er mich jemals gefragt hätte, ob ich alles wissen will über seine Einsätze, dann hätte ich gesagt: Ja. Auch wenn ich hinterher Angst vor ihm bekommen hätte. Ich denke, als erwachsener Mensch ist es einfacher die Wahrheit zu ertragen, als mit verdrängten Gefühlen und unbeantworteten Fragen zu leben. Verdrängung kostet Energie und die hatte ich nicht mehr.

Der immer gleiche Traum. Wieder war ich nachts hochgeschreckt, schweißgebadet. Im Traum hatte ich mich auf eine Reise begeben, ohne die Kinder. Ich hatte sie mitnehmen wollen, aber dann waren sie plötzlich verschwunden, und ich wusste nicht, wo sie waren, wie es ihnen ging. Ich drehte um, fuhr mit dem Auto wieder nach Hause, suchte sie, konnte sie aber nirgendwo finden. Tagsüber hatte ich tatsächlich manchmal Angst, ich würde nach meiner Arbeit vergessen, Janina vom Kindergarten und Pascal von der Krippe abzuholen. Ich musste mich wirklich zusammenreißen, es ging auf Totensonntag zu, das Geschäft mit den Kränzen begann die Baumschule zu überrollen, und damit auch mich. Die Arbeit wurde mehr, wurde anstrengender. Außerdem musste René sich schon wieder um sein operiertes Knie kümmern. Die Prothese hatte sich gelockert oder sie hakte, jedenfalls war das Ergebnis der Operation nicht befriedigend. Ob er Schmerzen hatte? René ließ sich nichts anmerken. Er fuhr in die Endo-Klinik nach Hamburg. „Mal sehen."

René hatte nie viele Freunde. Früher vielleicht, bevor ich ihn kannte. Aber seit wir zusammen waren, erinnere ich mich vielleicht an drei oder vier. Zwei hatten ihm einmal geholfen, das Haus zu streichen, als wir zusammenzogen. Dann war da unser früherer Vermieter, mit dem ihn die Lust am Segeln verband. Und ein Mann aus der Schießleistungsgruppe, der im Rollstuhl saß, und mit dem René oft zum Schießen fuhr. Von den meisten hatte sich René peu à peu verabschiedet. Bis außer dem Rollstuhlfahrer keiner mehr übrig war. Vielleicht verband René mit ihm, dass auch er mal an den Rollstuhl gefesselt gewesen war.

Und dann, ausgerechnet am 15. November 2009, dem Todestag von Niklas, meldete sich Max bei ihm. René und Max hatten sich schon vor Jahren aus den Augen verloren. Jetzt hatte Max René über *Stayfriends* wiedergefunden. Und das an einem für René so bedeutsamen Datum. Zufall. Ich freute mich über jeden Menschen, der eine Beziehung zu René aufnahm, auch über Max. Dass Max früher auch Soldat gewesen war, machte das Ganze für mich noch vielversprechender. Er würde René verstehen. Er kannte die Firma, hatte dort mit René schon zusammengearbeitet. Jetzt war Max Fußbodenverleger und wohnte keine vier Kilometer Luftlinie von uns entfernt. Ich dachte, vielleicht war Max ja ein Glücksfall. Vielleicht hat René endlich einmal Glück und findet einen Freund, statt wieder nur einen zu verlieren.

Im Dezember verlor ich meine Arbeit in der Baumschule. „Wir brauchen dich nicht mehr." Fast genau ein Jahr zuvor hatte ich denselben Satz von dem Gartenbaubetrieb gehört, für den ich als Zeichnerin gearbeitet hatte. Meine Suche nach Auftraggebern begann von vorn. Vor Weihnachten hatte ich erst einmal meinen ersten Termin bei der Psychologin, *meiner* Psychologin. Ich wusste nicht, was mich erwartete, und konnte plötzlich nachvollziehen, wie es René ergangen sein mochte, jedes Mal, wenn er sich wieder neu hatte vorstellen müssen mit seinen Problemen. Zur Begrüßung sagte die offensichtlich falsch informierte Psychologin: „Und Sie wollen sich also von Ihrem Mann trennen?" Ich sah sie überrascht an und antwortete: „Nein."

Ausgeschlossen

Ich denke, es ist ein Unterschied, ob einer dir sagt, dass er dich liebt, oder ob er ständig hören will, dass du ihn liebst, mehr noch, danach verlangt, dass du es immer wieder beteuerst. René bekam gar nicht genug davon. An manchen Tagen machte mir das Angst, weil er so maßlos war. Er suchte eben nicht nur Nähe, sondern lebensnotwendig Bestätigung. Dann stellte er sich vor mir auf, fast Stirn an Stirn, sah mir in die Augen, als könnte er in ihnen lesen wie ein Lügendetektor, flüsterte „Ich liebe dich" und erwartete Antwort. Wenn ich sagte, „Ich dich auch", war alles gut, und er gab mir einen Kuss. Wenn ich sagte „René, jetzt nicht" oder einfach nur lächelte, oder mich wegdrehte, dann sagte er: „Du liebst mich nicht." Dann war er sauer, verletzt, zog sich zurück, redete gar nicht mehr. Dann trieben ihn wieder dunkle Ahnungen um, von Verlassenwerden und Betrug. Big Mama hatte ihm einmal geraten, Situationen wie diese nicht immer so persönlich zu nehmen. Sie hatte gesagt: „Manchmal hat Ihre Frau einfach mit sich selbst zu tun und kann nicht auf alles eingehen." Es kann sein, dass er ihr das glaubte, in diesem einen Moment, als sie es ihm erklärte. Im Alltag danach handeln konnte er nicht.

Ich gab, was ich geben konnte. Er sollte sich doch sicher fühlen können. Wenn nur Frieden war. René beanspruchte mich mehr als die Kinder. Er klammerte, er wollte nicht weg, auch nicht zur Therapie nach Hamburg, die Ende Januar wieder anstand. Die Welt draußen war für ihn eine Bedrohung, er suchte Schutz, aber ohne echte Hoffnung, dass es für einen wie ihn überhaupt irgendwo Schutz geben könnte. Dabei brauchte auch ich jemanden, der mich beschützte.

Oder mir wenigstens den Rücken freihielt. Eigentlich war René jemand, der genau das gerne tat, anderen den Rücken freihalten. Aber in solchen Phasen war er dazu nicht in der Lage. Leider. So kam es zu Situationen wie jener, als ich wegen einer Baumfällung zu einem Ortstermin fahren musste. Es war Samstag. Ich war darauf angewiesen, dass René auf die Kinder aufpasste. Ich hatte diesen Auftrag gebraucht, hatte meine Arbeit in Ruhe machen wollen, ohne gehetzt zu sein. Mittags rief René an: „Wann kommst du wieder?" Seine Stimme war geladen mit Aggressivität. Ich sagte: „Es wird später." Später rief ich nicht mehr zurück, um ihm zu sagen, dass es noch später werden würde, weil ich seine Beschimpfungen nicht hören wollte. Ich rief ihn nicht an, weil ich Angst vor dem hatte, was er sagen könnte. So war ich früher nicht. Früher wäre ich offener gewesen, direkter, klarer. Und ich hätte schon gar keine Angst davor gehabt, was einer zu mir sagen würde. In 14 Jahren Leistungssport hatte ich gelernt, Kritik einzustecken. Da hatte auch keiner Rücksicht genommen. Aber mit René war das anders. Was er sagte, traf mich tief. Es verunsicherte mich mehr, als ich mir eingestehen wollte. Er hatte mich infiziert. Erst mit seiner Skepsis, dann mit seinen Unterstellungen, mit seiner maßlosen Eifersucht. Es gab keine Grenze mehr zwischen uns. Er konnte in mich eindringen mit seinem Misstrauen, ich war wehrlos, spürte seine Angst und hielt sie für meine.

Letztlich machte mich wütend, dass alle Last immer an mir hing, während René sich in Beleidigungen flüchtete und offensichtlich in unserer Beziehung das Recht hatte, mich nach Belieben zu erniedrigen. Wie schwer fiel es mir, meine freundliche Haltung den Kindern gegenüber nicht zu verlieren, wenn er mich am Telefon mal wieder beleidigt hatte. Irgendwann entdeckte ich, dass ich René packen konnte, wenn ich ihm zuvorkam, wenn ich anfing zu heulen, bevor er mich demütigte und beschuldigte. Ich lernte, mich vor ihm zu erniedrigen, bevor er es tat. Meine Stärke lag darin, dass ich ihm gegenüber alle Stärke aufgab. Er hörte keine Zwischentöne. Für ihn gab es nur schwarz oder weiß. Die starke Marita, die ihn betrog. Und die Marita, die vor Entkräftung heulte. Je mehr er selbst unter Druck geriet, desto stärker mussten meine Signale sein, damit er sie überhaupt noch wahrnehmen konnte.

Meine eigene Therapie hatte ich auch angefangen, um mehr über Renés Krankheitsbild zu erfahren. An mir und meinen Problemen wollte ich herausbekommen, was mit ihm los war, was ich tun konnte, um ihm zu helfen und den Rest an Liebe, der uns noch geblieben war, zu retten. Welch ein Umweg! Der wäre bestimmt nicht nötig gewesen, wenn ich als seine Frau in Renés Therapie eingebunden worden wäre. Ich hatte René aufgrund meiner schlechten Erfahrungen, die ich seit Therapiebeginn mit ihm gemacht hatte, gebeten, einmal nachzufragen, ob es nicht auch Angehörigen-Termine in der Klinik gäbe. Ob er wirklich nachgefragt hatte, konnte ich nicht einschätzen. Er sagte mir irgendwann lediglich, dass es innerhalb seiner Therapie nur um militärische Belange gehe, da habe die Familie nichts zu suchen. Es gibt Antworten, die sind keine Antworten. Das war so eine. Als ich selbst in Hamburg anrief und mit der Therapeutin sprach, sagte sie genau dasselbe, als sei das abgesprochen. Sie gab mir zu verstehen, dass sie mich in keiner Weise in der Therapie meines Mannes dabeihaben wollte. Ob sich das je ändern sollte? Aber wie konnte man einen kranken Menschen wie René militärisch behandeln, losgelöst von seinem normalen Leben? Es war doch das normale Leben, das schieflief. Im normalen Leben fühlte er sich unsicher. Es war mein Leben und das der Kinder, das darunter zu leiden hatte. Ich dachte, man musste mich doch anhören, ich bin doch diejenige, die weiß, wie er im realen Leben ist. Aber man wollte nichts von uns wissen. Wir waren nicht relevant. Dass die Familie jetzt auch noch an den Folgen der Therapie zu zerbrechen drohte, interessierte nicht.

René zog eine klare Trennlinie zwischen Hamburg und Neudorf. Er hatte nie viel von der Therapie erzählt, jetzt wurde er noch schweigsamer. In unseren Telefonaten drehte sich alles um mich und die Kinder. Was ich mit den Kindern machte, ob ich es so machte, wie er sich das vorstellte, wann ich wo war, warum und mit wem. Kein Satz über sich, keine Offenheit, nur Kontrolle. Wurde das Telefon abgehört? Ich war mir sicher, dass Renés Therapeutin von diesen Gesprächen und davon, wie er mich manipulierte, um seinen eigenen Stress loszuwerden, nichts wusste.

Pascal hatte René beim Toben mit dem Ellenbogen am Kehlkopf erwischt. Ich hatte die beiden schon seit einiger Zeit aus dem Augenwinkel beobachtet, sah jetzt, wie aus dem liebevoll rumalbernden Vater ein unzurechnungsfähiger Patient wurde, der seinen eineinhalbjährigen Sohn anschrie: „Das muss ich mir von dir nicht antun lassen!" Pascal war völlig überfordert. Das schreiende Etwas vor ihm, das kurz vorher noch sein Vater gewesen war, erkannte er offensichtlich nicht wieder. Ich nahm Pascal auf den Arm und schickte René weg. Ich sagte: „Da ist die Tür. Raus." René nahm seinen Autoschlüssel und ging ohne ein Wort zu sagen. Den schreienden Pascal auf dem Arm, der wahrscheinlich überhaupt nicht verstand, warum sein Papa ihn so aus dem Spielen gerissen hatte, ging ich wie ferngesteuert im Haus hin und her. Ich machte mir Vorwürfe. Hätte ich früher eingreifen sollen? Hätte ich diese Eskalation verhindern können? Mir war klar, was passiert war. Wahrscheinlich klarer als René. Ich hatte mit der Familienhelferin immer wieder einmal darüber gesprochen. Es war schwer, den richtigen Zeitpunkt zu finden. Wann war ich die liebende Ehefrau, die ihren Mann nicht bevormunden wollte, ihn also auch toben ließ, obwohl sie seine Grenzen kannte, die ihm das Gefühl geben wollte, du bist okay, ich vertraue dir. Und wann war ich die liebende Mutter, die ihr Kind beschützen musste? An diesem Nachmittag hatte ich den richtigen Zeitpunkt verpasst.

René machte es mir aber auch nicht gerade leicht. Es gab gute Tage, an denen er nur still war. Vielleicht das Haus verließ, ohne zu sagen, wohin er ging. Dann wieder fand er kein Maß, schrie Janina an, weil sie weinte. Sie hatte ihm nicht gehorchen wollen, hatte keine Lust gehabt, ihr Zimmer aufzuräumen, hatte sich von der Couch auf den Fußboden rutschen lassen und weinte. „Halt jetzt den Mund!" schrie René plötzlich. „Du sollst deinen verdammten Mund halten! Ich kann das Schreien nicht hören!" Er hatte sich über sie gebeugt und hämmerte mit seinen Sätzen auf sie ein. Es ging schon längst nicht mehr ums Aufräumen. Es ging um ihn, darum, dass er Janinas Weinen nicht ertragen konnte. Aber wie sollte ein kleines Mädchen wie sie das verstehen? Was sie spürte, war die unbändige Wut, für die es aus ihrer Sicht keinen Grund gab. Ich ertrug es nicht, Janina so in Renés Umklammerung zu sehen. Ich sah sie und sah doch mich. Wenigstens konnte ich sie aus der Situation befreien. Ich nahm sie auf den Arm und ging. Ich hätte ihr das alles gern erklärt, aber ich wusste nicht, wie man einem dreieinhalbjährigen Kind erklärte, warum ein Vater mal herzensgut, mal cholerisch sein konnte. Das einzige, was mir einfiel, war: „Du bist nicht schuld", zu sagen. „Dem Papa geht's nicht gut."

René musste lernen, seine Triggerpunkte, von denen wir nicht einmal alle kannten, weil sich in den zwei Jahren seit der Diagnose nie ein einheitliches Muster ergeben hatte, zu umgehen. Sich nicht reizen zu lassen. Auch nicht von den Kindern. Unkontrollierte Berührungen, Augen zuhalten,

Kissen auf dem Gesicht, Hände am Hals, von hinten anspringen – alles, was Kinder gern machen, durften sie mit ihrem Vater nicht. Es dauerte lange, bis er es schaffte, beim Spielen mit den Kindern nicht zu weit zu gehen. Vielleicht hatten die Kinder aber auch die Lust am Toben mit ihm verloren. Immer diese Schreierei, immer heulte am Ende einer, weil René wieder einfach losgebrüllt hatte oder aufgesprungen war. „Schluss jetzt." Die Kinder wussten einfach nie, woran sie bei René waren. Irgendwann spielten sie lieber ohne ihn, tobten gemeinsam in ihrem Zimmer.

Kampf um die Kur

Ob ich es nicht mal mit Medikamenten versuchen wolle? „Sie sind ja ziemlich depressiv." Die Ärztin im Gesundheitsamt sah mich mitfühlend an, als ich ihr meine derzeitige Lebenssituation schilderte. Ich brauchte ein Gutachten von ihr für den Antrag auf eine Kur. Big Mama hatte mich immer wieder dazu gedrängt. Es war schon komisch. Im Alltag zerbrach ich fast an meinen Problemen, aber in dem Moment, in dem ich im Gesundheitsamt der Ärztin gegenüber saß, befürchtete ich sofort, meine Lebenssituation würde nicht ausreichen, um eine Kur bewilligt zu bekommen. Ich fühlte mich so, wie sich René drei Monate zuvor bei seiner Befragung in Bad Pyrmont gefühlt haben musste. Am Ende schüttelte die Ärztin nachdenklich den Kopf und sagte: „Sie müssen sofort zur Kur."

Ich konnte nicht sofort zur Kur. Der Gartenbaubetrieb, der mich vor gut einem Jahr nicht mehr hatte beschäftigen wollen, hatte sich wieder gemeldet. Ich konnte dort auf Auftragsbasis arbeiten. Im Frühjahr begann die Saison für den Gartenbau, da fuhr man nicht auf Kur. Ich hätte noch vor März fahren können, aber mir fehlte die Kraft, mich so kurzfristig um einen Platz zu bemühen. Also verschob ich die Kur auf den Winter 2010. Dass sie überhaupt bewilligt worden war, gab mir schon Auftrieb. Jetzt musste ich nur noch ein Dreivierteljahr durchhalten. Ich dachte mir: Das schaffst du schon irgendwie.

René ließ sich nach Abschluss der Therapie in Hamburg KZH schreiben. Krank zu Hause. Ich hielt das für eine gute Idee. Nicht gleich wieder zum Dienst, erst einmal runterkommen und zu sich. Er selbst schlug vor, mal wieder nach

Marienhof zu fahren. Diese Ausflüge hatten uns schon früher gutgetan. Mein Vater und René waren das ganze Wochenende über damit beschäftigt, Schnee zu schippen. Für die Kinder bauten sie ein riesiges Iglu. Wir gingen viel spazieren, auch wenn es René mit seiner Knieprothese ziemlich schwer fiel. Ein paar Mal rutschte er weg und seelisch für einen Moment wieder in das Loch, das ihm nicht guttat, in dem er der Verlierer war, der mit den kaputten Knien, der sich nicht bewegen konnte, der sich fragte: Wofür das alles überhaupt? Es gab Seelenzustände, gegen die kam man auch mit einem Wochenende in Marienhof nicht an.

Renés Knie musste noch einmal operiert werden. Anschließend Reha, wieder in Damp. Als ich das hörte, heulte ich. Nicht schon wieder, nicht noch einmal dasselbe wie im vergangenen Jahr. Nicht nach Damp. René sagte, er kriege das hin. Kein Problem. Er benahm sich wie einer, der es nicht hinkriegen würde. Es waren noch drei Monate bis zur Operation. René vermied es bereits, die Kinder die Treppe im Haus herunterzutragen, aus Angst, er könnte umknicken und mit ihnen fallen. Je näher die Operation rückte, desto depressiver wurde er. Schon wieder Reha. „Da kommen nur die Kaputten hin", sagte er dann. „Solche wie ich." Nicht einmal 40 sei er und schon kaputt. „Für wen habe ich das alles überhaupt gemacht?" Wenn er so drauf war, wünschte er sich, dass derjenige, der im Kosovo auf ihn geschossen hatte, besser weiter links getroffen und ihn getötet hätte. Ich mochte es nicht, wenn er so sprach. Endzeitstimmung, als könne es keine Besserung geben, als sei das Leben umsonst gelebt.

René war nie wirklich gern unter Leuten. Jetzt fiel auch mir das Zusammensein mit anderen immer schwerer. Es gab eine Kluft, die vielleicht nur ich bemerkte, die aber so tief war, dass sie sich nicht überwinden ließ. Wie beim Geburtstagsfrühstück unserer früheren Nachbarin Uta. Die Gäste redeten nur darüber, wer sich zuletzt was gekauft hatte, irgendein Wii-Spiel, das dann alle ausprobieren wollten. Ich saß dazwischen und dachte, wie das möglich war, hier ging es nur um materielle Dinge, während ich damit beschäftigt war, meine Familie zusammenzuhalten. Alles, was ich um mich herum hörte, erschien mir kalt. Sorglos, ohne Herz. Ich dachte: „Wir sind wirklich eine kaputte Familie. Wir finden nirgendwo mehr Anschluss." Uta war mit ihrem Mann zuletzt an Pascals erstem Geburtstag bei mir zum Kaffeetrinken gewesen. Damals hatte ich noch versucht, mit ihr über meine Situation zu sprechen. Sie hatte harsch reagiert. „Das hättest du doch wissen müssen, dass der Mann krank ist. Du hättest dich eben früher von ihm trennen sollen." Mit anderen Worten, ich hätte nicht heiraten, kein zweites Kind bekommen sollen; am Ende war ich eben selbst schuld an meiner Situation. Verständnis fühlt sich anders an. Ich hätte heulen können. Aber auf Geburtstagspartys heule ich nicht.

Dabei heulte ich viel und schnell in diesen ersten Monaten des Jahres 2010. Ich war verletzlich geworden. Renés dauernde Stimmungswechsel hatten mich verändert. Hinzu kam meine eigene Therapie, die mich verstärkt mit dem konfrontierte, was ich in mir weggeschoben hatte. Eine tiefe Traurigkeit hatte sich in mir eingerichtet, drängte nach außen, wann immer sich ihr eine Gelegenheit bot. Etwa, als mir klar wurde, dass die Familienhilfe auslaufen sollte. Schon im März sollte das Abschlussgespräch mit der Familienhelferin stattfinden. René war dabei. Er hatte kein Problem mit dem Ende der Familienhilfe. Warum auch? Er hatte sie im vergangenen Jahr meistens boykottiert, war selten da gewesen, wenn die Familienhelferin da war. Sie war mir eine Hilfe gewesen, nicht ihm. Er konnte leicht auf sie verzichten. Aber ich nicht. Sie spürte das. Ich fühlte mich, als stünde ich noch immer nur auf einem Bein, die kleinste Unebenheit und ich würde stürzen. Ich hatte eine Kur bewilligt bekommen.

Aber Renés Operation im Mai, dann seine Reha. Diese ganze Szenerie – alles noch einmal.

René gab sich cool: „Also, ich hab' abgeschlossen mit der Frau. Wenn sie nicht mehr kommt, kommt sie eben nicht mehr." Die Familienhelferin sagte: „Sie können gern noch einmal einen Antrag auf Verlängerung der Familienhilfe stellen." Als ich sie verabschiedete, fiel mein Blick auf die vielen kleinen Zettel, die wir bei einem unserer letzten Treffen beschriftet hatten. Selbst René hatte mitgeholfen. Auf jedem Zettel stand ein Bedürfnis, das Kinder wie Janina und Pascal haben, oder eine Verhaltensweise, die kindgerecht war, oder etwas, was einfach wichtig war in der Beziehung mit den Kindern. Auch mal loslassen können zum Beispiel, oder sich zurücknehmen. Und die Kinder nicht immer aufgrund der eigenen Unsicherheit in ihrer Entwicklung bremsen. Auf einem Zettel stand das Wort *Liebe*.

Als Paar existierten wir kaum noch. Zusammen ausgehen? Unvorstellbar. Und das nicht nur, weil René so viel Zeit in Hamburg verbrachte. Es lag eher daran, dass er die Gesellschaft anderer Menschen nicht ertrug. Auf dem Polterabend eines Mitsoldaten in Wilhelmshaven drängte er schon gegen zehn zum Gehen. Wenn ich abends noch bei den Nachbarn sitzen wollte, ging er vor, nicht ohne zu betonen, ich sollte gleich nachkommen, es sei Zeit. Ich fragte mich, wofür. Blieb ich länger sitzen, als er es ertrug, hatte ich ein schlechtes Gewissen. Er schaffte es immer wieder, mich in seine krankhaften Zwänge einzubinden. Wie gern hätte ich mich einfach mal amüsiert. Am liebsten mit ihm. Aber wenn er schon nicht wollte, dann auch ohne ihn. Was dachte er, wie lange eine Frau wie ich das an seiner Seite aushalten konnte, ohne sozialen Kontakt zu anderen? Ich erinnerte mich daran, wie Big Mama mir einmal erklärt hatte, dass Angehörige von psychisch Kranken es deshalb so schwer haben, weil sie sie meistens zu nah an sich heranlassen. Sie verlieren die Distanz und werden zum ersten Ziel, auf das sich die Kranken ausrichten. Auch René ging offenbar davon aus, dass er bei mir unendlich Vorschuss hatte. Je mehr Halt ich ihm zu geben versuchte, desto tiefer verletzte er mich. Es war ein Teufelskreis.

Ich sehnte seine Operation herbei. Dass diese Unruhe aufhören würde, diese Angst, diese Ausbrüche. Nach der Operation, wenn alles gut gegangen war, dann nur noch Damp. Dann würde alles besser werden. Ich gab die Hoffnung nicht auf, so wenig wie ich mich selbst oder René aufgeben wollte. Und ich hatte noch etwas geschafft: Die Familienhelferin besuchte uns noch einmal ein halbes Jahr, nicht mehr so häufig, alle zwei Wochen, aber immerhin. Ein Teilerfolg.

Meine Psychologin sagte, das sei normal: René hatte vor der Operation unbedingt noch den Vorflur renovieren wollen, er hatte die Tapeten schon abgerissen, hatte die Farbe ausgesucht. Jetzt stand sie immer noch im Kofferraum und ich in einem gänzlich unrenovierten Vorflur. Hätte ich davon nicht während meiner Therapiestunde erzählt, wäre ich richtig sauer auf René gewesen. So aber meinte ich plötzlich doch, ihn zu verstehen. Erst die Pläne und Ablenkungsstrategien, dann der Zusammenbruch. Wenn er vor seiner eigenen Angst kapitulierte. Diese inneren Zustände waren wahrscheinlich schwerer zu ertragen als der Anblick eines unrenovierten Vorflurs.

Janina gab ihm den kleinen grauen Teddy mit ins Krankenhaus. „Ich denk' an dich", sagte sie. Und René sagte: „Und ich denk' an dich." Er ging nie ohne einen Talisman von Janina weg. Erst nach der Operation würde klar sein, ob er sein Knie je wieder einigermaßen normal bewegen und belasten können würde. Ich war nur froh, dass es endlich losging.

Er war schneller wieder fit als beim letzten Mal. Dass bei den Operationen davor einiges nicht gut gelaufen war, sah der operierende Arzt sofort. Es half René nichts, aber es bestätigte ihn immerhin. Er fühlte sich verstanden. Das war viel wert. Dass ich nicht kommen wollte, mit den Kindern – René verstand das natürlich nicht. Er litt. Das zählte. Mir reichte es, mit ihm zu telefonieren. Ihm musste es reichen, weil ich nicht mehr konnte. Bald war Sommer, ich war mit den Kindern im Schwimmbad gewesen statt René in der Klinik in Hamburg zu besuchen. Sie sollten schwimmen können, wenn die Badesaison begann. Das waren die wichtigen Dinge im Leben. Sich im Wasser über Wasser halten können.

„Lass uns Schluss machen, ich bin müde." René respektierte das nicht. Dabei konnte das schon Janina. Manchmal nachmittags hatte ich mir nicht anders zu helfen gewusst, hatte ihr gesagt, Janina, Mama ist müde, und dann hatte ich mich ein bisschen hingelegt. Aber René konnte so etwas nur respektieren, wenn er in guter Verfassung war. Dabei hatte er zugestimmt, als die Familienhelferin mit uns beiden gemeinsame Verabredungen erarbeitet hatte. Eine war gewesen, die Belastungsgrenzen des anderen zu respektieren. René war trotzdem wieder beleidigt, als ich unser Telefongespräch mit der Begründung beenden wollte, dass ich müde war. Ich konnte Hilfestellungen organisieren, so viele ich wollte, sie gingen immer ins Leere.

Zwischen Klinikaufenthalt und Reha kam René nach Hause. Ein Déjà-vu: das operierte Knie, die quirligen Kinder. Wie im vergangenen Jahr. „Zieh' am besten eine kurze Hose an, es ist warm", sagte ich. So konnten die Kinder Renés Verband sehen, scheuten selbst davor zurück, mit ihrem Vater herumzutollen oder auf den Arm genommen werden zu wollen. Es funktionierte und ersparte uns einige Zusammenstöße. René litt darunter, nur herumsitzen zu können, aber in seinen Augen sah ich eine Ruhe wie lange nicht. Er war zu Hause, er fühlte sich – wenigstens für den Moment – wohl.

Der Moment war mir genug. Ich hatte aufgehört, mehr zu wollen. René begleitete uns sogar ins Schwimmbad. In ihm kämpfte der Stolz mit der Angst, als Pascal mit Schwimmflügeln an den Armen vom Einmeterbrett sprang und Janina mit Flugrolle hinterher. Er kam sogar mit ins Wasser, planschte, etwas ungelenk erst, dann mit immer mehr Freude am Wasser. Wie schön war es, dass auch unsere Kinder sich im Wasser wohlfühlten. Janina war ein wahres Talent. Wir hatten die Schwimmbewegungen zu Hause auf dem Stuhl geübt, jetzt schwamm sie schon ziemlich tapfer und ohne Schwimmflügel, nur mit Schwimmgürtel unter dem Bauch. Ich wusste, dass das alles eigentlich ganz einfach war. Wenn nur ich die notwendige Sicherheit ausstrahlte, fühlten sich die Kinder auch sicher. So wuchs Vertrauen. Ich sah zu René hinüber, der gerade Pascal durchs Wasser zog und dabei seine Knieschmerzen überspielte. Ihm hatte man dieses Vertrauen als Kind nicht vermittelt. Ich dachte, auch wenn er es immer sagte, er war nicht schuldig, er nicht.

Renés Reha endete offiziell am Tag nach Pascals zweitem Geburtstag. Am Abend des Geburtstags stand er plötzlich in der Tür. Eine seiner Überraschungen. Dabei schlief Pascal längst. In den darauffolgenden Wochen machte sich René unsichtbar. Immer öfter kam er nachts nicht nach Hause. Stattdessen schickte er SMS, die ihm gar nicht ähnlich waren. „Bin voll und kann nicht mehr fahren." Eigentlich Quatsch. René trank grundsätzlich nicht viel. Er hatte eine Abscheu vor Alkohol, seine ganze Kindheit über hatte er mit ansehen müssen, wie sich die Erwachsenen um ihn herum betranken. Mancher wird darüber zum Trinker, René nicht. Er fehlte mir. Wenn er unterwegs war, saß ich allein in der Abendluft im Garten. Ich hatte mir eine Lampe mitgenommen und zeichnete. Diese lauen Abende – wie gern hätte ich sie mit René verbracht. Wo mochte er sein? Ging es ihm gut? Oder war er wieder im Krieg, irgendwo da draußen, wo eigentlich kein Krieg herrschte? Aber das war auch nicht nötig, einer wie René, der hatte genug Krieg in sich.

Mir kam es so vor, als würden wir uns nur noch die Klinke in die Hand geben. Wenn ich ging, kam er. Wenn ich kam, ging er. Die wenigen Momente, die wir gemeinsam verbrachten, blieb er mir fremd. Kleine Veränderungen fielen mir auf, dass er mich nicht mehr auf den Mund küssen mochte zum Beispiel. Mir blieb das Rudern.

Und ein Verdacht. Eigentlich war René nämlich immer dann besonders unfähig, sich im Alltag zurechtzufinden, wenn er aus der Therapie in Hamburg zurückkam. Was immer man dort mit ihm machte, wie immer man ihm dort helfen wollte – es destabilisierte ihn zusehends. Aber was sollte ich tun? Für mich war das eine verbotene Zone. Ich durfte mich nicht einmischen. Ob René seiner Therapeutin erzählte, dass er dreimal die Woche nicht zu Hause übernachtete? Wusste sie – im Gegensatz zu mir –, wo er sich herumtrieb? Ich jedenfalls hatte aufgehört, ihn zu fragen. Ich bekam ja doch keine Antwort. Dass er andere Frauen hatte, konnte ich mir vorstellen. Weh tat eher, dass es mich nicht einmal mehr schmerzte. Ich hangelte mich von Gesprächstermin zu Gesprächstermin, einmal die Woche traf ich die Psychologin, alle zwei Wochen kam die Familienhelferin. Wenigstens konnte ich über das, was mich so lahmlegte, reden. René hatte immer zu wenig geredet. Vielleicht hatte er mit anderen mehr geredet, aber mit mir auf jeden Fall zu wenig. Als er im August 2010 nicht einmal mehr mit nach Marienhof kommen wollte, machte ich mir große Sorgen. Wenn für ihn das reale Marienhof kein sicherer Ort mehr war, wohin sollte er sich dann in seinem Inneren wenden, wenn ihm wieder einmal alles zu viel wurde, wenn er drohte, in sich den Halt zu verlieren und ihm nur sein sicherer Ort helfen konnte? Hatte er den sicheren Ort aufgegeben? Oder war etwas mit ihm geschehen, was er selbst nicht einschätzen konnte? Ich dachte, wenn ich es doch verstehen könnte, vielleicht könnte ich ihm dann helfen. Aber ich verstand ihn nicht. Und ich bekam in diesen Tagen auch keine Gelegenheit mehr, in danach zu fragen. Ich war mit den beiden Kindern vorausgefahren, er hatte nachkommen wollen, aber er kam nicht. Als ich einen Tag früher als verabredet wieder nach Hause kam, war René nicht da. Er kam erst am Tag darauf, überrascht, mich zu sehen. Damit hatte er nicht gerechnet. „Was machst du denn schon hier?" Die Nachbarn erzählten mir später, dass René während meiner Abwesenheit nachts auch nicht zu Hause gewesen war. Ich fragte ihn danach. Er sagte: „Was wissen die Nachbarn schon? Nichts. Klar bin ich an allem schuld, sag's doch. Komm, sag's, lass raus, was du denkst. Ihr denkt ja doch alle dasselbe. Mir müsst ihr ja nicht glauben. Wer bin ich schon? Nein, glaubt mir bloß nicht. Haltet ihr mal zusammen." Redend ging er zur Tür hinaus und fuhr weg. Niemand konnte mir vorwerfen, ich hätte nicht alles versucht, um an ihn heranzukommen.

Meisterschaft

Einiges, was mein Leben so beschwerte, ertrug ich, weil ich rudern konnte. Und weil ich ein Ziel hatte. Am 18. September 2010 fanden die Bremer Meisterschaften statt. Und ich hatte mir vorgenommen, sie zu gewinnen. Ich wusste, wie ich mich vorbereiten musste, um fit zu sein. Ein bisschen hatte mich auch der Ehrgeiz gepackt. Wichtiger aber war: Auf dem Wasser war ich frei. Auf dem Wasser war ich mit mir allein, da gab es keine Sorgen, nur die Technik, die Anstrengung, meinen Willen. Ich wollte im Einer starten und den Titel holen. Im Alltag konnte ich meine Gedanken weniger gut abstellen als im Boot. „Grübeln Sie nicht", hatte mir die Psychologin geraten, als ich ihr von meinem Verdacht erzählte, René treffe sich vielleicht doch mit anderen Frauen, wenn er tagelang nicht nach Hause kam. „Machen Sie sich nicht so viele Gedanken darüber." Ich konnte ihren Rat nicht annehmen. Wenn ich aufhören würde, darüber nachzudenken, hätte das für mich bedeutet, dass ich mich von meinem Mann längst getrennt hatte. Aber dazu war ich noch immer nicht bereit. Ich glaubte an eine Entwicklung, weil ich daran glauben wollte.

Auf alle Fälle war der Zeitraum zwischen seiner letzten Therapiephase und der nächsten Therapieeinheit im Bundeswehrkrankenhaus eindeutig zu lang. Den ganzen Sommer über war René ziemlich auf sich allein gestellt und ohne psychologische Betreuung. Anfang August hätte er wieder stationär behandelt werden sollen, aber er hatte auf keinen Fall in den Oktober hinein auf Therapie sein wollen, wegen der vergessenen Geburtstage in den zwei Jahren zuvor, diesem demütigenden Gefühl, den Menschen nicht einmal so viel wert zu sein, dass sie ihm zu seinem Geburtstag gratulierten. Also hatte er den nächsten Termin bis nach seinem Geburtstag verschoben. Es mag kindisch anmuten, wenn einer, der bald vierzig wird, so auf seinem Geburtstag beharrt. Vielleicht war es sogar kindisch. Aber die Verletzung saß eben tief. Es hatte ihn berührt, hatte ihn bestätigt in seiner Auffassung, dass die Welt ihn eher vergaß, als sich um ihn zu kümmern.

Manchmal gehörte auch ich für ihn mehr zu dieser Welt, die ihn vergessen hatte, als dass er mich als seine Frau gesehen hätte. In diesem viel zu langen Sommer kam das häufig vor. Dabei bemühte er sich; er versuchte, im Haushalt mit anzupacken, fing an, das Bad neu zu streichen. Aber er brachte das Wenigste von dem, was er angefangen hatte, auch zu Ende. Dann saß er wieder auf der Couch, spielte Computerspiele mit Kopfhörer, weil ich nicht wollte, dass die Kinder das Geballere hören mussten. Oder er fuhr früh morgens zum Dienst nach Bremerhaven, nur, um nach ein paar Stunden wieder nach Hause zu kommen. Ein paarmal hatte er nicht einmal mehr genug Kraft, um mich dauernd an sich zu binden. Dann ließ er mich mit der Nachbarin ausgehen. Ohne ihn. Samstags ging er nicht einmal mehr in seine Schießleistungsgruppe und dachte laut darüber nach, sein ziviles Sturmgewehr SL8 zu verkaufen. Von Zeit zu Zeit rettete ihn irgendein Gedanke aus der Lethargie. Dubai! Für Blackwater nach Dubai! „Marita, da kannst du auch arbeiten, als Gartenbauingenieurin." Ich ging gar nicht erst darauf ein. Nie im Leben wäre ich mit René und den Kindern nach Dubai gegangen. Aber wenn der Gedanke ihm guttat, bitte. Aber auch das hielt nicht lange.

Langsam, fast unbemerkt entfernten wir uns voneinander, Woche für Woche mehr. Er war durchaus in der Lage, sich zwei Tage um die Kinder zu kümmern, einzukaufen, für mich zu kochen, wenn ich krank im Bett lag. Aber kaum stand ich wieder, war er weg. „Du, ein Freund hat angerufen, er will Party machen", sagte er. Da müsse er unbedingt hin. Er kam erst am nächsten Tag abends wieder nach Hause. Euphorisiert. „Das war so toll, wir waren noch auf einem Flohmarkt, all die Leute, ich hatte einen riesigen Spaß." Ich sagte: „Schön, dass es dir gut geht. Aber es wäre noch schöner, wenn es dir auch zu Hause mal so gut gehen würde." Er war beleidigt: „Du gönnst mir das wohl nicht?" Und wie ich ihm das gönnte. Aber dass er ohne Absprache losziehen konnte, um sich mit anderen zu amüsieren, während ich jede Stunde, die ich nicht zu Hause war, zu rechtfertigen hatte – da war doch etwas gehörig aus der Balance geraten.

Ich wurde aus dem, was René sich mir gegenüber leistete, nicht mehr schlau. Und ich war mir nicht einmal sicher, ob er wusste, was er tat. Ende August hatte ich auf der Telefonrechnung drei Nummern entdeckt, die er immer wieder angerufen hatte. Ich kannte sie nicht. Also rief ich dort an. Einmal meldete sich eine Frauenstimme, es wurde schnell wieder aufgelegt. Nicht einmal zehn Minuten später war René zu Hause, obwohl er zwei Stunden vorher noch behauptet hatte, er fahre nach Wilhelmshaven. Bis Wilhelmshaven waren es aber mehr als hundert Kilometer. René bestritt nicht, deutete aber auch nur an, was sein könnte; er hätte eine Frau getroffen, sie wären einmal Kaffeetrinken gewesen, sie hätten geredet, vielleicht und wer weiß … Ob er mir Angst machen wollte? Drohte er mit Trennung? Er, der sich alles vorstellen konnte, nur nicht, sich zu trennen? War das nicht seine größte Angst? Ich sagte: „Überleg dir genau, was du tun willst. Sie kennt deine Abgründe nicht. Die kenne nur ich." Selbst in dieser Situation plädierte ich noch dafür, zusammenzuhalten.

Nach solchen Vorfällen sollte ich tun, als sei nichts passiert. Aber als der Chef der Gartenbaufirma, für die ich frei arbeitete, mir anbot, mit zur Messe nach Nürnberg zu fahren, eine Übernachtung inklusive, beruflich wichtig, sperrte sich René schon wieder. Ob ich wenigstens ein Einzelzimmer bekommen würde, und was das Ganze überhaupt sollte, ob das wirklich nötig sei oder nicht nur ein Ausflug, zwei Männer, eine Frau. Ich kochte innerlich. Warum nur musste er mir mein Leben immer so schwer machen? Warum konnte er mich mit seinen Ängsten nicht mal in Ruhe lassen? Die Messe war wichtig. Ich hatte ein Einzelzimmer. Ich wollte da hin. Ich fuhr mit.

Es ging um nicht einmal 48 Stunden. Ich erklärte René genau, wie er es schaffen würde, Pascal ins Bett zu bringen. Janina schlief sowieso allein ein. Gutenachtgeschichte war kein Problem, das konnte René. Vorlesen gefiel den Kindern immer. Abends rief er an: „Hab's geschafft!" und war dabei, sich in unserem Telefonat einzurichten. Ich stand vor dem Hotel und sah die anderen in der Lobby. Wir waren noch eingeladen, wollten ein bisschen zusammensitzen, etwas essen, trinken, reden. René spürte, dass ich los wollte. „Mit wem triffste dich denn da noch?", wollte er wissen. „Ich dachte, du bist auf deinem Hotelzimmer?" Das kannte ich. Ihm war es immer am liebsten, ich war auf meinem Zimmer, das Telefon in der Hand, an seiner Strippe. Ich sagte: „René, die anderen warten auf mich, wir sind noch eingeladen." Er war sauer und legte auf.

Am nächsten Morgen musste er die Kinder nur in den Kindergarten bringen, brauchte nicht zum Dienst fahren und musste dann nur die Stunden zwischen 15 Uhr und Bettgehzeit noch einmal überbrücken. Spät abends kam ich bereits wieder zurück. Die zwei anderen von der Gartenbaufirma waren noch einen Tag länger geblieben, bis Samstag. Aber an diesem Samstag war die Bremer Meisterschaft. Und ich war gemeldet.

René sah schlecht aus, riesige Pupillen, das Gesicht wieder grau, faltig, wie aufgeblasen. Er holte mich am Bremer

Bahnhof ab. Er wirkte wie ein gejagtes Tier. Als wäre jemand hinter seiner Seele her. Unruhig. Er näherte sich vorsichtig, dachte vielleicht noch an das Telefonat vom Vorabend. Ich war ja auch sauer gewesen, nicht nur er. Er guckte mich an, als wollte er ohne zu fragen herausbekommen, wie es mir ging, wie ich drauf war, wie ich auf ihn zu sprechen war. Er nahm meine Tasche deutete nur an, mich in den Arm zu nehmen, wieder kein Kuss. „Komm', ich bringe dich nach Hause."

Wiedergutmachung oder wirklich lieb gemeint – am nächsten Morgen brachte René Janina zu seiner Mutter und schnappte sich selbst Pascal. Ich fuhr voraus zur Regattastrecke auf dem Werdersee. Wie lange hatte ich auf diesen Tag hin trainiert, hatte die Trainingseinheiten Woche für Woche gesteigert, erst eine halbe Stunde auf dem Fahrrad, am Ende eineinhalb Stunden, wann immer ich Zeit hatte, war ich an einem Seitenarm des Wesersees entlanggefahren, die Weser, die nicht weit von hier in die Nordsee mündete, beruhigte mich wie jeder Fluss mich beruhigte, der ruhig dahinzieht, sich nicht schert um die Sorgen der Menschen, auch mich vergessen lässt.

Ich war gelaufen, um fit zu werden, und hatte regelmäßig im Boot gesessen. An diesem Morgen erschien mir das alles wie ein Wunder. Woher hatte ich die Kraft genommen? Wie hatte ich diese großen Probleme mit René immer wieder verdrängen können, um wenigstens dieses eine, was mir lieb war, noch hinzubekommen, das Rudern? Ich staunte und freute mich. Mein erstes Rennen sahen sich René und Pascal an. „Masters" – Hannie, jenseits der Sechzig und meine liebste Trainingspartnerin im Vegesacker Ruderverein, mit der ich schon viele Kilometer im Doppelzweier auf der Lesum gefahren war, hatte extra gemeldet, damit der Wettkampf der „Über 28-Jährigen" überhaupt stattfinden konnte. Natürlich war ich schneller als sie. Was aber viel wichtiger war: Durch diese erste Fahrt bekam ich wieder ein Gefühl für die 500 Meter. Vor dem eigentlich spannenden Lauf in meiner Leistungsklasse fuhr René mit Pascal nach Hause. Pascal fror, er war nicht warm genug angezogen.

Ich hörte das Startkommando und schob das Boot an. Fünfhundert Meter waren schnell vorbei. Ich genoss jede Sekunde. Schlag um Schlag sah ich die anderen Teilnehmer zurückbleiben. Mit gut einer Bootslänge Vorsprung kam ich locker als Erste ins Ziel, ich nahm die Skulls hoch, ließ das Boot noch eine Weile ausgleiten, ich war zufrieden. Mehr noch glücklich. Ich hatte mein Ziel erreicht. Ob man in Sevilla um den WM-Titel rudert oder auf dem Werdersee um die Bremer Meisterschaft – die Freude über den Erfolg ist fast dieselbe. Ich blieb natürlich bis nach der Siegerehrung. Trotz der Anstrengung, so leicht wie an diesem Nachmittag hatte ich mich schon viele Monate nicht mehr gefühlt.

René hatte seinen Job auch erledigt, übergab mir die Kinder und fuhr zu einem Kumpel. „Zu welchem Kumpel?" – „Kennst du nicht. Von früher." Seine Geschichten wurden immer unglaubwürdiger. „Von früher" wollte René schon lange niemanden mehr treffen. Weil er sich kaum mehr erinnerte, was er früher alles getan hatte, vor allem anderen angetan. Da war er als jugendlicher Schläger durch die Stadt gezogen, mal um Geld einzutreiben, mal nur zum Spaß. Wo, wann, wer – keine Ahnung mehr. Da wollte man doch niemandem „von früher" begegnen, wenn man nie wissen konnte, ob der andere noch etwas wusste, was man selbst längst vergessen hatte. Also fuhr René zu einem Kumpel „von früher" und ich feierte meinen Sieg bei der Bremer Meisterschaft allein.

Der Fremde

Ich konnte mich einfach nicht daran gewöhnen, dass René jede Gelegenheit nutzte, um mich mit den Kindern allein zu lassen. Und selbst zu Hause zog er sich zurück, ging nicht mehr einkaufen, stand stundenlang nur am Fenster und guckte hinaus in den Garten, setzte sich vor den Fernseher, nicht ansprechbar. Irgendwann einmal lag sein gepackter Rucksack morgens im Flur. Als ich ihn fragte, zuckte er mit den Schultern. Nein, er konnte sich auch nicht erklären, wie der da hingekommen war. Er packte ihn wieder aus, das musste als Erklärung reichen. Aber es erklärte nichts, auch ihm nicht. Wieder eine Lücke mehr in seinem Leben. Als ob es davon nicht schon ausreichend gab. An vieles konnte sich René nicht mehr erinnern, soviel stand fest. Aber an manches wollte er sich auch nicht erinnern. Davon war ich überzeugt. Er verdrängte und litt dabei noch mehr unter der Frage, was eigentlich passiert war in seinem Leben. Und wie alles so hatte kommen können.

An manchen Tagen machte er mich mit seinem Verhalten wütend, dann wieder war ich nur traurig. Er war ständig auf der Flucht, vor mir, vor den Kindern, die laut werden könnten, vor den Anforderungen im Dienst. Aber das waren nur vorgeschobene Gründe. Ich ahnte, wovor er wirklich davonlief. Vor den Bildern in seinem Kopf. Was für Bilder das waren, wusste ich nicht. Ich versuchte mir vorzustellen, was das für Bilder sein konnten. Der Junge, den er nicht hatte retten können, war sicher so ein Bild. Er hatte ihm unendlich leidgetan. Wenn das Bild des Jungen in ihm auftauchte, dann beschwor das vermutlich die eigene Hilflosigkeit, holte die Verzweiflung immer wieder hoch, in die er in den unendlich langen Minuten mit dem Jungen im Warteraum des Sanitäts-Containers getaucht war. Und dann all die anderen Geister, die in ihm spukten, die er bis zu ihrem Sterben im Okular seines Gewehrs gesehen hatte? Wenn ich René manchmal überhaupt nicht mehr verstand, stellte ich mir vor, all diese Menschen würden gerade in seinem Kopf tanzen, wären in ihm lebendig, machten ihn verrückt, weil sie von ihm Gerechtigkeit forderten.

Ich telefonierte, wenn René nicht zu Hause war, ab und zu mit meiner Freundin Rica in Dresden. Sie hörte sich immer geduldig alle meine Probleme an. Wenn ich sie am Telefon hatte, konnte ich heulen, ohne mir dabei blöd vorzukommen. Rica war stark. Sie sagte: „Weißt du, ich stand auch schon mal kurz vor der Scheidung." Trotz der beiden Kinder, die sie mit ihrem Mann hatte. Als ich René am nächsten Tag von diesem Gespräch erzählte, schaute er mich verständnislos an: „Auch schon mal. Wieso auch?" Er begriff erst gar nicht. „Du wolltest mich verlassen?", fragte er und konnte es nicht fassen. Ich sagte: „Ich habe auch schon mal an Scheidung gedacht, ja." Aber schließlich wäre ich ja noch bei ihm, ob das Antwort genug sei? René war schockiert. Offensichtlich hatte er sich wirklich noch nie Gedanken darüber gemacht, wie lange ich das Leben mit ihm noch aushalten wollte. Offensichtlich war ich für ihn ganz selbstverständlich die Konstante seines Lebens, die er behandeln konnte, wie er wollte. Ich sagte: „Mir geht es um uns. Das ist ein „Wir-Projekt", das wir beide haben. Deshalb bin ich noch da." Ich sagte ihm, was ich beobachtet hatte: Dass er seit einigen Monaten seine eigenen Wege ging, mich ausgrenzte aus seinem Leben, seinen Gefühlen, dass er mit mir schlief als kenne er mich nicht, dass er sich nicht mehr küssen ließ, dass er dauernd irgendwo übernachtete, ohne eine Erklärung. Ich fragte ihn, ob er irgendeine andere Frau kenne, die das mit sich machen lasse, die alles von ihrem Mann fernhalte; eine Frau, die die Verantwortung für die Kinder so gut wie allein trage, während ihr Partner sich bei jeder Gelegenheit davonstehle.

„Ich fühle mich sowieso wie das fünfte Rad am Wagen", sagte er, als ob das eine Antwort wäre. Er meinte wohl das dreirädrige Gespann aus mir, Janina und Pascal. René fühlte, René dachte – und ich hatte das zur Kenntnis zu nehmen, keine Diskussion, keine Unterhaltung. René fühlte sich einmal mehr ausgegrenzt. Die ganze Welt war gegen ihn. Wie viele Freunde hatte er mit dieser Haltung schon verloren. Jeder wurde in solchen Momenten zu seinem Feind. Diesmal ging es gegen seinen Freund Max. Wann der sich denn das letzte Mal gemeldet habe? Auf den könne er sich auch nicht mehr verlassen. Warum auch, so einen wie ihn, den konnte man eben immer nur in irgendwelche scheiß Einsätze schicken, dafür sei er gut genug gewesen. Zu etwas anderem sei er ja wohl auch nicht zu gebrauchen. Mag sein, dass ihm in solchen Momenten auch jener Vorgesetzte einfiel, der ihm und seinen Kameraden nach einem erfolgreichen Einsatz einmal gesagt haben soll: „Euch Bestien sollte man am besten wegsperren und ein Schild anhängen: ‚Nur im Notfall rauslassen'." Wie oft mag er sich gefragt haben, ob er wirklich eine Bestie war? Oft genug hatte ich den Eindruck, dass er Angst vor sich selbst hatte. „Notfall" klang nach Einsätzen, bei denen sich die Offiziellen die Hände nicht schmutzig machen wollten, nach Grenzüberschreitung. Folter? Dafür werden überall auf der Welt Menschen zu Bestien gemacht. René konnten solche Sätze jahrelang verfolgen. Dann war er eben schuld, schuld an allem, vor allem an den Gespenstern, die er in sich und mit sich herumtrug, die er nicht loswurde, die er auch in Hamburg nicht losgeworden war. René hörte nicht auf zu reden, wie ein Wasserfall, aber es war ja kein Reden, er kotzte aus, was sich an Ungereimtheiten in ihm aufgebaut hatte. Ich dachte, vielleicht stimmt es, was meine Psychologin immer sagt, und er ist krank für immer. Ich dachte, vielleicht ist er verloren. Ich saß da, erschlagen.

Ich spürte seinen Schmerz mit, fühlte mich zuständig, wollte abstellen können, was ihn bedrängte, wollte ihm seine Ängste nehmen. Ich wollte nicht einsehen, dass das unmöglich war. Ich wurde noch sensibler, fuhr meine feinen Antennen aus, wenn er zur Tür hereinkam, wollte erspüren, wie es ihm ging, was er brauchte, was er vertrug. Ich war jedes Mal angespannt und unsicher, wenn wir zusammen waren, was ihn wiederum verunsicherte. Wir waren nicht locker miteinander, er scannte, ich tastete ab, jeder versuchte herauszubekommen, was der andere wirklich dachte, wirklich fühlte, aber dem anderen nicht sagte. Wir hörten mehr auf Zwischentöne und Ungesagtes als auf das, was der andere wirklich sagte. „Lass uns deinen Geburtstag schön feiern", schlug ich ihm vor. Keine Antwort. „Ach, lass es." Überraschung dahin. Seine Mutter und ich hatten schon geplant und Einkaufslisten geschrieben. Abgesagt. Er war eben nicht in der Stimmung. Wenn die im Bundeswehrkrankenhaus seinen Geburtstag kaputtkriegten, kriegte er ihn auch kaputt. Ich wollte nicht, dass es so weit kam. Obwohl René erst noch zum Dienst fuhr, trafen wir uns an seinem Geburtstag zu einem Frühstück im Hafen. Ich hatte es ihm schön machen wollen. Obwohl, was hieß das schon in seiner Lage? Schön war relativ. Im Café konnte er sich wieder nirgendwo hinsetzen, weil die Plätze mit Übersicht und Rückendeckung besetzt waren. Kaum in einem Laden musste er schon wieder raus. Ich hatte es gewusst. Aber ich hatte nicht mehr darauf eingehen wollen. Etwas musste sich ändern.

„Er wird sich nicht von Ihnen trennen." Die Psychologin machte keinen Hehl daraus, dass René ihrer Meinung nach bluffte, wenn er von anderen Frauen erzählte oder von Trennung sprach. „Er ist dazu aufgrund seiner inneren Struktur gar nicht fähig." Meine Rücksichtnahme – übertrieben. Das habe sie mir jetzt aber auch schon zum soundsovielten Mal klarzumachen versucht. Ich begriff erst jetzt, was das bedeutete: Ich konnte (und musste wahrscheinlich auch) klare Grenzen ziehen, mich abgrenzen, um Kraft für ihn zu haben. Für die Kinder, die Arbeit, und auch für mich. Diese Erkenntnis machte mich selbstsicherer. Wenn er die Grenzen, die ich setzte, nicht akzeptierte, ließ ich ihn auch mal einfach stehen. Dann eben nicht. Ich ging dazu über, mir mein eigenes Leben zu organisieren, ohne dabei auf René bauen zu müssen. Als Erstes suchte ich mir eine Babysitterin, eine junge Frau, die immer, wenn ich es brauchte, auf die Kinder aufpasste. So war ich unabhängig von Renés Laune, von seinem psychischen Zustand, seiner Anwesenheit. Ich musste nur die Babysitterin anrufen und konnte rudern oder laufen gehen, wann ich wollte. Ich musste niemanden fragen, nur bezahlen. Nun war René wirklich das fünfte Rad am Wagen.

Mit jeder Entscheidung, die ich traf, fühlte ich mich stärker, nicht stark, aber stärker. Der endgültige Abschied von meiner Familienhelferin fiel mir jetzt leichter als ich erwartet hatte. Beim Abschlussgespräch erstellten wir eine Art Positiv-Protokoll der letzen eineinhalb Jahre. Auf Renés Seite stand: Er traut sich, Pascal ins Bett zu bringen, bereitet das Kindergartenfrühstück vor, beteiligt sich am Aufstehen mit den Kindern, nimmt Veränderungen bei den Kindern wahr, übernimmt Einkäufe, nimmt seine Erkrankung mehr an, vermeidet allzu große Eskalationen, akzeptiert mehr und mehr meine Grenzen, kann sich in Momenten sogar in die Familie integrieren. Auf meiner Seite standen: Ich zeige ihm Grenzen, nutze Freunde für familiäre Bedürfnisse und gehe wieder zu gesellschaftlichen Anlässen, hole mir Kraft beim regelmäßigen Rudertraining, habe angefangen, mich auch um mich zu sorgen, habe mich klar positioniert, Renés Mutter einbezogen, werde im Dezember zur Kur fahren.

Im Jugendamt sagte ich: „Das wird schon." Ich war wirklich davon überzeugt. Ich hatte ein gutes Gefühl. Und in zwei Wochen, Ende Oktober, würde René ohnehin wieder auf Therapie sein, gut sechs Wochen bis Anfang Dezember. Endlich wieder eine andere Stelle, die seine Last mittragen würde, endlich raus aus der Familie, endlich wieder professionelle Hilfe. Wir drei waren dann wieder für uns, wenigstens unter der Woche, das hatte sich eingespielt.

Ich hätte nicht gedacht, dass die Zeit vor Therapiebeginn noch einmal so schwer werden würde. In der letzten Woche setzte René noch einmal eins drauf, benahm sich wie ein Kind. Er stellte jegliche Rücksichtnahme ein, verlangte aber, dass man Rücksicht auf ihn nahm. Mit Janina geriet er immer öfter aneinander, je näher sein Therapietermin rückte. Eigentlich kannte ich das schon, seine miese Stimmung vor der Therapie, die Unsicherheit, die die Therapie in ihm wieder heraufbeschwören würde, eine Unsicherheit, die aus ihm herauskroch und jede seiner Handlungen bestimmte. Diesmal war es besonders schwer. Er schrie Janina beim Essen an, nur weil sie aus Versehen ihr Wasserglas umgestoßen hatte. Oder wenn sie langsamer aß, als er annahm, dass Kinder essen mussten. Immer schrie er sie sofort an: „Sitz endlich still!" oder „Jetzt iss' endlich auf!" Alles so laut, dass nicht nur Janina erschrak und sich heulend wegdrehte, auch ich hielt diese übertriebenen Maßregelungen nicht aus. Janina wurde von ihm dauernd unterdrückt, während er auf Pascal immer nett einging. Das war kein Leben, das war Terror. René schrie: „Ihr wisst ja gar nicht, was ihr mir den ganzen Tag antut." Ob er wusste, was er da sagte? Ob er das ernst meinte? Ich fragte: „Weißt du, was du da sagst?" René nahm seine Autoschlüssel und fuhr weg. Es mochte ja stimmen, dass seine Umwelt für ihn immer unerträglicher wurde, dass „wir ihm den ganzen Tag" irgendetwas antaten. Ich wollte es glauben, ja. Aber ein erwachsener Mann musste doch in der Lage sein, damit anders umzugehen. Was ich damals nicht wusste, weil er nicht mit mir darüber sprach: Mitunter reichte ein Geräusch, manchmal ein Bild, das in ihm selbst aufkam, und er hatte das Gefühl, die Wände würden auf ihn zukommen. Oder er sah alles um sich herum in Zeitlupe – und schrie.

René konnte nur sich sehen. Er bekam nicht mehr mit, dass Janina erst knapp fünf war und Pascal zweieinhalb, dass die beiden die Kinder waren, nicht er. Er war unfähig sich vorzustellen, wie es uns mit ihm ging. Er handelte für sich, wie ein Ertrinkender, der andere mit sich in die Tiefe zieht. Er war gefühllos. Als mein Vater anrief und erzählte, Biggi, unser Berner Sennenhund sei gestorben, sagte René: „Das tut mir leid für dich." Ich fragte: „Du hast sie doch auch gekannt. Tut es dir nicht auch leid – für dich?" Er reagierte nur noch selten auf Rückfragen. Manchmal sagte er noch immer: „Hab ich vergessen."

Unser Zuhause war nicht mehr sein Zuhause. Was ich auch tat, er verweigerte jede Zugehörigkeit. Schlimmer konnte ich mir ein Leben, das zwei nebeneinander her leben, nicht vorstellen. Zu Big Mama ging ich allein. Eigentlich war es unser gemeinsamer Termin, aber René wollte nicht sprechen. Ich erzählte ihr von seinen Stimmungswechseln, wie er von einer Sekunde auf die andere ein anderer Mensch wurde, wie unberechenbar er für mich und die Kinder geworden war, dass ich ihn nicht mehr riechen mochte. Sie sagte: „Sie haben Angst vor ihm." Als ob ich das nicht längst wüsste. Oft hatte ich mir überlegt, ob René unter seiner Matratze im Ehebett ein Messer versteckt hatte und mich in irgendeinem dissoziativen Zustand angreifen würde. So weit war es noch nicht gekommen. Aber wer sagte mir, dass er dazu nicht fähig war, weggetreten, ohne Erinnerung? Ich wusste nicht, dass René dieser Gedanken auch schon gekommen war; wie groß seine Angst war, dass er mir etwas antun könnte, dass er womöglich irgendwann ein Messer unter der Matratze verstecken und mich damit verletzen würde. Als er mir das sehr viel später erzählte, dachte ich, wie ähnlich wir uns doch waren. Selbst in Ausnahmesituationen hatten wir die gleichen Gedanken.

Er zog mir nur die Decke weg. Es war nachts, genau eine Woche vor Beginn der Therapie. Er hatte sich in Rage geredet: Unter anderem ging es um mein angebliches Verhältnis in Kundus. Er hatte wieder zum Verhör angesetzt, es musste doch aus mir herauszukriegen sein, was da passiert war. Jede seiner Fragen hatte mich gequält, ich war müde, ich wusste, es würde nicht lange dauern und Pascal würde zu uns ins Bett kommen, er kam jede Nacht, und ich brachte ihn schon lange nicht mehr zurück in sein Bett, weil ich keine Kraft mehr hatte, aufzustehen. Jetzt lag ich in Embryonalstellung, das Gesicht zur Wand und atmete so flach, dass man es unmöglich hören konnte. René hatte meine Bettdecke durchs Zimmer geschmissen, ich war ihm schutzlos ausgeliefert, wusste nicht, was er noch tun würde, traute mich nicht, mich umzudrehen und ihn anzusehen. Vielleicht hatte er doch ein Messer? Ich hatte keins, aber was hätte es mir auch genutzt? Ich wäre gegen ihn nicht angekommen. Er war so viel stärker als ich. Stattdessen machte ich keinen Mucks, bloß keinen Auslöser liefern. Ich dachte, nicht bewegen, einfach nicht bewegen. Er würde gehen, weil er immer ging, wenn ihm etwas zu viel wurde. Er würde seinen Autoschlüssel nehmen und wenn ich den Motor hörte, konnte ich aufstehen, mir die Bettdecke holen, mich zudecken, wieder warm werden, vielleicht sogar schlafen. Aber er ging nicht. Er warf mir die Decke hin und legte sich neben mich, als sei nichts passiert. Ich tat noch immer keinen Mucks, er lag da, ob er schlief, überhaupt schlief in dieser Nacht, weiß ich nicht. Ich lag da wie paralysiert, ich wäre gern einfach tot gewesen, nein, einfach nicht da. Ich wachte auf, als Pascal später unter meine Decke gekrochen kam. Ich musste also doch eingeschlafen sein.

Das war nicht René. Das war ein anderer Mensch. Big Mama nannte das „grenzwertig". Ich fragte mich, ob er die Grenze nicht längst überschritten hatte. Er tat, als wäre nichts passiert, wie er gern tat, als wäre nichts passiert. Aber ich wollte nicht so tun. Er hatte mich so gedemütigt, mir so viel Angst gemacht. Ich wollte von ihm nicht mehr in den Arm genommen werden, ich ertrug keine Nähe, sehnte den Moment herbei, in dem er sich in sein Auto setzte und nach Hamburg fuhr.

Ich war froh, dass endlich der Kurtermin feststand. Vom 15. Dezember bis zum 1. Januar 2011 sollte ich mit den Kindern nach Langeoog fahren. Der Gedanke an die Kur war mein Rettungsanker. Ich wollte nur noch weg. Zweieinhalb Wochen auf einer Insel. Wenn man René schon nicht wegsperren konnte, dann vielleicht uns. Ich musste zu Kräften kommen.

Der einzige sichere Ort, der René geblieben war, war sein Auto. In dem kam er wie vorhergesehen jedes Wochenende nach Hause. Er hielt es nicht aus, auf der Station im Bundeswehrkrankenhaus zu bleiben. „Ich habe so eine große Sehnsucht nach euch", sagte er, wenn ich ihn fragte, warum. Er kam als Gast, der es sich gut gehen lassen wollte, ohne wirkliche Verantwortung zu übernehmen, wie Gäste eben so sind. Für mich fühlte es sich eher an, als wollte er mich kontrollieren. Wen traf ich, gab es im Haus Spuren, die auf etwas hindeuteten, was ihm nicht passte? Anderer Besuch vielleicht? Unter der Woche hatte er dafür das Telefon. Vor

Jahren, im Trainingslager, hatte ich ihm noch geglaubt, dass er Zugang zu irgendwelchen Satelliten-Überwachungssystemen hätte, und so jederzeit sehen könnte, wo ich bin und mit wem. Ich hatte diese Vorstellung fürchterlich gefunden. Das Gefühl, von ihm ständig beobachtet zu werden, bin ich seitdem nicht mehr losgeworden. Nur dass er jetzt keinen Satelliten mehr brauchte, um mir das Gefühl zu geben, ständig überwacht zu werden. Das Telefon reichte für unser zermürbendes Ritual der permanenten Erreichbarkeit. Für ihn galt das natürlich nicht. Er selbst hatte sein Mobiltelefon seit Wochen auf lautlos gestellt, hatte es zwar bei sich, zu Hause bekam ich es aber nicht mehr zu sehen. Er wartete ab, rief gegebenenfalls zurück. Er war auf dem Rückzug. So, wie er seine Schießübungen eingestellt hatte und den Ehering nicht mehr am Finger trug. Symptome, die zusammengehörten, zu denen mir aber nichts weiter einfiel, als dass René in sich zusammenfiel.

Turbulenzen

2000 Euro Anzahlung für die Kur. Für mich war das wahnsinnig viel Geld, vorab zu überweisen, vom eigenen Konto, ich hoffte nur, die Beihilfe würde den Betrag so schnell wie möglich zurückerstatten. Dass ich mich überhaupt um die Finanzierung der Kur kümmern musste, hielt ich für einen Skandal. Nach dem Verursacher-Prinzip wäre das nach meiner Meinung Sache der Bundeswehr gewesen. Auch eine hundertprozentige Kostenübernahme statt der siebzig Prozent für mich und achtzig Prozent für die Kinder. Ich musste wegen René zur Kur, seine Erkrankung war der Grund. Und die Kinder mussten mit, weil er keine drei Wochen mit ihnen allein sein konnte. Für diese Fälle musste die Bundeswehr eine Lösung finden, es konnte doch nicht angehen, dass eine Familie, die von einer PTBS mitbetroffen ist, sich auch noch die Behandlung selbst organisieren und mitfinanzieren sollte. René war das egal. Er sagte: „Hauptsache, du fährst zur Kur."

Janinas fünfter Geburtstag fiel auf einen Donnerstag. René war an diesem Tag im Bundeswehrkrankenhaus. Ich fragte mich, ob er überhaupt je einen ihrer Geburtstage miterlebt hatte. Ach ja, den zweiten, da war er ausnahmsweise einmal zu Hause gewesen. Aber selbst ihre Geburt hatte er verpasst, weil er im Grenzgebiet zwischen Afghanistan und Pakistan in Deckung lag. Eigentlich war es an der Zeit, das zu ändern. Nächstes Jahr vielleicht. Immerhin kam er mit zur Geburtstagsfeier meines Vaters. Der wurde Ende November 60. Gefeiert wurde das ganze Wochenende im Fitness-Center eines ehemaligen Schützlings meines Vaters, den er noch aus seiner Zeit als DDR-Bobtrainer kannte. Renés Mutter war auch dabei. Ich hatte ein bisschen darauf spekuliert, dass sie mit auf die Kinder aufpassen würde, falls es René zu viel wurde. Er fuhr den Sprinter, den wir uns von einem Bekannten geliehen hatten. Ich saß hinten mit seiner Mutter und den Kindern. Immer wieder griff René sich ans Knie. Autofahren tat ihm nicht gut. Die Prothese schmerzte. Die Ärzte bekamen das Knie einfach nicht in den Griff. Ich dachte an das Wochenende bei meinem Vater. Wie sehr ich mich darauf freute. Gleichzeitig konnte ich nicht einschätzen, wie es René gehen würde, ob er durchhielt, all die Menschen, das Hotel, das neu war für ihn, die fremde Umgebung. Ich hatte den Eindruck, er gab sich Mühe, tat locker. Aber was sagte das schon? Ich hatte schon zu oft miterlebt, wie er seine Belastungsgrenze innerhalb von Sekunden überschritten hatte und ein anderer Mensch geworden war. Was mich außerdem beschäftigte war eine Bemerkung von Uwe, dem Besitzer des Sprinters, bei dem ich morgens das Auto abgeholt hatte. Er hatte mich gefragt, ob das stimmte, dass zwischen René und mir nichts mehr lief, dass wir daran dachten, uns zu trennen. Ich hatte den Kopf geschüttelt, das musste er wohl falsch verstanden haben. Aber es saß tief. René erzählte einem Kumpel, dass er in unsere Beziehung kein Vertrauen mehr hatte! Ich konnte das nicht glauben. Er gab unsere Ehe einfach auf. Das konnte nicht wahr sein. Und was bezweckte er damit, dass er darüber, ganz gegen seine Gewohnheit, mit einem Bekannten sprach, nicht etwa einem Freund, sondern einem Kumpel, von dem er sich ab und zu das Auto auslieh? Oder bereitete er sich insgeheim darauf vor, dass ich mich von ihm trennte? Rechnete er damit, dass ich ihn verlassen wollte? Warum nur redete er nicht mit mir, warum musste ich das, was in ihm vorging, immer hintenherum oder viel zu spät erfahren?

Das Geburtstagswochenende war eine einzige Belastungsprobe – für René und mich. René kramte sein Minderwertigkeitsgefühl hervor und weigerte sich, an einem Tisch mit Olympiasiegern und Weltmeisterschaftsteilnehmern zu sitzen. Es half ihm auch nicht, als ich ihm zuredete, er sollte die Leute doch einfach ausfragen. Damit kriegte man jeden. Und einstmals erfolgreiche Sportler sowieso. Er hätte sich ja auch mit meinem Bruder unterhalten können, den er doch kannte. Oder mit der Lebensgefährtin meines Vaters. René zog es vor, sich abzusondern.

Das mit dem Feuerwerk war René dann doch zuviel, er verließ den Garten nach etwa der Hälfte, ging zurück ins Gebäude, er brauchte Sicherheit. Später kümmerte sich seine Mutter um die Kinder, die immer noch nicht schliefen. Ich saß mit den anderen Sportlern, die ich noch aus meiner Kindheit kannte, zusammen. Wir lachten, die Stimmung war gut. Später machte mir René deshalb, und weil er fand, meine Bluse sei einen Knopf zu weit aufgeknöpft gewesen, eine Szene. „Du warst ja ganz anders mit denen, als du sonst bist", sagte er in vorwurfsvollem Ton. „Vielleicht bin ich sonst nicht so, weil ich keine Lust auf deine Vorhaltungen habe", sagte ich. Ich hatte inzwischen längst Angst davor, ausgelassen und fröhlich zu sein, weil René mir dann immer vorwarf, ich würde mich amüsieren. Am besten ohne ihn, und immer mit anderen. Mich hatte das immer traurig gemacht. Irgendwann hatte ich mich seinem Muster ergeben.

Am nächsten Morgen hatte ich den Eindruck, er wollte Rache nehmen für alles, was er an diesem Wochenende erlitten hatte. Noch bevor ich fertig war mit Frühstücken hatte er die Kinder und die Koffer gepackt. „Los geht's, wir fahren nach Hause." Kein Spielraum, einfach los. Er machte Druck. Er wollte weg, er hielt es nicht mehr aus. Heulend verabschiedete ich mich von meinem Vater. René fuhr durch von Dresden bis nach Neudorf, nur einmal hielt er kurz bei McDonalds.

Noch am Abend musste er wieder in Hamburg sein, die letzte Therapiewoche lag vor ihm. Ich war froh, ihn noch einmal für ein paar Tage los zu sein. Das Wochenende hatte mich mehr Kraft gekostet, als ich gedacht hatte. Bevor wir noch einmal aneinandergeraten konnten, war es besser, wir waren getrennt. Wenigsten die paar Tage, es würde schwierig genug werden, die Zeit bis zur Kur noch zu überstehen. Ich begann ja schon zu zittern, wenn er mich nur ansprach. Manchmal dachte ich, ich hätte meinen Körper nicht mehr unter Kontrolle. Es war ein bisschen so wie genau ein Jahr zuvor, als ich dauernd gefroren hatte und nicht einmal mehr die einfachste Polyamidunterwäsche auf meiner Haut hatte spüren wollen. Innerlich verkrampfte ich immer mehr. Mittlerweile hatte ich auch das Buch gelesen, das meine Psychologin mir empfohlen hatte: „Die Stunde, in der ich zu glauben begann". Das Buch war nicht gerade aufbauend. Es geht darin um eine Frau, die bei einem Schulmassaker ein Trauma erleidet, und um ihren Mann, der im Laufe der Zeit durch sie immer stärker auch selbst traumatisiert wird. Genauso fühlte ich mich in diesen Tagen. Ich spürte, dass René mich mit sich in den Abgrund ziehen würde. Aber ich wollte das nicht. In mir gab es einen unerklärlichen Rest an Widerstand, der mir sagte, du liebst ihn, weil er dich in den guten Zeit beschützt, und du weißt das, seit er in der Kaserne in Nienburg das erste Mal deine Hand gedrückt hatte, aber du drohst, dich in seinen Zwängen zu verlieren, also gib nicht nach, kümmere dich endlich um dich, um die Kinder, vielleicht sogar um ein eigenes Leben ohne ihn. Mir schauderte vor dieser Vorstellung, aber sie entsprach meinem Wunsch, weiterleben zu können.

Bei dem hohen Therapieaufwand fragte ich mich immer noch, warum die Bundeswehr die Familien nicht mit in die Behandlung einbezog. Ich war überzeugt, dass René schon weiter gewesen wäre, dass es viele Konflikte zwischen uns nicht hätte geben müssen, dass mich seine Krankheit nicht an den Rand meiner Leistungsmöglichkeiten hätte bringen müssen, wenn man uns mit in seine Therapie integriert hätte. Ich dachte vor allem auch an die Kinder. Machte sich überhaupt irgendjemand Gedanken darüber, welche Spätfolgen Renés Erkrankung bei Janina und Pascal auslösen würde? Mir schien es: Lieber schottete man sich ab, errichtete für alle sichtbar ein neues PTBS-Zentrum in Berlin und schloss die Familien weiter aus. Man ließ zu, dass die Männer zu Alkohol oder Tabletten griffen, riskierte, dass sich die Frauen betroffener Soldaten irgendwann scheiden ließen, weil sie vor der Krankheit ihrer Männer resignierten. Dass ich mich innerlich abzuschotten begann, war vielleicht ein erster Schritt. Aber die Scheidung, eine endgültige Trennung? Noch konnte ich mir das nicht vorstellen. Aber wer wusste, was René noch alles einfiel.

Die Weihnachtsfeier

Ich war das erste Mal, seit ich als Gartenplanerin für das Gartenbauunternehmen in Neudorf arbeitete, zur betrieblichen Weihnachtsfeier eingeladen. Bremen-Vegesack, Hotel Strandlust. Eine noble Adresse, ich freute mich sehr. Schon als ich ging, regte René sich auf. In Rock und Bluse war ich ihm zu schick für die Feier. Aber er ließ mich gehen, wohl weil er spürte, dass mich an diesem Abend nichts aufhalten würde. Gegen eins schickte ich ihm eine SMS, dass wir noch ins „Arena" gehen würden, eine Disco, etwa elf Kilometer von Neudorf entfernt. Seine Antwort kam sofort: „Da gehst du nicht hin. Du kommst nach Hause. Sofort!!!" Ich fuhr trotzdem mit in die Disco. Sie lag auf dem Weg. Aber das war nicht der Grund für meinen Widerstand René gegenüber.

Ich hatte mich so gut amüsiert den ganzen Abend über, die Leute waren nett, es gab gutes Essen, Wein, Gespräche. War das nicht eigentlich normal? Dass mir ein ganz normaler Abend als etwas so Besonderes vorkam, das war es, was mich erschreckte. Als sei die Teilnahme an einer Weihnachtsfeier ein Privileg, das für alle anderen galt, auch für René, der in der vorangegangenen Woche auf zweien war, aber nicht für mich. Ich durfte mich nicht amüsieren, ich musste leiden. Aber eine Weihnachtsfeier war eben kein Privileg. Eine Weihnachtsfeier war etwas ganz normales. Ich durfte bleiben, ich tat damit niemandem etwas an, ich betrog niemanden. Dass René mir diese Normalität streitig machte, sah ich nicht ein. Was auch immer kommen würde an Beschimpfungen, an Vorwürfen, an Aussetzern, an Beleidigungen – diesmal war es mir egal. Erst gegen fünf Uhr morgens kam ich nach Hause. René war noch wach.

Jedes Detail wollte er wissen, wer auf der Feier war, wer mit in der Disco, mit wem ich getanzt hatte, worüber wir gesprochen hatten. Ich hatte keine Lust auf Verhör, ich wollte schlafen, wenigstens die eine Stunde, bis die Kinder aufwachten. René schlief nicht. Er war überzeugt, dass in der Disco etwas gelaufen war, warum war ich sonst so spät erst nach Hause gekommen, das hatte ich noch nie gewagt. Dabei war der Abend für mich einfach so schön gewesen, weil ich reden konnte. Ich hatte mich amüsiert, weil mir jemand zugehört hatte. Ich hatte über meine Kinder gesprochen, er hatte von seinen Kindern erzählt. Ich von meinem Mann, er von seiner Frau. Wir kamen auf Probleme zu sprechen, die jeder hat, die es in jeder Ehe gibt, was man eben alles so mit sich herumträgt, ohne eine Lösung zu wissen. Das Reden tat mir gut, weil ich im Reden einen Überblick über meine eigene Situation bekam, manches wurde mir klarer. Und natürlich entstand beim Reden eine Nähe, die ich vermisst hatte, ohne es zu bemerken. Das wurde mir erst jetzt deutlich, als mir jemand zuhörte, ohne mir die Worte im Mund zu verdrehen, ohne Hintergedanken, ganz offen und voller Wohlwollen. Dass einer zuhörte und ich nicht den Eindruck hatte, verhört oder ausgehorcht zu werden, weil der andere sich ja auch öffnete und von seinem Leben erzählte; das hatte gutgetan. Aber morgens um halb sechs war ich nicht in der Lage, einem eifersüchtigen René das zu erklären. Er hätte es nicht verstanden, weil er es nicht verstehen wollte. Er war so weit weg von mir, so weit weg von meinen Bedürfnissen, er ahnte nicht, wie weit.

Stattdessen suchte er an diesem Morgen nach einem Beweis, irgendeinem Hinweis auf meine Untreue. Er stand immer wieder auf, ging hinunter ins Wohnzimmer, kam zurück, ging wieder, wie eine eingesperrte Raubkatze. Draußen begann es zu schneien. Ich musste eingenickt sein. René weckte mich mit einer geschrieenen Frage: „Und was ist das?" Er hatte mein Mobiltelefon in der Hand und las eine SMS vor: „Bin jetzt auch zu Hause, meine Frau meckert. Schlaf gut!" Die SMS musste mein Kollege geschrieben haben, als ich schon im Bett gelegen hatte, ich hatte sie noch gar nicht gelesen. Dafür hielt René endlich sein Beweisstück in der Hand. Dass es kein Beweisstück war, interessierte ihn in diesem Moment nicht. Er wurde ruhig. Er saß nur da. Bis gegen acht. Offensichtlich brauchte er einige Zeit, bis er in der Lage war, darauf zu reagieren. Als er mir dann mein Mobiltelefon und meine Autoschlüssel wegnahm und die Telefonanlage im Haus lahmlegte, war mir klar, er hatte einen Plan. Er stieg ins Auto und fuhr weg. Ich ahnte, wohin. Ich versuchte zu verhindern, was ich verhindern konnte, indem ich vom Handy meiner Nachbarin aus eine SMS an meinen Kollegen schickte: „Mein Mann ist auf dem Weg zu dir."

Sollte ich außerdem die Polizei rufen? Ich konnte nicht einschätzen, in welchem Zustand René sich befand, was er vorhatte. Als die Babysitterin kam, versuchte ich von ihrem Handy aus René anzurufen. Er nahm nicht ab. Er stand vor der Haustür meines Kollegen und klingelte. Hinterher fragte ich mich, warum er ihm überhaupt aufgemacht hatte. Ich hätte es nicht getan, wenn ein offensichtlich wütender 105-Kilo-Mann vor meinem Haus gestanden hätte. Am nächsten Morgen in der Arbeit konnte ich die Folgen sehen: ein Veilchen. Nachdem er sich abreagiert hatte, rief René mich auf dem Handy der Babysitterin zurück. Er wollte, dass ich endlich gestand. Ich schrie durchs Telefon: „Du lässt diesen Mann jetzt in Ruhe, oder ich rufe die Polizei." Seit Kundus wusste er, dass ich fähig war, die Polizei zu rufen. Ob ihm in diesem Moment überhaupt bewusst war, was er in der letzten Stunde angerichtet hatte? Freiheitsberaubung und Körperverletzung – wenn ich wirklich die Polizei gerufen hätte, es hätte nicht gut ausgesehen für ihn. Oder war er wieder wie weggetreten gewesen, hatte nur noch um sich geschlagen, ohne davon zu wissen, ohne Kontrolle über sich selbst und sein Handeln? Er holte zu Hause wortlos ein paar Sachen, die er für den Tag brauchte, und fuhr wieder weg. Ich war auf der Couch im Wohnzimmer gesessen und hatte mich nicht bewegt. Sollte er gehen. Mir war es recht. Der ganze Tag war so unfassbar und irreal. Schlechtes Kino. Ich saß nur da, oben spielten die Kinder mit der Babysitterin, die eigentlich gekommen war, damit ich an die Lesum zum Rudern fahren konnte. Ich hatte keine Kraft mehr, in den Club zu fahren, plötzlich machte nichts mehr Sinn, mein Kampf all die Jahre, um René, darum, dass er mit uns ein gutes Leben leben konnte, trotz allem. Ich hatte all meine Energie in diese Hoffnung gesteckt, dass wir es schaffen. Jetzt war die Hoffnung tot.

Ich wollte René nicht wiedersehen. Diesen Gedanken zu denken, erschreckte mich. Aber der Gedanke war da. Und ich sprach ihn auch aus. Irgendwann abends, noch immer wie in Trance, aber so nahe dem Abgrund, dass ich sprechen musste, um nicht abzustürzen. Dass es so nicht weiterging zwischen uns, dass er nicht mehr der war, für den ich mich entschieden hatte, dass ich seine Kälte nicht mehr ertragen konnte, seine Alleingänge, seine Ablehnung, seinen Terror. Ich weiß nicht, was ich ihm noch alles sagte, vielleicht wirklich alles, auch in den darauffolgenden Tagen, immer wieder, während er stiller wurde, fast, als bereute er sein Verhalten, aber er sagte nichts. Es zerriss mir fast das Herz, als ich merkte, dass ich dabei war, mich wirklich von ihm loszusagen: „Wir können uns gern irgendwann anders und an irgendeinem anderen Ort wiedersehen. Wir können uns dann neu prüfen. Aber erst einmal brauche ich Abstand von dir. Auch räumlich."

Auf der Insel

Er bestand darauf, uns zur Fähre zu bringen, als könnte er damit wiedergutmachen, was er angerichtet hatte, als könnte er damit unsere Ehe retten. Ich erlaubte ihm, uns zu fahren. Aber ich schwieg während der knapp zweistündigen Fahrt durch die verschneite Landschaft. Es war Mitte Dezember und bitter kalt. Ein eisiger Wind wehte Schnee zu Wehen zusammen. Ich spürte, dass er auf ein Wort von mir wartete, ein Zeichen, dass es mit uns weitergehen würde nach der Kur. Ich sagte nichts. Ich blieb hart. Am Hafen ging alles sehr schnell. Er wollte die Kinder zum Abschied küssen, Janina drehte sich weg, ich gab ihm nicht einmal die Hand. Ob er traurig war, als er an diesem Mittwoch allein im Auto davonfuhr?

Man hatte René nicht wegsperren können, jetzt war ich dabei, mich wegzusperren. Was eignete sich dafür besser, als eine Insel? Ich stellte mir vor, wir würden einschneien, die Nordsee würde zufrieren, und wir würden länger bleiben können als nur drei Wochen. Während der zwanzigminütigen Überfahrt mit der Fähre nach Langeoog saß ich in meinem Sitz, Pascal und Janina erkundeten das Schiff, ich sah auf die See hinaus, und die Tränen liefen mir übers Gesicht. Mir schien, es waren Tränen der Erleichterung.

„Burnout mit reaktiver Depressionsgefahr" – die Psychologen in der Kurklinik luden mich gleich in der ersten Woche zu drei Gesprächen ein. Sie machten sich Sorgen, ich flennte und redete durcheinander. Mir erschien der ganze Aufenthalt katastrophal. Die vielen fremden Menschen, dazwischen all die Kinder, der neue Tagesablauf, essen in der Mensa. Und dann benahmen sich Janina und Pascal plötzlich anders. Sie waren lauter, lebendiger vielleicht. Ich merkte, dass mir mein gewohnter Tagesablauf fehlte, die Routine zwischen Kinderwecken und Gutenachtgeschichtelesen. Unsere Rituale. Mein Eingezwängtsein. Wir hatten uns eingerichtet. Der Alltag mit seiner Struktur hatte mich doch mehr gehalten als ich gedacht hatte. Mit unserer Ankunft auf der Insel war alles anders und ich hielt die Veränderungen kaum aus. Alles in mir sträubte sich. Selbst mein sonst so guter Orientierungssinn versagte. Haus Südwind, Haus Ostwind oder Westwind, was wusste ich, wo die Untersuchung beim Allgemeinarzt stattfinden sollte, ich hatte Pascal auf dem Arm, Janina blieb widerwillig immer ein paar Meter hinter uns, ich musste sie dauernd rufen, dann, nach einem Kilometer stellte ich fest, ich war wohl doch in die falsche Richtung gelaufen, und Janina zickte, und ich schrie: „Verdammt, ich kann doch auch nichts dafür, wir sind nur wegen deinem Vater hier." Ich hatte getan, was man nicht tut: Frust an den Kindern auslassen. Janina heulte, ich heulte, Pascal auch. Ein elend anmutendes Trio stand da mitten auf Langeoog, bei knapp über null Grad, heulend, zitternd vor Kälte, es regnete, wir drehten um und gingen zurück. Wenigstens hatten wir jetzt Rückenwind. Eine halbe Stunde später starteten wir einen zweiten Versuch. Diesmal fanden wir das Untersuchungszimmer und den Arzt. „Wir haben sie schon vermisst", sagte der. Ich dachte, nett. Währenddessen hatten Janina und Pascal, ohne sich die Schuhe auszuziehen, gleich die beiden Liegen im Behandlungszimmer erklommen und turnten jetzt darauf herum. Ich dachte, wie sehr sie mit ihrem Verhalten doch meine innere Situation spiegelten: nichts als Chaos, nie Ruhe, immer unter Spannung. Der Arzt riet mir zu Bewegung: „Laufen sie allein und in ihrem Tempo über die Insel." Das Wort, das meinen Bedürfnissen am nächsten kam, war das Wort „allein". Ich hatte das mit der

Mutter-Kind-Kur missverstanden, war davon ausgegangen, jemand kümmerte sich um die Kinder, und ich hätte Zeit für mich. Je länger wir auf Langeoog waren, umso klarer wurde mir die genau umgekehrte Grundidee derartiger Kuren: Mutter und Kind oder Mutter und Kinder, in manchen Fällen war auch der Vater dabei, sollten Zeit haben, in Ruhe wieder zueinanderzufinden. Aber ich hatte mich von meinen Kindern nicht entfernt. Uns dreien ging es als Teilfamilie gut. Jedem einzelnen nicht, aber uns dreien zusammen doch. Jetzt waren wir eher miteinander auf der Flucht.

Vier Tage nach unserer Ankunft lief ich das erste Mal über die Insel. Die Stimmung war einzigartig, der fast volle Mond leuchtete die schneebedeckte Insel aus, ich nahm den Weg über die Dünen, den ich mir schon tags zuvor ausgeguckt hatte bei einem Spaziergang in den Ort. Das Laufen war wie eine Befreiung. Gut eine Viertelstunde brauchte mein Körper, bis er auf Betriebstemperatur war, ich spürte die eigene Wärme, die Leichtigkeit, mit der ich Fuß vor Fuß setzen konnte, erstaunte mich. Nach 20 Minuten drehte ich wieder um und lief dieselbe Strecke zurück. Die letzten paar hundert Meter führten durch eine Allee wie durch einen Tunnel. Ich dachte, wie das wohl wäre, in einen Tunnel zu laufen, und am anderen Ende in einer ganz anderen Welt anzukommen. Als ich später geduscht und im Pyjama im Bett lag, kam es mir fast so vor, als wäre ich in dieser anderen Welt angekommen. Ich war körperlich ausgepowert. Aber es fühlte sich gut an.

Immer öfter saß ich mit zwei anderen Frauen zusammen, die mit mir angekommen waren. Die eine lebte auch mit einem von PTBS betroffenen Mann. Er war als Kind misshandelt worden. Wie ich hatte sie zwei Kinder, drei und fast ein Jahr alt. Die andere Frau hatte miterlebt wie ihr Vater ihre

Schwester und ihre Mutter misshandelte und sich später vor einen Zug warf. Wenn ich in einer unserer Gesprächsrunden die anderen Frauen von ihren Männern oder Vätern erzählen hörte, tauchten vor mir immer wieder die Gesichtszüge von René auf. Etwas an ihm machte mir Angst, etwas, das ich nicht einmal konkret benennen konnte. Es war mehr so ein Gefühl von Unsicherheit, als hätte ich die Fähigkeit verloren, seine Handlungen vorauszusehen. Auf der Insel fühlte ich mich zwar sicher. Aber was würde passieren, wenn wir wieder zu Hause waren, ich und die Kinder? Ich konnte nicht mehr erfühlen, was René noch alles tun würde. Dieser Moment, als er mir die Decke weggerissen hatte, diese tiefe Angst, die ich in diesem Moment gespürt hatte, manchmal überfiel sie mich jetzt noch, obwohl zwei Monate und ziemlich viel Nordsee zwischen jener Nacht und heute lagen. In der Nacht vor Heiligabend lag ich lange wach. Ich hatte den Tag gerade so überstanden, schlecht gelaunt. Es waren ja nicht nur Janina und Pascal, auch all die anderen Kinder der anderen Mütter, die man nicht los wurde, die immer da waren, wo ich doch so gern und viel lieber einmal allein gewesen wäre.

Ich konnte nicht schlafen. Ständig sah ich René in Tarnzeug in Deckung liegen, das Kaliber 50 vor sich abgestützt im Anschlag, er zielt, drückt ab, der Schuss ist gar nicht laut, fast beiläufig. Wie oft mochte er abgedrückt haben? Zigmal? Hunderte Male? Und wie oft hatte er auf jemanden geschossen, der direkt vor ihm stand? Und warum? Ich fragte mich, wie ich einen Menschen lieben konnte, der so viele oder egal wie viele Menschen erschossen hatte. Dann wieder fiel mir ein, wie René selbst genau dieses Argument immer so perfekt selbstzerfleischend gegen sich verwendet hatte. Wer sollte ihn schon lieben, wo er doch nichts konnte als schießen! Wer sollte mich mögen, nach allem, was ich getan habe! Dann hatte ich ihn sogar zu trösten versucht, das sei nicht seine Schuld, er habe doch einen Auftrag gehabt, das sei sein Job gewesen.

Ich hatte ihn geliebt und liebte ihn im Grunde noch immer für seine andere Seite. Die zärtliche, fürsorgliche Seite, die er auch hatte. Auf diese ganze Schießerei war er doch nur reingefallen: Endlich war er mal jemand gewesen, endlich hatte er die Wertschätzung bekommen, die er als Kind so vermisst hatte. Sie hatten ihn emotional gepackt, sie hätten wissen müssen, dass er das nicht aushält, dass einer wie er vielleicht ein guter Schütze ist, aber zu labil für den Job. Warum hatten sie ihn trotzdem zum 76er gemacht, einem Marine-Infanteristen, und ihn in eine Sondereinheit gesteckt? Es gab viele, die es hätten besser wissen müssen.

Aus meinem Loch half mir aber auch mein Groll nicht. Denn dass René für mich so unberechenbar geworden war, war eine Tatsache, mit der ich versuchen musste, umzugehen. Er war unendlich weit weg, weiter als je an einem Mittwoch. Am Nachmittag hatte er angerufen, kurz, und angedeutet, er wäre an Weihnachten ja allein, und ob er uns nicht besuchen könnte, die Kinder, seine Kinder. Ich hatte Nein gesagt. Was für ein absurder Vorschlag.

Am nächsten Tag, dem 24. Dezember, nahm ich die Briefe, die Janina und ich geschrieben und gemalt hatten, und machte mich auf den Weg zum Insel-Postamt. Es hatte geschneit, eine Bank war ganz zugeweht, ich machte ein Foto und freute mich über diese einmalige Idylle. Die SMS auf dem Handy entdeckte ich eher zufällig. „Stehe schon an der Fähre. Freue mich auf Weihnachten mit euch." Ich geriet in Panik. Er stand an der Fähre! Er wollte doch tatsächlich in meine Festung eindringen. Ich wählte sofort seine Nummer und kaum hatte er abgenommen, schrie ich ihn an. Was ihm einfalle, ich wolle nicht dass er komme. Ob er das denn noch nicht kapiert hätte, dass ich seinetwegen hier sei, dass nicht ich die Kranke sei, sondern dass er krank sei. „Du drehst sofort um!" Ich legte auf und lief zurück in die Klinik. An der Rezeption traf ich einen der Psychologen. Völlig aufgelöst erzählte ich ihm von Renés Vorhaben und wie sehr er mich damit bedrohte. Der Psychologe sagte: „Ihr Mann kommt hier nicht rein. Wir können ein Hausverbot aussprechen." Das mit dem Hausverbot fand ich sehr gut. Ein Hausverbot würde die Klinik über Weihnachten zu meinem sicheren Ort machen. René konnte in meinen Träumen auftauchen, aber nicht in diesem Haus. Wenig später wurde der Fährbetrieb wegen Eisgang eingestellt. Jetzt standen mir sogar schon die Naturgewalten bei.

Wenn René eine SMS schickte oder anrief, antwortete ich nie sofort, ging auch nicht immer ans Telefon. Aber er schaffte es mit jedem Versuch der Kontaktaufnahme immerhin, dass ich an ihn dachte. Es gab ausreichend unbeantwortete Fragen in mir, über die ich grübeln konnte. Zum Beispiel, ob er überhaupt noch im Haus sein würde, wenn wir nach Hause kamen. Vielleicht hatte er sich ja auch schon eine Wohnung gesucht oder war wieder bei seiner Mutter eingezogen. Auch, dass er einfach abtauchte, hielt ich für eine Möglichkeit. Ich wusste nicht, wie er damit umgehen würde, dass die stationäre Therapie in Hamburg für ihn vorbei war und er jetzt in häuslicher Umgebung ambulant betreut werden sollte. Hatte er die neue Psychologin schon getroffen? Ging er überhaupt hin? Wer half ihm in diesen Tagen?

Trotzdem ging es mir besser. Der Masseur mühte sich redlich, aus dem Gedächtnis meines Körpers zu löschen, was ihn zu diesen flächendeckenden Verspannungen veranlasst hatte. Ich lief jeden Tag ein bisschen länger. Nach zwei Wochen kam ich erst nach eineinhalb Stunden zurück, was allerdings daran lag, dass ich mich verlaufen hatte. Ich merkte, wie mein Körper beim Laufen Kraft bekam, wie ich Schritt für Schritt wieder zu mir kam.

Aber ich wurde nervöser. Je besser es meinem Körper ging, desto mehr hing meine Seele durch. Mir kam es manchmal so vor, als wollte mein Körper alle Erinnerungen über Bord werfen, allen Ballast loswerden, und überforderte damit gleichzeitig meine Seele. Die war langsamer, die brauchte Zeit, die war nicht fit. Ganz und gar nicht fit, sie zitterte. Ich rief noch vor Silvester meine Psychologin an. „Nein, ich will nicht mehr zurück zu meinem Mann." Ich erinnerte mich noch gut an ihre Frage, als wir uns kennenlernten, als sie sagte, ich sei also die, die sich von ihrem Mann trennen wollte, und wie ich Nein gesagt hatte. Jetzt wollte ich. Der Abstand zwischen René und mir war zu groß geworden und der Zwischenraum hatte sich mit Angst gefüllt. Im Notgespräch am 30. Dezember erklärte mir die Psychologin in der Klinik, es gäbe die Möglichkeit, früher abzureisen, nicht nach Hause zu fahren, sondern in ein Frauenhaus. Sie sprach von einer neuen Identität, noch einmal von vorne, alles neu, anders, ohne seinen Zugriff. Ein aberwitziger Gedanke, wo war ich da nur hineingeraten? War das wirklich mein Leben, von dem wir da gerade sprachen? War das ich, die sich in ein Frauenhaus verkriechen wollte, weil sie vor lauter Angst vor ihrem Mann nicht mehr schlafen konnte, nicht mehr gehen, nicht mehr ruhig sein konnte, nur noch schlotterte? Und das auf Kur, wo es einem auf Kur doch eigentlich gut gehen sollte? Ich dachte, es hatte keinen Sinn, mich zu verstecken, ob in einem Frauenhaus oder hinter einer neuen Identität. René würde mich ja doch finden – überall. Er würde irgendwann aus dem Nichts auftauchen, so wie er immer aus dem Nichts auftauchte. Ich würde immer Angst haben, genau davor.

An diesem wie an anderen Tagen half es mir, am verschneiten Strand zu stehen, tief durchzuatmen, hinaus auf die Nordsee zu sehen. Wasser! Mein Wasser, das ich so liebte, auf dem ich Jahre meines Lebens glücklich verbracht hatte, das mich immer getragen hatte, das mich auch jetzt trug. Beim Anblick des Wassers kam meine Seele zur Ruhe. Offensichtlich gefiel es ihr, auf dieser Insel zu sein, ganz und gar umringt von Wasser.

In der Silvesternacht konnte man bis zum Festland hinüber sehen. Viele der Frauen waren in den Ort gegangen, zum Aussichtsturm. Ich stand mit Janina an der Allee vor der Klinik. Pascal schlief. Als die ersten Raketen in den Himmel aufstiegen, begann Janina zu weinen. Sie fragte nach ihrem Vater, weil sie die Knallerei vermisste. Die beiden waren an Silvester immer für die Pyrotechnik zuständig gewesen. Janina mochte Feuerwerk sehr. Ich gar nicht. Jetzt standen wir da und hatten nicht einmal einen kleinen Knallfrosch, um das alte Jahr zu verabschieden. Dabei ließ ich das gern hinter mir. Es war kein gutes Jahr gewesen. Während Kaskaden von Lichtern den Himmel über Langeoog bunt färbten, musste ich an René denken. Wir hatten in den letzten Tagen ein paar Mal telefoniert, nicht unangenehm, abtastend. Es hatte keinen Streit gegeben, nur diese Ignoranz hatte mich in manchen Momenten wütend gemacht, dass er von so vielem, was unseren Alltag ausgemacht hatte, nichts wusste. Es hatte mir deutlich gemacht, wie sehr er immer schon in seiner eigenen Welt gelebt hatte. Meine Bedürfnisse zwischen Arbeit und Kindergarten, die Babysitterin, die Haushaltshilfe, die Familienhelferin – er hatte alles nur hingenommen, mich wirklich verstanden hatte er nicht.

Seit seiner Weihnachtsaktion gab sich René bei unseren gelegentlichen Telefonaten zurückhaltend. Ich spürte seine Not, er wollte wissen, was wird. Waren wir noch zusammen? Wollte ich mit ihm weiterleben? Das waren die Fragen, die ihn beschäftigten, er wollte Sicherheit, irgendeine Sicherheit, am liebsten die, dass alles weiterging wie bisher. Ich machte keine Zusagen, etwas in mir wehrte sich. Nicht wieder in dieses Gefängnis, das sein Gefängnis war. Ich sagte nicht Nein, ich sagte nicht Ja, aber ich wusste, dass ich mit René nie wieder allein sein wollte. Dafür war die Kur gut gewesen: Ich war durch diese panischen Ängste gegangen, ich hätte mich für einen Neuanfang im Frauenhaus entscheiden können, es hatte die Möglichkeit zum endgültigen Absprung gegeben. Diese Aussichten hatten mir den Freiraum gegeben, den ich an Renés Seite nie gehabt hatte. Neben ihm konnte ich immer nur reagieren, er ließ mir keine Luft, keine Entscheidungsfreiheit. Er hatte sein ganzes Leben an mich gebunden. Aber ich hatte mich entfesselt, ohne zu ahnen, wozu er fähig war, wenn ich mich endgültig trennte. Ich wusste selbst nicht, wie weiterleben, in welcher Form. Aber ich wollte mich nicht mehr so fühlen, als wäre ich die Einzige, die sich um ihn kümmerte. Ich blieb bei dem, was ich seinen behandelnden Psychologen schon vor der Kur gesagt hatte, dass jetzt sie dran waren, dass ich mich nicht mehr verantwortlich für ihn fühlte, dass jetzt mal die anderen alles ausbaden konnten. Ich stand mit Janina in der Allee vor der Klinik, es war windig geworden, das Feuerwerk spärlicher. Ich hatte nicht wirklich einen Wunsch für 2011. Aber während wir zurück ins Haus gingen, versprach ich mir selbst, Marita, du passt ab sofort besser auf dich auf!

René war anders. Offensichtlich hatte er an sich gearbeitet, vielleicht riss er sich aber auch einfach zusammen. Er hatte begonnen zu kämpfen, jetzt, da es eigentlich zu spät war. Am vorletzten Tag der Kur hatten wir noch einmal telefoniert. Er hatte sich vernünftig angehört, auch, was er erzählte, dass er sich bei seiner Mutter einquartiert hatte, für den Anfang wohl das Beste, bloß kein Stress, klang gut. Die Atmosphäre des Gesprächs taugte mir für eine Frage, die ich ihm schon lange hatte stellen wollen. Was denn eigentlich in ihm vorgegangen sei, als er mir die Decke weggezogen hatte, als er sich so in Rage geredet hatte mit seinen unsinnigen Verdächtigungen, warum er mich derart hatte demütigen müssen. Er schwieg. Nicht, weil er nichts dazu sagen wollte. Er konnte nichts dazu sagen. „Das habe ich getan? Ich habe keine Erinnerung daran. Es tut mir leid." Es tat ihm leid, obwohl er sich nicht erinnerte. Ich fragte mich, an welche anderen Vorfälle zwischen uns er sich auch nicht erinnern konnte. Was wusste er überhaupt von unserem Leben? Wie oft war er weggetreten gewesen? Ich musste daran denken, wie er früher immer spätestens zwei Tage nach einem Streit versöhnlich angekommen war, lass gut sein, Entschuldigung, bitte. Vielleicht hatte er sich oft entschuldigt ohne zu wissen wofür, hatte vielleicht nur an meiner Reaktion ablesen können, dass er mich verletzt hatte, und wenn ich geschwiegen hatte, dann nicht einmal das.

Er stand fröstelnd am Fähranleger. Pascal fieberte. Ich wusste, dass ich mich auf René immer verlassen konnte, egal, was vorher passiert war. Zwei Stunden später waren wir in Neudorf, noch immer überall Schneemassen, aufgehäuft, eigene Landschaften selbst in der Stadt. René gab sich lieb. Ob ich ihm trauen konnte, wusste ich nicht. Im Haus hatte er alles vorbereitet, Wohnungs-Angebote von Maklern ausgedruckt, Kostenkalkulationen, später legte er mir das Kündigungsschreiben für unser Haus hin, ich musste nur noch unterschreiben, ich unterschrieb sofort. Das Jahr begann mit Wohnungssuche. Er schaute sich kleine Wohnungen an, ich schaute mir größere Wohnungen an. Die Steuerberaterin erklärte mir, wie ich finanziell allein zurechtkommen konnte. Auf alle Fälle müsste René Unterhalt für die Kinder zahlen, dann das Kindergeld, meine eigenen Einkünfte, das Haus hätte ich nicht halten können, aber eine Wohnung bezahlen, die für mich und die Kinder reichte, das würde ich schaffen. Eine Woche nach unserer Rückkehr aus der Kur hatte ich wieder ein Gespräch bei meiner Psychologin. „Ich mache jetzt alles anders", sagte ich. Sie sagte:

„Man merkt, Sie wollen das wirklich durchziehen." Skeptisch machte mich nur, dass ich den Eindruck hatte, sie freute sich weniger für mich als darüber, dass sie recht behalten hatte.

René war wirklich anders. Er kam einmal am Tag vorbei, spielte mit den Kindern, fragte nach, ob er mir irgendwie helfen könnte, einkaufen oder so. Er ging auf kein Gezeter der Kinder mehr ein, sprach ruhig mit ihnen, erklärte ihnen, was er wollte und warum. Er kriegte sogar den ständig herumzappelnden Pascal dazu, sich mit ihm ins Sofa zu kuscheln und ein Buch zu lesen. Janina stimmte nicht ein einziges Mal ihren berüchtigten Abwehrton an. Ich kam mir vor wie in einem anderen Film. Wann hatte man den gedreht? Ich musste etwas verpasst haben. Die Trennung tat uns offensichtlich gut, machte eingespielte Verhaltensmuster vergessen.

Reise ins Ungewisse

Natürlich begann ich zu grübeln. Weniger, ob meine Entscheidung, Abstand zu nehmen, richtig war. Die war richtig. Was mir Sorgen machte war, dass die Kinder, waren wir erst einmal in einer eigenen Wohnung, den Kontakt zu ihrem Vater verlieren könnten. Ich stand in der Küche und sah hinüber ins Wohnzimmer, wie die drei ganz friedlich miteinander ein Buch lasen, René in der Mitte, Janina links, Pascal rechts. Ich fragte mich, ob es nicht besser wäre, uns innerhalb des Hauses zu trennen. René konnte mit seinen Sachen in Pascals Zimmer ziehen, Pascal zog zu Janina. Ich hätte meinen eigenen Bereich, mein eigenes Leben. Und René könnte die Kinder sehen, auch helfen, soweit er dazu in der Lage war. Aber er hatte keinen Zugriff mehr auf mich, musste sich draußen Hilfe suchen. Ich war dann nur die Mutter seiner Kinder. René war einverstanden. Er wäre mit allem einverstanden gewesen, was ihm die Hoffnung ließ, dass ich bei ihm blieb.

Ich rief Big Mama an. Sie wusste besser, was in René zurzeit vorsichging, wie er sich fühlte. Er hatte mit ihr gesprochen, während ich auf Kur war, und auch, seit ich wieder zurück war. Sie freute sich über meinen Anruf, hörte sich geduldig alle meine Zweifel an, meine Entscheidung, mich von René zu trennen, meine Seele in Sicherheit zu bringen, bevor sie wieder krank wurde von seiner Krankheit. Sie wusste, wie schwer mich das belastet hatte und noch belastete: dass von außen überhaupt keine Hilfe kam, keine Unterstützung, dass selbst die Therapie René emotional eher destabilisierte und unsere Lebenssituation noch dazu. Ich redete, als hätte meine Konsequenz einer Rechtfertigung bedurft, mehr noch, als wollte ich meine Entscheidung mir selbst gegenüber rechtfertigen. Ich sagte: „Ich bin nicht mehr verantwortlich." Bei Big Mama hatte ich schon immer das Gefühl gehabt, sie verstand, was ich fühlte. Jetzt sagte sie: „Ich habe gute Nachrichten. Ihr Mann fliegt im Frühjahr nach Curaçao zur Delphintherapie."

Mir fiel die kleine rundliche Standesbeamtin ein, die uns in Dresden getraut hatte. „Denken Sie daran, es gibt nicht nur gute Zeiten, es gibt auch schlechte Zeiten. Das, was uns auszeichnet, sind die schlechten Zeiten." Schlechte Zeiten hatten René und ich zur Genüge zusammen durchgestanden. Kamen jetzt nach acht Jahren die guten? Dass man René so wichtig nahm, dass man ihn bis in die Karibik schickte, um mit Delphinen zu schwimmen, beeindruckte mich schon sehr. Aber warum jetzt? Warum hatte man ihm nicht schon viel früher wenigstens diesen Rest an Wertschätzung entgegengebracht, den er verdient hatte? René war immer leer ausgegangen. Ich dachte, so eine Delphintherapie konnte wirklich eine Chance sein für ihn. Vielleicht war es aber auch zu spät, für ihn, für uns.

Wir saßen in Big Mamas Büro, wie vor dreieinhalb Jahren, als René gedroht hatte Amok zu laufen und mich gezwungen hatte, meinen Afghanistan-Einsatz abzubrechen. René war ein bisschen sauer, weil Big Mama mir das mit der Delphintherapie verraten hatte. Das hatte er mir doch selbst sagen wollen, Überraschung, Überraschung. Und guck mal, ich bin denen doch was wert. Er liebte es, Zeitpunkte selbst zu bestimmen, Informationen zurückzuhalten, die Zügel in der Hand zu behalten. Es gab ihm ein Gefühl von Sicherheit.

Wir saßen nebeneinander vor dem Tisch der Psychologin wie zwei, die sich trauen lassen wollten im Standesamt. Ich war zu kleinen Schritten bereit, kleine Schritte der Annäherung, ich wollte mich noch einmal einlassen, mich nicht endgültig trennen, einen Neuanfang versuchen – unter der Voraussetzung, dass man mich mit meinem Mann nicht wieder alleinließ. Und es musste Regeln geben. Ohne klare Regeln wollte ich mich auf gar nichts mehr einlassen. Es konnte nicht immer nur um Renés Bedürfnisse gehen. Ich hatte auch Bedürfnisse, eigene, und manchmal passte das, was wir brauchten, nicht zusammen. René musste lernen, das zu akzeptieren. Ich wollte, dass er mich ansah, wenn ich von meinen Bedürfnissen sprach. Ich wollte sagen können: „Hör zu, sieh mich an, beachte mich, auch ich habe Nöte." Meine größte Angst war, mich wieder so sehr zu verlieren.

Big Mama sagte: „Herr Kruse, Ihre Frau liebt Sie." Das klang so einfach, obwohl es nicht einfach war. Nicht nach all dem, was wir durchgemacht hatten. Ich sah zu René hinüber, der vor sich hinstarrte, als könnte er nicht glauben, was er hörte. Typisch, dachte ich, René, der Einzelkämpfer. Wenn ich mir selbst nicht helfe, hilft mir keiner. Mit dieser Strategie hatte er früher überlebt, wenn er zu Einsätzen, die er nicht einschätzen konnte, lieber mehr Munition als etwas zu essen mitgenommen hatte. Für den Einsatz, in den wir jetzt noch einmal gemeinsam gehen wollten, brauchten wir keine Waffen. „Herr Kruse, Ihre Frau liebt Sie." Er sagte leise: „Ja." Sie hatte ja recht, den sanften René, den hatte ich nie aufgehört zu lieben, den René, der mir in unserer ersten Nacht dieses unbeschreibliche Gefühl von Geborgenheit gegeben hatte. All die Jahre hatte mich diese Erinnerung getragen. Jetzt war es an der Zeit, sie aufzufrischen. Dabei ging es ja nicht nur um uns beide. Es ging vor allem auch um unsere beiden Kinder. Als hätte René in meinen Gedanken gelesen, nahm er genau in diesem Augenblick meine Hand. Mit seiner rechten Hand meine linke.

Nachwort

Dass dieses Buch überhaupt erscheint, ist der Unnachgiebigkeit von Marita Scholz zu verdanken, die das Projekt gegen alle Widerstände verteidigte. Widerstände, die oft nicht identifizierbar waren, die man nicht überwinden konnte, weil sie im Ungefähren blieben, wie so vieles in diesem Buch. Widerstände, die in ihrem Mann Ausdruck fanden, wo er das Buch doch von Anfang an hatte mittragen wollen.

Im Sommer 2010 gibt René seiner Frau Marita einen Brief, der im Bundeswehrkrankenhaus Hamburg an von PTBS betroffene Soldaten verteilt worden war. Für eine journalistische Recherche werden Frauen gesucht, deren Männer im Auslandseinsatz waren. Es geht um Interviews. Am 9. September 2010 sitzen Marita Scholz und ich uns in einem Café in Bremen das erste Mal gegenüber; mitten in einem dieser Mega-Einkaufszentren, in dem man in der Anonymität der Masse das Gefühl hat, unbeobachtet zu sein. Sie will reden. Die Kraftanstrengung, die sie das kostet, ist nicht zu übersehen. Aber sie ist entschlossen, mit ihrer Geschichte an die Öffentlichkeit zu gehen. Frauen wie sie brauchen Hilfe. Frauen, deren Männer traumatisiert aus Kriegseinsätzen zurückkommen, sollen endlich nicht mehr allein gelassen werden mit einem Problem, das sie selbst doch nicht verursacht haben.

Während sie selbst spricht, spielt das Schweigen in ihrem Bericht doch eine bedeutende Rolle. Mal als Fehlstelle, mal aussagekräftiger als jedes Wort. Das Schweigen der anderen, die damit in der Deckung bleiben, erzeugt Unsicherheit. Aber Marita Scholz will nicht, dass die gesellschaftlichen Verhältnisse noch weiter in sie und ihren Alltag eindringen, als dies ohnehin schon der Fall ist. Dass dennoch vieles ungesagt bleibt, liegt am verordneten Schweigen. Wann immer ein deutscher Soldat über das redet, was er während der Ausübung seines Dienstes erlebt hat, geht er das Risiko ein, dafür zur Rechenschaft gezogen und bestraft zu werden. Um jede Indiskretion kümmert sich das Amt für den militärischen Abschirmdienst (MAD). Nicht zuletzt deshalb weiß Marita Scholz so wenig Konkretes über die Einsätze ihres Mannes, der stets auf seine soldatische Pflicht zur Verschwiegenheit verwies.

Nicht reden dürfen über die wohl einschneidensten Erlebnisse im eigenen Leben, nicht mit dem Menschen darüber sprechen dürfen, der einem am nächsten ist – dass zwei Menschen unter diesen Bedingungen der Verschwiegenheit zusammen leben sollen, ist eine schier unmenschliche Zumutung. Vieles aus der Biografie ihres Mannes kann sich Marita Scholz bis heute nur zusammenreimen. Der eigene Mann verschwindet als nachvollziehbare Person, zurück bleibt ein undurchsichtiger Geheimnisträger, der mit dem, was ihm aufgeladen wurde, nicht zurechtkommt. Dass ausgerechnet er so auf seinem Schweigen-Müssen beharrt, macht manche Mutmaßung seiner Frau über die Art seiner Einsätze nur wahrscheinlicher.

Die Zahl der potenziell von traumatischen Erlebnissen betroffenen Soldaten wächst mit jedem Kontingent, das nach Hause kommt – seit die Bundeswehr sich an Auslandseinsätzen beteiligt, sind das schätzungsweise 300.000 Soldaten. Verteidigungsminister Thomas de Maizière spricht am 22. September 2011 im Deutschen Bundestag das erste Mal von *Veteranen*. Während wir dabei sind, dieses Buch abzuschließen, befinden sich mehr als 7000 deutsche Soldaten im Kosovo, in Bosnien und Herzegowina, in Afghanistan, Afrika und im Libanon. Offiziell beläuft sich die Zahl der von einer Posttraumatischen Belastungsstörung betroffenen Heimkehrer auf 2779 (Quelle: Zentraler Sanitätsdienst der Bundeswehr; Stand 31.8.2011).

Marita Scholz stützt sich beim Erzählen auf ihr eigenes Erleben. Es ist ihre Sicht auf einen Alltag mit einem kranken Mann und zwei Kindern. Dabei gerät sie durchaus in Widersprüche. Etwa, wenn offiziell behauptet wird, dass noch nie ein deutscher Soldat im Irak operierte, sie aus Andeutungen ihres Mannes aber herauszuhören meint, dass er dort einen Einsatz hatte. Indes, diese Widersprüche aufzulösen zu wollen, wäre müßig. Man sollte sich aber über die Folgen solcher Kommunikationsstrategien im Klaren sein. Wer Menschen zwingt, über das, was sie krank gemacht hat, zu schweigen, hat kein Interesse an ihrer Gesundung.

Die Trauma-Aufarbeitung der beiden geht weiter. Im Mai 2011 fliegt René nach Curaçao zur Delphintherapie. Nach seiner Rückkehr setzt er seine ambulante Psychotherapie fort. Alle zwei Wochen sitzen Marita und René zusammen bei Big Mama, um zu reden. Es gibt kleine Fortschritte, wenn René sich öffnet und über seine Erlebnisse zu sprechen beginnt. Es gibt Rückschritte, wenn er nach einem Anruf mal wieder völlig aufgelöst ist, sich wieder verschließt, nicht mehr bereit ist, etwas zu sagen – und plötzlich sogar das Buch, das seiner Frau so viel bedeutet, anwaltlich stoppen lassen will. Im Juli trifft Marita Scholz auf Vermittlung von Big Mama Brigadegeneral Christof Munzlinger, seit November 2010 Beauftragter des Bundesverteidigungsministeriums für einsatzbedingte Posttraumatische Belastungsstörungen und Einsatztraumatisierte. Später wird sich Marita Scholz an das Gespräch mit dem Mann, der selbst einige Jahre beim MAD war, zu erinnern versuchen. Hatte er tatsächlich zu ihr gesagt, jetzt habe er wenigstens ein Gesicht zu der ganzen Geschichte. Welche Geschichte? Schweigen.

Im August 2011 kommt ein Schreiben der Wehrbereichsverwaltung. Vier Jahre nach Antragstellung wird René eine Wehrdienstbeschädigung von 50 Grad zugestanden. Wegen der PTBS und einer „Knieprellung". Gegen den Bescheid, über die Knieverletzung legt René Widerspruch ein, da die Verletzungen weit über eine Prellung hinausgehen. Im Oktober 2011 sind Marita und René zusammen mit den Kindern zu einer Familienwoche eingeladen. Betroffene Familien bekommen dort die Gelegenheit, mit Psychologen an ihrer Situation zu arbeiten. Ein Angebot der Bundeswehr. Kurz darauf wird René noch einmal am Knie operiert.

Marita Scholz hält es für einen Skandal, dass Soldaten bei der Anerkennung ihrer Wehrdienstbeschädigungen von der Bundeswehr so unter Druck gesetzt werden. Sie versteht nicht, warum Jahre vergehen, bis ein Bescheid über die Höhe einer Wehrdienstbeschädigung ergeht. Jahre, in denen die Betroffenen in absoluter Unsicherheit über ihre Zukunft leben. Sie sieht auch nicht ein, dass Familien als Co-Traumatisierte für einen Teil der Kosten einer notwendigen Kur selbst aufkommen müssen. Warum gibt es in Deutschland keine funktionierenden Resozialisierungsprojekte für Soldaten, wie sie in Holland, Frankreich oder Kanada erfolgreich laufen? Wo Soldaten nach Auslandseinsätzen langsam und umfassend betreut wieder in den Alltag zurückgeführt werden, ohne dass die Familien die Hauptlast der Trauma-Arbeit zu tragen haben. In Deutschland wird das Gewaltpotenzial, das traumatisierte Kriegsheimkehrer in sich tragen, immer noch wissentlich in den Familien abgeladen.

Aus dem Doppelzweier, in den Marita und René eingestiegen sind, um den Rest ihres Lebens zusammen über das Wasser zu gleiten, ist durch den einsamen Kampf der beiden gegen Trauma und Schweigen ein „Einer mit" geworden. Offiziell gibt es diese Bootsklasse nicht. Für Marita ist sie seit Langem Realität. So lange, bis auch ihr Mann wieder mitrudern kann.

Stephanie Schiller, Hamburg im Oktober 2011